APOIO ESPIRITUAL EM SAÚDE

ALBERT EINSTEIN
SOCIEDADE BENEFICENTE ISRAELITA BRASILEIRA

Marcelo Saad
Fábio Nasri

APOIO ESPIRITUAL EM SAÚDE

MANUAL PRÁTICO

manole
editora

Editora: Cristiana G. Souto Corrêa
Projeto gráfico: Departamento Editorial da Editora Manole
Diagramação: Elisabeth Miyuki Fucuda
Capa: Ricardo Yoshiaki Nitta Rodrigues
Imagem da capa: freepik.com

CIP-BRASIL. CATALOGAÇÃO NA PUBLICAÇÃO
SINDICATO NACIONAL DOS EDITORES DE LIVROS, RJ

A653
Apoio espiritual em saúde : manual prático / editores Marcelo Saad, Fábio Nasri.
- 1. ed. - Barueri [SP] : Manole, 2024.

Inclui bibliografia
ISBN 9788520458921

1. Medicina - Aspectos religiosos. 2. Bioética - Aspectos religiosos. 3. Espiritualidade. 5. Cura pela fé. I. Saad, Marcelo. II. Nasri, Fabio.

CDD: 615.852
24-88341 CDU: 615.852

Meri Gleice Rodrigues de Souza - Bibliotecária - CRB-7/6439

Edição – 2024

Editora Manole Ltda.
Alameda América, 876
Tamboré – Santana de Parnaíba – SP – Brasil
CEP: 06543-315
Fone: (11) 4196-6000
www.manole.com.br | https://atendimento.manole.com.br/

Impresso no Brasil
Printed in Brazil

Editores

Marcelo Saad

Médico. Mestre e doutor pela Universidade Federal de São Paulo. Coordenador do Departamento de Pesquisa da Associação Médico-Espírita Brasileira. Pesquisador independente, engajado em publicações científicas, colaborações editoriais com revistas e livros e participação em tarefas acadêmicas. Seus interesses são religiosidade e saúde, terapias espirituais e fenômenos anômalos da consciência.

Fábio Nasri

Médico endocrinologista e geriatra. Mestre em Medicina pela Universidade Federal de São Paulo. *Fellow* da Academia Europeia de Medicina do Envelhecimento. Membro do Grupo de Religiosidade e Espiritualidade da Sociedade Brasileira de Geriatria e Gerontologia. Diretor da Associação Médico-Espírita Brasileira. Coordenador do Grupo Médico Assistencial de Religiosidade e Espiritualidade do Hospital Israelita Albert Einstein.

Colaboradores

Bianca Besteti Fernandes
Médica psiquiatra pela Faculdade de Medicina de São José do Rio Preto.

Claudio Luiz Lottenberg
Médico oftalmologista. Mestre e doutor pela Universidade Federal de São Paulo. Aperfeiçoamento pelo Manhattan Eye, Ear, and Throat Hospital (EUA). Ex-presidente da Sociedade Beneficente Israelita Brasileira Albert Einstein, hoje presidente de seu Conselho Deliberativo. Ocupa cargos diretores em entidades privadas e governamentais relacionadas à saúde e à comunidade judaica.

Daniela Gomes Gaby Lima
Médica especialista em Clínica Médica, Geriatria e pós-graduada em Cuidados Paliativos. Professora da pós-graduação de Geriatria e de Cuidados Paliativos do Hospital Israelita Albert Einstein, onde atua como médica do Departamento de Pacientes Crônicos no Serviço Institucional de Cuidados Paliativos, além de membro do Grupo Médico Assistencial de Espiritualidade desse serviço.

Farah Christina de la Cruz Scarin
Médica especialista em Clínica Médica e em Terapia Intensiva. Pós-graduada em Cuidados Paliativos pelo Hospital Israelita Albert Einstein, onde atua como professora desse curso. Médica da Unidade de Terapia Intensiva e do Serviço Institucional de Suporte ao Paciente e Cuidados Paliativos do Hospital Israelita Albert Einstein.

Felipe Moraes Toledo Pereira

Médico pela Universidade Federal de São Paulo. Residência em Clínica Médica pela mesma instituição. Residência em Oncologia pela Universidade de São Paulo. Graduação em Teologia pelo Centro Universitário Claretiano. Editor do *Tratado de espiritualidade e saúde*: teoria e prática do cuidado em espiritualidade na área da saúde.

Georgia Kleinschmitt Westenhofen

Naturóloga. Mestranda no Instituto de Psiquiatria da Universidade de São Paulo. Especialista em Ações Terapêuticas para Situações de Luto, cursando Especialização em Cuidados Paliativos (Multiprofissional) pelo Instituto Paliar. Tem interesse nas áreas de espiritualidade e saúde, dor, processos de luto, saúde mental e práticas integrativas e complementares.

Leonardo Rolim Ferraz

Médico intensivista. Possui MBA em Gestão de Saúde pelo Insper, *Fellowship* na Harvard T. H. Chan School of Public Health e *Fellowship* no Institute for Health Care Improvement. Lidera a Rede Einstein de Pacientes Graves (plataforma sobre pacientes críticos nos hospitais do sistema). Diretor do Hospital Dr. Moysés Deutsch.

Marcelo Saad

Médico. Mestre e doutor pela Universidade Federal de São Paulo. Coordenador do Departamento de Pesquisa da Associação Médico-Espírita Brasileira. Pesquisador independente, engajado em publicações científicas, colaborações editoriais com revistas e livros e participação em tarefas acadêmicas. Seus interesses são religiosidade e saúde, terapias espirituais e fenômenos anômalos da consciência.

Maria José Ribeiro Devesa Silva

Psicóloga. Psicanalista. Membro do Programa de Religiosidade e Espiritualidade (PROSER) da Faculdade de Medicina da Universidade de São Paulo (FMUSP). Coordenadora e docente das aulas de Religiosidade e Espiritualidade na Residência Multi de Cuidados Paliativos da FMUSP.

Mario Fernando Prieto Peres

Médico. Doutor em Neurologia pela Universidade Federal de São Paulo. Pós--doutor pela Thomas Jefferson University (EUA). Professor no Instituto de Psiquiatria da Universidade de São Paulo. Coordenador do Comitê de Espiritualidade e Dor da Sociedade Brasileira do Estudo da Dor. Presidente eleito da Sociedade Internacional de Cefaleias.

Mary Rute Gomes Esperandio

Psicóloga. Doutora em Teologia. Pós-doutora em Cuidado Espiritual em Cuidados Paliativos na University of Humanistic Studies – Utrecht, Holanda (2018-2019). Bolsista de Produtividade em Pesquisa CNPq – Nível 2. Docente-pesquisadora no Programa de Pós-Graduação em Bioética e em Teologia na Pontifícia Universidade Católica do Paraná.

Paulo Celso Nogueira Fontão

Médico de Família e Comunidade e Sanitarista. Mestre e doutor em Teologia (Saúde e Espiritualidade) pela Pontifícia Universidade Católica do Paraná. Exerce funções na Associação Paulista de Medicina, na Sociedade Brasileira de Medicina de Família e Comunidade e na Coalizão Inter-Fé em Saúde e Espiritualidade.

Renato Soleiman Franco

Médico psiquiatra. Doutor em Medicina. Professor no Programa de Pós-Graduação em Bioética na Pontifícia Universidade Católica do Paraná.

Roberta de Medeiros

Bióloga. Doutora em Fisiologia pela Universidade Estadual Paulista – Botucatu. Possui experiência no ensino e pesquisa em Neurofisiologia tanto na graduação quanto na pós-graduação. Professora Assistente de Fisiologia da Universidade de Santo Amaro. Seu campo primário foi plasticidade neural, mas recentemente estuda a relação entre espiritualidade-religiosidade e saúde.

Rodolfo Furlan Damiano

Médico psiquiatra. Doutor pela Faculdade de Medicina da Universidade de São Paulo. Médico psiquiatra do Hospital Israelita Albert Einstein. Editor associado do *Brazilian Journal of Psychiatry*.

Tiago Pugliese Branco

Médico, especialista em Geriatria, com área de atuação em Medicina Paliativa. Coordenador do Programa de Cuidados Paliativos do Hospital Paulistano, Rede Américas. Membro da Equipe de Cuidados Paliativos do Instituto do Câncer do Estado de São Paulo. Co-organizador do *Tratado de espiritualidade e saúde*: teoria e prática.

Sumário

Prefácio xiii
Marcelo Saad

Peâmbulo – Saúde espiritual e humanização do atendimento xvii
Claudio Luiz Lottenberg

1. Espiritualidade, saúde espiritual e cuidado espiritual 1
Bianca Besteti Fernandes; Rodolfo Furlan Damiano

2. Como a instituição de saúde deve se engajar 16
Leonardo Rolim Ferraz

3. Como os profissionais da saúde podem se conduzir 36
Tiago Pugliese Branco

4. Visões das religiões – saúde, doença, tratamento e morte 54
Maria José Ribeiro Devesa Silva

5. Iniciativas de saúde e comunidades de fé 75
Paulo Celso Nogueira Fontão

6. As particularidades do ambiente hospitalar 94
Daniela Gomes Gaby Lima; Farah Christina de la Cruz Scarin

7. Apoio interfé e humanístico-existencial 110
Marcelo Saad; Roberta de Medeiros

8. O apoio espiritual em algumas situações especiais.................. 130
Felipe Moraes Toledo Pereira

9. Bioética clínica, espiritualidade e cuidado ético 146
Mary Rute Gomes Esperandio; Renato Soleiman Franco

10. Barreiras: mitos, preconceitos e desconhecimento 169
Mario Fernando Prieto Peres; Georgia Kleinschmitt Westenhofen

11. Perspectivas futuras para apoio espiritual em saúde 186
Marcelo Saad; Roberta de Medeiros

APÊNDICE A – História e tradições de algumas religiões 203
Maria José Ribeiro Devesa Silva

APÊNDICE B – Troca de experiências com especialistas 227
Vários colaboradores

Índice remissivo 249

Prefácio

Marcelo Saad

A prática clínica envolve um processo contínuo de revisão de conceitos fundamentais. A humanização da medicina tem sido acompanhada pela inclusão de novos valores, como a valorização da experiência subjetiva da pessoa, o empoderamento do paciente nas decisões terapêuticas e uma relação mais próxima médico-paciente, expandindo o quadro causal da doença para um modelo mais abrangente. A aplicação sincera e profunda dessa nova visão do ser humano vem trazendo transformações notáveis nos conceitos de saúde, doença, tratamento e cura. Nesse processo, a dimensão espiritual ganhou cada vez mais relevância.

Algumas premissas já foram estabelecidas por estudos científicos das últimas décadas, que tiveram seus resultados resumidos em alguns artigos recentes[1-3]:

- Há associações causais entre bem-estar espiritual e melhores parâmetros fisiológicos.
- Isso tem impacto positivo sobre a saúde física e mental, qualidade de vida e longevidade.
- O paciente com bem-estar religioso-espiritual pode lidar com o processo de adoecimento.
- Porém, interpretações particulares podem piorar o estresse e trazer resultados negativos.
- Necessidades espirituais são específicas e diferem daquelas emocionais e sociais.

- Apoio espiritual deveria ser considerado fundamental, como intervenções já reconhecidas.
- A atenção a esse aspecto é de responsabilidade da instituição de saúde, mas começa com os profissionais.
- O conhecimento desses fatos é de suma importância para a prática clínica de alto padrão.
- Apesar disso, persistem vários desafios para abordar questões espirituais na assistência.

A Sociedade Beneficente Israelita Brasileira Albert Einstein (SBIBAE), instituição sempre na dianteira em humanização do atendimento, tem acompanhado essas novas realidades. Em 2009, o Comitê de Religiosidade-Espiritualidade em Saúde foi uma das ações fundamentais para que a instituição recebesse a designação *Planetree** em 2011. O assunto ficou latente após essa conquista, mas o tema foi retomado em 2022 com a criação do Grupo Médico Assistencial (GMA) de Espiritualidade na instituição. Finalmente, a expansão desse projeto levou à produção desta obra.

O livro *Apoio espiritual em saúde*: manual prático veio para preencher uma lacuna na literatura. Não obstante o grande número de publicações nacionais e estrangeiras sobre a relação entre espiritualidade e saúde, bem pouco se fala sobre como isso pode ser aplicado especificamente na prática. Esta obra pretende ser um guia objetivo sobre apoio às necessidades espirituais de pacientes. O objetivo é fornecer diretrizes eminentemente práticas para que profissionais de saúde se engajem, instituições criem infraestrutura adequada e políticas governamentais se diversifiquem. O público-alvo inclui profissionais, estudantes e pesquisadores nas áreas de:

- cuidados de saúde (médicos, enfermeiros, psicólogos, outros);
- atendimento ao cliente (hospitalidade, gestores hospitalares, outros); e
- apoio espiritual (capelães profissionais, visitadores voluntários, outros).

Os colaboradores dos capítulos têm conhecimento teórico e experiência prática nos temas abordados. A obra começa com o preâmbulo "Saúde espi-

---

* *Planetree* é uma organização norte-americana pioneira em personalização e humanização das experiências de saúde. O Hospital Israelita Albert Einstein foi o primeiro serviço brasileiro designado como ofertador de serviços centrados no paciente.

ritual e humanização do atendimento", escrito por Claudio L. Lottenberg, ex--presidente da SBIBAE e presidente do Conselho Deliberativo desta. Em seguida vêm os capítulos:

- "Espiritualidade, saúde espiritual, apoio espiritual" traz conceitos fundamentais para a pesquisa científica e para a prática clínica.
- "Como a instituição de saúde deve se engajar" apresenta uma visão que poderia ser compreendida por um gestor ou administrador.
- "Como os profissionais da saúde podem se conduzir" lembra a responsabilidade de cada um, destacando o que fazer e também o que não fazer.
- "Visões das religiões - saúde, doença, tratamento, morte" traz pontos de partida sem a pretensão de esgotar esse vasto assunto.
- "Iniciativas de saúde e comunidades de fé" aborda assunto pouco explorado: as interações benéficas entre instituições de saúde e congregações religiosas.
- "As particularidades do ambiente hospitalar" elenca as especificidades que devem ser observadas em uma instituição de internação.
- "Apoio interfé e humanístico-existencial" explora as formas não religiosas de apoio espiritual, incluindo possibilidades para ateus.
- "O apoio espiritual em algumas situações especiais" aborda as dificuldades em situações bem mais delicadas que aquelas do dia a dia.
- "Bioética clínica, espiritualidade e cuidado ético": Estado laico, autonomia sobre o próprio corpo e negação de tratamento são alguns dos temas.
- "Barreiras: mitos, preconceitos e desconhecimento" traz os principais desafios relacionados à instituição e ao próprio profissional de saúde.
- "Perspectivas futuras para apoio espiritual em saúde" coleta alguns tópicos relevantes, mas que não justificariam ter capítulos próprios.

Em seguida, o Apêndice "História e tradições de algumas religiões" traz informações adicionais para os mais entusiastas. Por fim, o Apêndice "Troca de experiências com especialistas" é a transcrição de um evento de 2019 dedicado a tratar do apoio espiritual. Com todo o empenho, os editores esperam que esta obra seja útil e agradável a todos os leitores!

BIBLIOGRAFIA CONSULTADA

1. Saad M, Daher Jr JC, Medeiros R. (2019). Spirituality, religiousness and physical health: scientific evidence. In: Lucchetti G, Prieto Peres MF, Damiano RF (eds). Spirituality, religiousness and

health: from research to clinical practice. Springer Publisher (Switzerland); 2019. p.87-100. http://dx.doi.org/10.1007/978-3-030-21221-6_6

2. Saad M, Medeiros R. Spirituality and healthcare: common grounds for the secular and religious worlds and its clinical implications. Religions. 2020;12(1):22. https://doi.org/10.3390/rel12010022.
3. Saad M, Medeiros R, Peres MFP. Assistência religiosa-espiritual hospitalar: os "porquês" e os "comos". HU Revista. 2020;44(4):499-505. https://doi.org/10.34019/1982-8047.2018.v44.16964.

PREÂMBULO

Saúde espiritual e humanização do atendimento

Claudio Luiz Lottenberg

A espiritualidade tem sido reconhecida como fator importante para a saúde e para o bem-estar. Embora seja uma experiência pessoal e única para cada indivíduo, não necessariamente vinculada a religião, muitas pessoas encontram benefícios físicos, mentais e emocionais ao cultivá-la. Fato é que ela pode ajudar no encontro do propósito e de significado mais profundos nas vidas das pessoas, com melhores resultados de saúde e maior resiliência. Além disso, traz suporte emocional e conforto durante momentos difíceis, oferecendo senso de esperança, paz interior, tranquilidade e ajudando a lidar com o estresse, com a ansiedade e a depressão. Ao fortalecer a resiliência emocional, ajudamos as pessoas a enfrentar os desafios da vida com maior equilíbrio e adaptabilidade.

A espiritualidade frequentemente é vivenciada dentro de comunidades religiosas ou de natureza espiritual, onde as pessoas se apoiam mutuamente e encontram um senso de pertencimento. Esse apoio social pode promover a saúde emocional e a sensação de conexão com os outros.

Entretanto, dois pontos, a meu ver, devem ser reforçados. O primeiro diz respeito ao desenvolvimento da fé como fruto da espiritualidade acentuadamente ligado à crença religiosa, mas que não necessariamente deriva da religião. A religiosidade de fato tem suas raízes na religião, mas existem pessoas altamente espiritualizadas que não têm qualquer vínculo com qualquer denominação. E quem sabe isso mereça ser acentuado, pois a espiritualidade, como fruto ou não da religião, pode promover a aceitação de si mesmo e dos outros, bem como o perdão que alivia o estresse emocional e melhora as relações interpessoais.

É importante lembrar que a espiritualidade é uma dimensão individual e pode assumir diferentes formas para cada pessoa. Pode estar ligada a uma tradição religiosa específica, mas também pode ser vivida de forma independente, incorporando práticas como meditação, conexão com a natureza ou reflexão pessoal.

A prece pode desempenhar um papel importante na promoção da saúde e no bem-estar espiritual. Para muitas pessoas, a oração é uma forma de se conectar com o divino, encontrar conforto, buscar orientação e fortalecer a fé. Embora a prece não substitua cuidados médicos adequados, ela pode complementar o tratamento médico e ajudar no processo de cura. Fora isso, ela pode ser uma prática reconfortante que ajuda a reduzir o estresse e a ansiedade. Ao se envolver em uma conversa íntima com o divino, muitas pessoas encontram tranquilidade, confiança e uma sensação de paz, fortalecendo a mente e as emoções, proporcionando um espaço seguro para expressar preocupações, medos e gratidão. Isso pode ajudar na resiliência emocional.

Esse reconhecimento da mente como a ponte entre seu corpo físico e o espírito nos permite cuidar da saúde de maneira holística por meio de práticas como meditação, exercícios físicos regulares, alimentação saudável e uma atitude mental positiva, algo até há pouco tempo visto com resistência. É errada a assertiva da lógica fisicalista que, se não é explicável, é porque não existe

Quem sabe por isso se recomendam hoje práticas de meditação e *mindfulness*, o apoio comunitário participando de grupos de apoio espiritual ou religioso que proporcionam senso de pertencimento, o estímulo à prática da gratidão, que pode ajudar a mudar sua perspectiva e encontrar valor nas coisas simples da vida.

Nem sempre é fácil para um profissional da saúde romper paradigmas, e, como se disse anteriormente, fugir daquilo que ainda não se parece tão lógico. Apresentar uma obra organizada por colegas como Marcelo Saad e Fabio Nasri para mim passa a ser um privilégio, pois sinto nessa iniciativa um verdadeiro compromisso na busca pelo inexplicável hoje, mas certamente tangível no amanhã, papel que se reserva aos missionários.

1

Espiritualidade, saúde espiritual e cuidado espiritual

Bianca Besteti Fernandes
Rodolfo Furlan Damiano

INTRODUÇÃO

De acordo com os princípios estabelecidos pela Organização Mundial da Saúde (OMS) em 1946, a "saúde é definida como um estado de completo bem-estar físico, mental e social, e não apenas a ausência de doença ou enfermidade". Essa definição, que representou uma ruptura significativa na época, despertou crescente interesse na pesquisa científica sobre um aspecto da saúde que não estava originalmente contemplado na definição da OMS: a espiritualidade/religiosidade (E/R) e seus efeitos sobre a saúde física, mental e social[1-3].

Essa mudança de paradigma na pesquisa em saúde, que será abordada ao longo deste livro, levou alguns especialistas da área da saúde a propor a inclusão da espiritualidade na própria definição de saúde[4-6]. Isso expandiria o conceito de saúde para englobar um estado completo de bem-estar, incluindo os aspectos físicos, mentais, sociais e espirituais, indo além da mera ausência de doença ou enfermidade. Como resposta a essa proposta, o Grupo de Qualidade de Vida da Organização Mundial da Saúde (grupo WHOQOL) desenvolveu uma subescala no questionário WHOQOL que reconhece a espiritualidade como um componente central da qualidade de vida[7].

Associado aos avanços na compreensão do processo saúde-doença, a discussão sobre o impacto da espiritualidade tem crescido em termos absolutos e relativos no campo científico. Espiritualidade e religiosidade têm crescentemente sido associadas a melhores índices de saúde física[8] e mental[9]. Diversos estudos têm demonstrado a grande necessidade dos pacientes a discutirem e abordarem a E/R com seus prestadores de saúde, muito embora poucos profissionais de saúde sejam capazes ou dispostos a lidar com essas questões emergentes[10].

Diante dessa necessidade crescente, principalmente em pacientes hospitalizados[11,12], há a necessidade de criar serviços de saúde que abordem o apoio espiritual e o cuidado espiritual, ou pelo menos sejam capacitados para um entendimento amplo de sua significância[13]. Apoio espiritual (em inglês, *spiritual support*) é uma definição abrangente que pode incluir tanto o apoio da equipe de saúde à dimensão espiritual (mais vertical – ligada ao sagrado) do paciente quanto o íntimo e interno suporte que ele encontra em si mesmo nos momentos de crise. Neste capítulo optaremos pela segunda definição, e usaremos cuidado espiritual para o apoio da equipe assistencial. Como definem Tavares et al.[14], "O apoio espiritual se concentra primordialmente na construção de uma relação íntima e pessoal com o Divino, predominando em sua conexão com a dimensão vertical da espiritualidade. Essa ligação com Deus, uma entidade superior ou divina, é percebida como algo extremamente positivo. Diversos estudos reafirmam essa correlação benéfica com Deus como fonte de amor, esperança e capacidade de enfrentar momentos desafiadores, além de aprimorar o bem-estar espiritual, características de suma importância em períodos de enfermidade e crises".

Já o cuidado espiritual pode ser entendido como "um fenômeno complexo e multifacetado de natureza terapêutica. O processo de prestação de cuidados espirituais é interativo e intencional, e começa com a identificação e avaliação das necessidades espirituais dos pacientes. A relação entre paciente e enfermeiro deve ser baseada na confiança e na abordagem de equipe multidisciplinar, pois isso é vital para promover sentimentos de paz interior, gratidão, esperança, conforto e bem-estar espiritual nos pacientes. A literatura enfatiza o papel do enfermeiro como elemento-chave na prestação do cuidado espiritual. O sentido intuitivo, o espiritual/transcendente e a autoconsciência devem ser desenvolvidos, bem como as habilidades morais"[14].

Assim, este capítulo tem como objetivo conceitualizar termos utilizados no estudo de E/R e expor as principais evidências científicas que sustentam sua relação com a promoção e manutenção de saúde, além de seus progressos e limitações científicas, integrando os conceitos de espiritualidade, apoio espiritual e cuidado espiritual em todas as suas dimensões.

CONCEITOS

Espiritualidade

Atualmente, os pesquisadores que estudam o campo de "E/R e saúde" trabalham principalmente com duas definições distintas: uma mais inclusiva (abrangente) e outra restrita (ou religiosa)[15]. A definição inclusiva mais utilizada foi desenvolvida por Christina Puchalski[16], definindo-a como "um aspecto dinâmico e intrínseco da humanidade através do qual as pessoas buscam significado, propósito e transcendência últimos, e experimentam a relação consigo mesmas, com a família, com os outros, com a comunidade, com a sociedade, com a natureza e com o significante ou sagrado. A espiritualidade se expressa por meio de crenças, valores, tradições e práticas".

Koenig, com base no conceito de espiritualidade de Pargament, adotou uma definição restritiva: "A espiritualidade se distingue de todas as outras coisas – humanismo, valores, moral e saúde mental – por sua conexão com o que é sagrado, o transcendente. O transcendente é aquilo que está fora do eu, e ainda assim dentro do eu – e nas tradições ocidentais é chamado de Deus, Alá, HaShem ou um Poder Superior, e nas tradições orientais pode ser chamado de Brahman, manifestações de Brahman, Buda, Dao ou verdade/realidade última. A espiritualidade está intimamente ligada ao sobrenatural, ao místico e à religião organizada, embora também se estenda além da religião organizada (e começa antes dela). A espiritualidade inclui tanto a busca pelo transcendente quanto a descoberta do transcendente e, portanto, envolve percorrer o caminho que leva da não consideração ao questionamento, à incredulidade ou crença firme, e, se crença, então, finalmente, à devoção e, finalmente, à entrega. Assim, nossa definição de espiritualidade é muito semelhante à religião e há claramente sobreposição"[17].

Apesar de nas pesquisas o conceito restritivo ser o mais utilizado, pela facilidade em mensurar, o conceito abrangente é o mais utilizado na prática clínica, por ser abrangente e incluir diversas crenças e visões de mundo.

Bem-estar espiritual

O bem-estar espiritual considera a percepção subjetiva de uma pessoa de seu modo de ver e entender a vida e o mundo. Traduz abertura pessoal para a integração da espiritualidade com outras dimensões da vida, e envolve uma conexão pessoal com algo superior, e como isso afeta seu bem-estar. Uma forma de mensurar esse construto é por meio da avaliação do bem-estar espiritual (BES), dimensão acessada por meio da percepção de bem-estar subjetivo em termos de crenças, vivenciado por meio de um sentido de propósito de vida[18].

Religião e religiosidade

De acordo com o sociólogo Darren Sherkat, a religião pode ser definida como "grupos sociais que produzem e mantêm explicações sobre o significado e o propósito da vida, e muitos humanos valorizam explicações sobre assuntos tão importantes. Essas explicações vão além do mundo natural, invocando algum salto sobrenatural de fé"[19]. Da definição de religião derivam vários termos, como a religiosidade, que é descrita como o quanto um indivíduo acredita, segue e pratica uma religião[3]. Para fins de mensuração, esta pode ser dividida em:

1. Religiosidade organizacional (RO): a frequência com que alguém vai a um templo, igreja ou encontros religiosos.
2. Religiosidade não organizacional (RNO): envolve práticas religiosas privadas, como oração, meditação religiosa, leitura de livros religiosos etc.
3. Religiosidade intrínseca (RI): envolve ter a religião atrás de todos os aspectos da vida, como viver valores religiosos, sentimento de uma conexão superior etc.

Coping religioso-espiritual

"*Coping*" é uma palavra inglesa sem uma tradução fácil; por isso, geralmente é mantida na forma original mesmo em textos em português. Uma tradução aproximada seria "enfrentamento", referindo-se a estratégias para encarar as adversidades e lidar com os desafios. *Coping* E/R refere-se ao uso da fé, religiosidade e espiritualidade para lidar com o estresse e traumas[20-22]. Pode influenciar positivamente o indivíduo quando representa um sentimento de conexão com o sagrado, consigo mesmo e com os outros, por meio da ideia de pertencimento à comunidade religiosa e da busca por terapias E/R, além do desenvolvimento da gratidão espiritual. Também pode se apresentar de forma negativa, por meio de sentimentos de culpa E/R, abandono do tratamento médico convencional com a ideia de curas religiosas, ou se houver conflitos E/R ou com a comunidade religiosa.

Experiências espirituais anômalas

Segundo Cardeña, experiências espirituais anômalas podem ser definidas como "Experiências que diferem das vivências comuns, por não serem ordinárias ou, embora tenham uma frequência relativamente elevada na população, desviarem-se das explicações científicas disponíveis à época, não 'encaixando' no paradigma científico atual"[23]. Exemplos são curas extraordinárias, mediunidade, experiências de quase morte, experiências de final de vida, experiências fora do corpo, entre outras.

DESTAQUES DESTA SEÇÃO

Dentre várias definições de espiritualidade, há tipos mais inclusivos (abrangentes, usados mais na prática clínica) e outros mais restritos (religiosos, usados mais em pesquisa). O bem-estar espiritual é a dimensão acessada por meio da percepção subjetiva de bem-estar em termos de crenças, vivenciado por meio de um sentido de propósito de vida. A religiosidade se refere a quanto um indivíduo acredita, segue e pratica uma religião, e tem facetas organizacional, não organizacional e intrínseca. *Coping* (enfrentamento) E/R refere-se ao uso da fé, religiosidade e espiritualidade para lidar com estresse e traumas, e pode ter um impacto positivo ou negativo sobre o bem-estar espiritual.

PESQUISA CIENTÍFICA EM CAMPOS ESPECÍFICOS

A pesquisa científica sobre espiritualidade tem avançado significativamente nas últimas décadas[1,24,25]. Embora seja um campo complexo e multifacetado, os estudos têm buscado compreender melhor a influência da espiritualidade na promoção de saúde, além da recuperação de doenças físicas e melhora na qualidade de vida desses indivíduos. Aqui estão alguns dos progressos notáveis sobre o tema:

Saúde física

- Resposta ao estresse: a espiritualidade tem sido associada a uma melhor capacidade de enfrentar o estresse. Estudos mostraram que pessoas com maior envolvimento espiritual tendem a apresentar níveis mais baixos de cortisol e uma resposta fisiológica menos intensa diante de situações estressantes[26].

- Sistema imunológico: pesquisas indicaram que a espiritualidade pode ter efeitos positivos no sistema imunológico. Alguns estudos observacionais encontraram uma associação entre práticas espirituais, como a meditação, e uma maior atividade das células imunológicas, bem como uma menor incidência de doenças infecciosas[27,28].
- Recuperação de doenças: a espiritualidade tem sido investigada em relação à recuperação de diversas doenças. Alguns estudos sugerem que pacientes que têm crenças espirituais ou religiosas podem ter melhores resultados em termos de tempo de recuperação, menor necessidade de medicamentos e menor incidência de complicações após cirurgias, por exemplo[29].
- Mortalidade: estudos têm associado maiores índices de E/R com menor mortalidade, mesmo quando comparada a outras intervenções em saúde[8,30].
- Dor crônica: a espiritualidade tem sido explorada como uma forma de enfrentamento da dor crônica. Estudos mostraram que a prática de técnicas espirituais, como a meditação *mindfulness*, pode reduzir a percepção da dor e melhorar a qualidade de vida em indivíduos com condições dolorosas crônicas[31,32].
- Saúde cardiovascular: alguns estudos investigaram a relação entre espiritualidade e saúde cardiovascular. Embora os resultados sejam variados, algumas pesquisas sugerem que a espiritualidade possa estar associada a uma menor incidência de doenças cardiovasculares, melhor controle da pressão arterial e menor risco de eventos cardíacos adversos[33,34].

Saúde mental

- Redução de sintomas de doenças mentais: alguns estudos têm investigado os efeitos da espiritualidade na redução de sintomas e melhora do prognóstico de doenças mentais. Por exemplo, a E/R tem sido associada a níveis mais baixos e/ou recuperação mais rápida de transtornos como ansiedade, depressão e estresse pós-traumático, seja em estudos transversais ou longitudinais[25].
- Bem-estar psicológico e saúde mental positiva: pessoas que relatam ter uma vida espiritual significativa tendem a apresentar maior satisfação com a vida, maior resiliência emocional, maior senso de propósito e maior otimismo[7,35].

- Práticas espirituais, como a meditação e a oração privada, têm sido associadas a aspectos positivos da saúde mental, assim como menores índices de ansiedade, depressão e transtorno do estresse pós-traumático[36].
- *Coping* (enfrentamento): a espiritualidade pode desempenhar um papel importante no *coping* de desafios e adversidades, chamado de *coping* E/R positivo. A crença em um poder superior, o apoio social relacionado à espiritualidade e a busca de significado e propósito podem ajudar as pessoas a lidar com o estresse e encontrar formas saudáveis de enfrentamento[37].
- Prevenção de suicídio: estudos têm investigado a relação entre espiritualidade e prevenção do suicídio. A espiritualidade pode fornecer um senso de esperança, propósito e conexão social, o que pode ajudar na proteção contra o suicídio e promover a resiliência emocional[38].
- Intervenções terapêuticas: a espiritualidade tem sido incorporada em algumas abordagens terapêuticas, como a terapia cognitivo-comportamental baseada em valores espirituais, e demais intervenções que se utilizam de crenças religiosas ou espirituais. Essas intervenções reconhecem a importância da espiritualidade na vida das pessoas e exploram como ela pode ser integrada ao processo terapêutico para promover a saúde mental[39].
- Aumento de fatores neuronais de proteção e neuroplasticidade, como o *brain-derived neurotrophic factor* (BDNF) em indivíduos depressivos com maior religiosidade[40], podendo representar uma via de como a espiritualidade pode influenciar a saúde mental.

É importante ressaltar que a espiritualidade pode complementar as abordagens terapêuticas, mas não substitui tratamentos médicos ou psicológicos convencionais. Embora a pesquisa tenha avançado no entendimento dos benefícios da espiritualidade para a saúde mental, é necessário continuar a investigação para melhor compreender os mecanismos subjacentes e a aplicabilidade desses achados em diferentes contextos e populações.

DESTAQUES DESTA SEÇÃO

A pesquisa científica tem avançado significativamente nas últimas décadas, buscando compreender melhor a influência da E/R na promoção da saúde, na recuperação de doenças físicas ou mentais e na qualidade de vida das pessoas. A maioria dos estudos detecta uma relação positiva e causal entre fatores E/R e parâmetros de saúde.

EVIDÊNCIAS CIENTÍFICAS: CUIDADO ESPIRITUAL E SAÚDE

Devido à confusão entre os termos "cuidado espiritual" e "apoio espiritual", somada a nossas definições prévias utilizadas por este livro[14], vamos optar neste tópico por tratar especificamente do cuidado espiritual, trazendo à tona as evidências mais recentes do cuidado aplicado por profissionais de saúde e que incluem abordagens ligadas a espiritualidade e religiosidade. Como o apoio espiritual pode ser entendido como um fenômeno mais amplo e pessoal, podemos considerar para ele as evidências do tópico anterior. A seguir serão vistos alguns pontos importantes das evidências do cuidado espiritual no contexto do cuidado em saúde.

- Redução da angústia espiritual: estudos demonstram que o cuidado espiritual, quando fornecido por profissionais treinados, pode ajudar os pacientes a reduzir a angústia espiritual, promovendo um senso de paz, significado e conforto em momentos de crise de saúde[41].
- Estímulo ao *coping* religioso-espiritual positivo: o cuidado espiritual pode auxiliar os pacientes na adaptação e no enfrentamento de doenças graves, proporcionando um espaço seguro para explorar suas preocupações espirituais e emocionais e encontrar maneiras de enfrentá-las de forma construtiva[42].
- Aumento da satisfação do paciente: pacientes que recebem cuidado espiritual geralmente relatam níveis mais altos de satisfação com sua experiência de atendimento médico. Isso pode contribuir para uma melhor adesão ao tratamento e uma experiência mais positiva no sistema de saúde[43].
- Melhoria na qualidade de vida: o cuidado espiritual pode estar associado a uma melhor qualidade de vida entre pacientes com doenças graves, ajudando-os a encontrar um propósito e significado, mesmo em face a desafios de saúde[11].
- Redução do estresse: pacientes que recebem cuidado espiritual muitas vezes experimentam uma redução no estresse relacionada a sua condição de saúde. Isso pode ter resultados positivos na saúde física e emocional[44,45].
- Facilitação da tomada de decisões: profissionais que fornecem um cuidado espiritual podem ajudar os pacientes em questões éticas e morais relacionadas a tratamentos médicos e a tomar decisões de saúde alinhadas com suas implicações e valores[46].

- Promoção da resiliência e esperança: o cuidado espiritual pode contribuir para a promoção da resiliência e esperança, ajudando os pacientes a encontrar força espiritual para enfrentar desafios médicos e emocionais[47].
- Melhoria na comunicação médico-paciente: a inclusão de profissionais de cuidado espiritual na equipe de saúde pode melhorar a comunicação entre médicos e pacientes, facilitando a discussão sobre questões espirituais e existenciais[48].
- Apoio no processo de luto: após a perda de um ente querido, o cuidado espiritual pode ser crucial no auxílio ao processo de luto dos pacientes, ajudando-os a encontrar consolo e significado na jornada de luto[49].
- Melhora do padrão de sono em pacientes hospitalizados: o cuidado espiritual pode melhorar padrões de sono em pacientes graves hospitalizados, provavelmente diminuindo seus níveis de ansiedade e desesperança[50].
- Adesão medicamentosa: conflitos espirituais e informações distorcidas da sua crença espiritual podem impactar a adesão medicamentosa negativamente, enquanto o cuidado espiritual adequado pode inverter essa lógica, promovendo melhor adesão e índices de saúde[51].
- Custos de saúde: o cuidado espiritual está associado à redução dos custos de saúde em pacientes gravemente hospitalizados, diminuindo a necessidade de procedimentos invasivos e desnecessários, incluindo distanásia[52].

DESTAQUES DESTA SEÇÃO

O cuidado espiritual pode ser entendido como a atenção a fatores E/R promovida por profissionais de saúde. Já o apoio espiritual pode ser um fenômeno mais amplo e pessoal, originado de diversas fontes mais específicas. Embora o apoio espiritual seja mais direcionado, o cuidado espiritual já traz repercussões positivas no contexto da atenção à saúde.

PREFERÊNCIAS SOBRE O CUIDADO ESPIRITUAL

Estudo conduzido por Selman et al.[53] foi o maior até agora a investigar as preferências dos pacientes no cuidado espiritual, realizando grupos focais em 9 diferentes países. A seguir serão elencados os principais achados do estudo:

- As preferências dos pacientes variaram amplamente, incluindo médicos, enfermeiros, assistentes de saúde e especialistas em cuidados espirituais treinados.
- Muitos pacientes preferiram enfermeiros e assistentes de saúde devido ao contato frequente e à familiaridade com eles.
- Médicos foram identificados como essenciais na prestação de cuidados espirituais devido ao relacionamento com os pacientes e a seu papel importante no tratamento da doença.
- O papel de especialistas em cuidados espirituais também foi reconhecido e valorizado.
- Cuidadores enfatizaram que o cuidado espiritual era responsabilidade de todo o pessoal de saúde e apreciaram voluntários e apoio entre pares.
- Os pacientes e cuidadores perceberam que a conexão humana era essencial para fornecer cuidados espirituais eficazes.
- Abordagens essenciais para criar essa conexão humana incluíram colocar o paciente em primeiro lugar, fazer um esforço adicional, ser confiável e presente e ver o cuidado espiritual como parte do atendimento.
- Além disso, os pacientes sentiram que havia fatores intrapessoais ou atitudes que predispunham a uma conexão humana, como abertura, respeito, autenticidade, não julgamento, esperança, honestidade, empatia, bondade e consciência espiritual.
- O proselitismo e outras abordagens prescritivas para cuidados espirituais foram destacados como insensíveis e inadequados.
- Os participantes enfatizaram que o cuidado espiritual precisava ser individualizado, e o pessoal de saúde deveria evitar categorizar ou estereotipar os pacientes.

DESTAQUES DESTA SEÇÃO

As preferências dos pacientes por cuidados espirituais variam amplamente. Muitos preferem enfermeiros, mas médicos tendem a ser considerados essenciais. Pacientes também reconhecem e valorizam o papel de especialistas nesta atividade, sem se esquecer de que o cuidado espiritual é de responsabilidade de todos os profissionais da saúde. Conexão humana é essencial, por atitudes como abertura, respeito, autenticidade, não julgamento, esperança, honestidade, empatia, bondade e consciência espiritual. O cuidado espiritual deve ser individualizado, evitando categorizar ou estereotipar o beneficiário.

INTERVENÇÕES PRÁTICAS

A introdução da espiritualidade na atenção ao paciente, segundo nosso entendimento e pelas evidências trazidas até então, é essencial para um bom cuidado em saúde. Aqui estão algumas sugestões práticas sobre como integrar a espiritualidade no cuidado em saúde:

- Treinamento e sensibilização: é importante fornecer treinamento adequado aos profissionais de saúde sobre a importância da espiritualidade na saúde e como abordar esse aspecto com os pacientes[54,55]. Isso pode envolver a sensibilização para diferentes crenças espirituais, práticas religiosas e abordagens espirituais variadas.
- Abordagem centrada no paciente: adote uma abordagem centrada no paciente, na qual o profissional de saúde esteja aberto a discutir a espiritualidade e suas implicações na saúde, levando em consideração as necessidades individuais e preferências do paciente. Isso envolve criar um ambiente acolhedor e seguro para que os pacientes compartilhem suas crenças e práticas espirituais, se desejarem[2].
- Avaliação holística: realize uma avaliação abrangente dos pacientes, incluindo uma exploração de sua dimensão espiritual. Isso pode ser feito por meio de perguntas abertas e não intrusivas, permitindo que os pacientes compartilhem informações sobre suas crenças, práticas espirituais, fontes de força e significado na vida. Essa avaliação pode ajudar a identificar como a espiritualidade pode estar afetando a saúde e o bem-estar do paciente.
- Use questionários específicos para avaliação: você também pode utilizar de instrumentos específicos como o Hope[56], o Fica[57] e o Fepicata[54], entre outras.
- Encaminhamento adequado: se necessário, encaminhe os pacientes para profissionais especializados em espiritualidade, como capelães ou conselheiros espirituais, ou para profissionais treinados acerca do tema, que possam fornecer apoio e orientação adicional. Esses profissionais têm capacitação específica para lidar com questões espirituais e podem complementar o cuidado médico tradicional.
- Respeito à diversidade: reconheça e respeite a diversidade de crenças e práticas espirituais dos pacientes. Evite impor suas próprias crenças ou julgar as crenças dos outros. Esteja aberto ao diálogo e ao aprendizado sobre diferentes perspectivas espirituais, criando um ambiente inclusivo e respeitoso para todas as religiões e filosofias de vida.

É importante lembrar que a introdução da espiritualidade no cuidado médico deve ser respeitosa, voluntária e centrada no paciente. Nem todos os pacientes desejam discutir ou integrar a espiritualidade em seu cuidado, e isso deve ser respeitado. A abordagem deve ser adaptada às necessidades individuais e às preferências de cada paciente.

DESTAQUES DESTA SEÇÃO

A integração da espiritualidade no cuidado em saúde deve ser respeitosa, voluntária e individualizada. Algumas sugestões práticas para esta realização incluem: treinamento e sensibilização dos profissionais, abordagem centrada no paciente, avaliação holística (abrangente), uso de ferramentas validadas (questionários específicos), encaminhamento adequado quando necessário e reconhecimento e respeito à diversidade.

CONCLUSÃO

A espiritualidade tem sido reconhecida como uma dimensão importante da vida humana, com impacto na saúde e no bem-estar do indivíduo, e sua aplicação no contexto de saúde e doença é um tema complexo e multifacetado. Embora os estudos tenham suas limitações, o avanço na compreensão da relação espiritualidade e saúde-doença é expressivo, e contribui para nosso desenvolvimento como profissional da saúde em busca de uma abordagem mais holística e centrada no paciente. No entanto, é essencial que essa aplicação seja realizada com respeito, sensibilidade cultural e em colaboração com o paciente, reconhecendo que a espiritualidade é uma área pessoal e única para cada indivíduo.

BIBLIOGRAFIA CONSULTADA

1. Damiano RF, Costa LA, Viana MTSA, Moreira-Almeida A, Lucchetti ALG, Lucchetti G. Brazilian scientific articles on spirituality, religion and health. Archives of Clinical Psychiatry. 2016;43(1):11-6.
2. Koenig HG. Espiritualidade no cuidado com o paciente: por quê, como, quando e o quê. 3.ed. São Paulo: Fé; 2018.
3. Lucchetti G, Fernando Prieto Peres M, Furlan Damiano R. Spirituality, religiousness and health: from research to clinical practice. Springer Cham; 2019.

4. Larson JS. The World Health Organization's definition of health: social versus spiritual health. Social Indicators Research. 1996;38(2):181-92.
5. Chuengsatiansup K. Spirituality and health: an initial proposal to incorporate spiritual health in health impact assessment. Environmental Impact Assessment Review. 2003;23(1):3-15.
6. Chirico F. Spiritual well-being in the 21st century: it is time to review the current WHO's health definition. Journal of Health and Social Sciences. 2016;2016;1:11-6.
7. Group WS. A cross-cultural study of spirituality, religion, and personal beliefs as components of quality of life. Social Science & Medicine (1982). 2006;62(6):1486-97.
8. Lucchetti G, Lucchetti AL, Koenig HG. Impact of spirituality/religiosity on mortality: comparison with other health interventions. Explore (New York, NY). 2011;7(4):234-8.
9. Koenig HG. Research on religion, spirituality, and mental health: a review. Canadian Journal of Psychiatry / Revue Canadienne de Psychiatrie. 2009;54(5):283-91.
10. Best M, Butow P, Olver I. Do patients want doctors to talk about spirituality? A systematic literature review. Patient Educ Couns. 2015;98(11):1320-8.
11. Willemse S, Smeets W, van Leeuwen E, Nielen-Rosier T, Janssen L, Foudraine N. Spiritual care in the intensive care unit: an integrative literature research. J Crit Care. 2020;57:55-78.
12. Ehman JW, Ott BB, Short TH, Ciampa RC, Hansen-Flaschen J. Do patients want physicians to inquire about their spiritual or religious beliefs if they become gravely ill? Archives of Internal Medicine. 1999;159(15):1803-6.
13. Vitorino LM, Machado Teixeira PH, Dominato PC, de Azevedo MPC, Resende MM, Lucchetti G. The effectiveness of spiritual care training on medical students' self-reported competencies: a quasi-experimental study. Palliative & Supportive Care. 2023:1-7.
14. Tavares AP, Martins H, Pinto S, Caldeira S, Pontífice Sousa P, Rodgers B. Spiritual comfort, spiritual support, and spiritual care: a simultaneous concept analysis. Nurs Forum. 2022;57(6):1559-66.
15. de Brito Sena MA, Damiano RF, Lucchetti G, Peres MFP. Defining spirituality in healthcare: a systematic review and conceptual framework. Front Psychol. 2021;12:756080.
16. Puchalski CM, Blatt B, Kogan M, Butler A. Spirituality and health: the development of a field. Academic Medicine: Journal of the Association of American Medical Colleges. 2014;89(1):10-6.
17. Koenig H, King D, Carson V. Handbook of religion and health. USA: Oxford University Press; 2012.
18. Ellison CW. Spiritual well-being: conceptualization and measurement. Journal of Psychology and Theology. 1983;11(4):330-8.
19. Sherkat DE. Changing faith: the dynamics and consequences of Americans Shifting Religious Identities: NYU Press; 2014.
20. Hamilton JB, Best NC, Barney TA, Worthy VC, Phillips NR. Using spirituality to cope with Covid-19: the experiences of African American breast cancer survivors. J Cancer Educ. 2021:1-7.
21. Gall TL, Bilodeau C. The role of positive and negative religious/spiritual coping in women's adjustment to breast cancer: a longitudinal study. J Psychosoc Oncol. 2019:1-15.
22. Panzini RG, Bandeira DR. Escala de coping religioso-espiritual (Escala CRE): elaboração e validação de construto. Psicologia em Estudo. 2005;10:507-16.
23. Cardeña E. Varieties of anomalous experience: examining the scientific evidence. Cardeña E, Lynn SJ, Krippner S (eds.). Washington, DC, US: American Psychological Association; 2000. xi, 476-xi, p.
24. Rosmarin DH, Kaufman CC, Ford SF, Keshava P, Drury M, Minns S, et al. The neuroscience of spirituality, religion, and mental health: a systematic review and synthesis. J Psychiatr Res. 2022;156:100-13.
25. Lucchetti G, Koenig HG, Lucchetti ALG. Spirituality, religiousness, and mental health: a review of the current scientific evidence. World J Clin Cases. 2021;9(26):7620-31.

26. Tobin ET, Slatcher RB. Religious participation predicts diurnal cortisol profiles 10 years later via lower levels of religious struggle. Health Psychology: Official Journal of the Division of Health Psychology, American Psychological Association. 2016;35(12):1356-63.
27. Lutgendorf SK, Russell D, Ullrich P, Harris TB, Wallace R. Religious participation, interleukin-6, and mortality in older adults. Health Psychology: Official Journal of the Division of Health Psychology, American Psychological Association. 2004;23(5):465-75.
28. Koenig HG, Cohen HJ, George LK, Hays JC, Larson DB, Blazer DG. Attendance at religious services, interleukin-6, and other biological parameters of immune function in older adults. International Journal of Psychiatry In Medicine. 1997;27(3):233-50.
29. Koenig HG. Religion, spirituality, and health: the research and clinical implications. ISRN Psychiatry. 2012;2012:278730.
30. Park CL, Aldwin CM, Choun S, George L, Suresh DP, Bliss D. Spiritual peace predicts 5-year mortality in congestive heart failure patients. Health Psychology: Official Journal of the Division of Health Psychology, American Psychological Association. 2016;35(3):203-10.
31. Cavalcanti IDL, Costa DT, Soares JCS, Nogueira M. Benefits of spiritual and religious support in the pain management of cancer patients: a literature scoping review. Journal of Religion and Health. 2023;62(3):1998-2032.
32. Lucchese FA, Koenig HG. Religion, spirituality and cardiovascular disease: research, clinical implications, and opportunities in Brazil. Brazilian Journal of Cardiovascular Surgery. 2013;28:103-28.
33. Anyfantakis D, Symvoulakis EK, Panagiotakos DB, Tsetis D, Castanas E, Shea S, et al. Impact of religiosity/spirituality on biological and preclinical markers related to cardiovascular disease. Results from the SPILI III study. Hormones (Athens). 2013;12(3):386-96.
34. King DE, Mainous AG, 3rd, Steyer TE, Pearson W. The relationship between attendance at religious services and cardiovascular inflammatory markers. International Journal of Psychiatry in Medicine. 2001;31(4):415-25.
35. Peres MFP, Kamei HH, Tobo PR, Lucchetti G. Mechanisms behind religiosity and spirituality's effect on mental health, quality of life and well-being. Journal of Religion and Health. 2018;57(5):1842-55.
36. Anderson JW, Nunnelley PA. Private prayer associations with depression, anxiety and other health conditions: an analytical review of clinical studies. Postgrad Med. 2016;128(7):635-41.
37. Pargament KI, Smith BW, Koenig HG, Perez L. Patterns of positive and negative religious coping with major life stressors. Journal for the Scientific Study of Religion. 1998;37(4):710-24.
38. Lawrence RE, Oquendo MA, Stanley B. Religion and suicide risk: a systematic review. Archives of Suicide Research: Official Journal of the International Academy for Suicide Research. 2016;20(1):1-21.
39. Goncalves JP, Lucchetti G, Menezes PR, Vallada H. Religious and spiritual interventions in mental health care: a systematic review and meta-analysis of randomized controlled clinical trials. Psychological Medicine. 2015;45(14):2937-49.
40. Mosqueiro BP, Fleck MP, da Rocha NS. Increased levels of brain-derived neurotrophic factor are associated with high intrinsic religiosity among depressed inpatients. Front Psychiatry. 2019;10:671.
41. Doehring C. Using spiritual care to alleviate religious, spiritual, and moral struggles arising from acute health crises. Ethics, Medicine and Public Health. 2019;9:68-74.
42. Torabi F, Rassouli M, Nourian M, Borumandnia N, Shirinabadi Farahani A, Nikseresht F. The effect of spiritual care on adolescents coping with cancer. Holist Nurs Pract. 2018;32(3):149-59.
43. Wall RJ, Engelberg RA, Gries CJ, Glavan B, Curtis JR. Spiritual care of families in the intensive care unit. Crit Care Med. 2007;35(4):1084-90.
44. Heidari M, Ghodusi Borujeni M, Kabirian Abyaneh S, Rezaei P. The effect of spiritual care on perceived stress and mental health among the elderlies living in nursing home. Journal of Religion and Health. 2019;58(4):1328-39.

45. Gillilan R, Qawi S, Weymiller AJ, Puchalski C. Spiritual distress and spiritual care in advanced heart failure. Heart Fail Rev. 2017;22(5):581-91.
46. Rego F, Gonçalves F, Moutinho S, Castro L, Nunes R. The influence of spirituality on decision-making in palliative care outpatients: a cross-sectional study. BMC Palliative Care. 2020;19(1):22.
47. Bulut TY, Çekiç Y, Altay B. The effects of spiritual care intervention on spiritual well-being, loneliness, hope and life satisfaction of intensive care unit patients. Intensive Crit Care Nurs. 2023;77:103438.
48. Ellington L, Billitteri J, Reblin M, Clayton MF. Spiritual care communication in cancer patients. Semin Oncol Nurs. 2017;33(5):517-25.
49. Bonavita A, Yakushko O, Morgan Consoli ML, Jacobsen S, Mancuso RLL. Receiving spiritual care: experiences of dying and grieving individuals. Omega (Westport). 2018;76(4):373-94.
50. Yousofvand V, Torabi M, Oshvandi K, Kazemi S, Khazaei S, Khazaei M, et al. Impact of a spiritual care program on the sleep quality and spiritual health of Muslim stroke patients: a randomized controlled trial. Complementary Therapies in Medicine. 2023;77:102981.
51. Elhag M, Awaisu A, Koenig HG, Mohamed Ibrahim MI. The association between religiosity, spirituality, and medication adherence among patients with cardiovascular diseases: a systematic review of the literature. Journal of Religion and Health. 2022;61(5):3988-4027.
52. Balboni T, Balboni M, Paulk ME, Phelps A, Wright A, Peteet J, et al. Support of cancer patients' spiritual needs and associations with medical care costs at the end of life. Cancer. 2011;117(23):5383-91.
53. Selman LE, Brighton LJ, Sinclair S, Karvinen I, Egan R, Speck P, et al. Patients' and caregivers' needs, experiences, preferences and research priorities in spiritual care: a focus group study across nine countries. Palliative Medicine. 2018;32(1):216-30.
54. Osório IHS, Gonçalves LM, Pozzobon PM, Gaspar Júnior JJ, Miranda FM, Lucchetti ALG, et al. Effect of an educational intervention in "spirituality and health" on knowledge, attitudes, and skills of students in health-related areas: a controlled randomized trial. Medical Teacher. 2017;39(10):1057-64.
55. Wasner M, Longaker C, Fegg MJ, Borasio GD. Effects of spiritual care training for palliative care professionals. Palliative Medicine. 2005;19(2):99-104.
56. Whitehead IO, Jagger C, Hanratty B. Discussing spiritual health in primary care and the Hope tool-A mixed methods survey of GP views. PloS One. 2022;17(11):e0276281.
57. Borneman T, Ferrell B, Puchalski CM. Evaluation of the Fica Tool for spiritual assessment. Journal of Pain and Symptom Management. 2010;40(2):163-73.

2

Como a instituição de saúde deve se engajar

Leonardo Rolim Ferraz

INTRODUÇÃO

A espiritualidade tem se mostrado cada vez mais relevante no contexto da saúde, sendo reconhecida como um elemento essencial para o bem-estar integral dos indivíduos. À medida que a medicina avança e busca oferecer um cuidado mais abrangente e humanizado, a dimensão espiritual ganha destaque como um componente fundamental na promoção da saúde e no tratamento de doenças.

O objetivo deste capítulo é explorar como as instituições de saúde podem se engajar de forma efetiva no apoio espiritual das pessoas, sejam pacientes, familiares ou das equipes, reconhecendo sua importância e integrando-a às práticas de cuidado. Serão abordados temas como a valorização do atendimento humanizado pelos pacientes, a implementação de programas de humanização abrangentes, a relação entre acreditação hospitalar e apoio espiritual, o treinamento e engajamento dos colaboradores, a competição com outras prioridades e a inclusão dos profissionais de saúde como clientes do apoio espiritual.

Ao compreender a importância da espiritualidade em saúde, as instituições de saúde têm a oportunidade de aprimorar a qualidade do cuidado oferecido, proporcionando uma abordagem holística e centrada no paciente. Além disso, o reconhecimento do apoio espiritual como uma prioridade pode contribuir para a melhoria da satisfação dos pacientes, fortalecer a relação de confiança entre pacientes e profissionais de saúde, promover melhores desfechos e mais bem-estar e saúde para todas as pessoas.

Serão apresentadas estratégias e práticas que podem auxiliar as instituições de saúde a integrarem o apoio espiritual em suas rotinas, garantindo uma abordagem humanizada e respeitosa em relação à espiritualidade dos pacientes. Serão explorados também os desafios e as oportunidades associados a essa incorporação, bem como recomendações para futuras ações nesse sentido.

Ao compreender a relevância da espiritualidade no contexto da saúde, as instituições de saúde estarão mais preparadas para atender às necessidades dos pacientes e oferecer um cuidado integral e compassivo.

PACIENTES VALORIZANDO CADA VEZ MAIS O ATENDIMENTO HUMANIZADO

No contexto da saúde, a promoção da espiritualidade como parte do cuidado desempenha um papel crucial na capacidade de oferecer atendimento humanizado e sua valorização por parte de pacientes e familiares. Esta seção explora a interseção entre o atendimento humanizado, a espiritualidade e a maneira como as instituições de saúde podem promover essa valorização.

O papel do atendimento humanizado na promoção da espiritualidade em saúde

O atendimento humanizado na área da saúde transcende a simples aplicação de procedimentos diagnósticos ou terapêuticos, médicos ou multiprofissionais. Envolve uma compreensão profunda das necessidades físicas, emocionais e espirituais dos pacientes. Quando se trata de espiritualidade, muitos pacientes buscam significado, propósito e conforto em suas crenças, valores e práticas espirituais. Nesse contexto, o atendimento humanizado que incorpora a dimensão espiritual desempenha vários papéis importantes:

- Respeito pela diversidade: cada paciente pode ter crenças espirituais únicas. O atendimento humanizado requer que os profissionais de saúde respeitem e considerem essas crenças ao desenvolver planos de cuidados individualizados.
- Comunicação empática: os profissionais de saúde que demonstram empatia e escutam atentamente os pacientes podem ajudá-los a expressar suas preocupações espirituais. Isso cria um ambiente de confiança no qual os pacientes se sentem à vontade para compartilhar suas crenças e necessidades.

- Apoio na tomada de decisões: a espiritualidade pode influenciar as escolhas de tratamento e cuidado. Os profissionais de saúde que entendem as crenças espirituais dos pacientes podem ajudá-los a tomar melhores decisões informadas e alinhadas com seus valores e convicções pessoais.

Impacto positivo do apoio espiritual na experiência do paciente

Quando os pacientes recebem apoio espiritual adequado como parte de seu atendimento, isso pode ter um impacto profundamente positivo em sua experiência de saúde. Alguns benefícios notáveis incluem:

- Alívio do sofrimento espiritual: o sofrimento espiritual pode surgir quando as preocupações e perguntas espirituais não são abordadas, discutidas e refletidas. O apoio espiritual pode ajudar a aliviar esse sofrimento, promovendo um senso de serenidade e aceitação.
- Fortalecimento da resiliência: a espiritualidade pode ser uma fonte de força para muitos pacientes. Por meio do apoio espiritual, eles podem encontrar resiliência para enfrentar desafios de saúde e se adaptar às mudanças, limitações, consequências do curso de sua condição ou do tratamento, aumentando a capacidade de preservar sua qualidade de vida e do bem-estar emocional.
- Melhoria na adesão ao tratamento: quando os pacientes se sentem compreendidos e apoiados em suas crenças espirituais, tendem a ser mais colaborativos em relação ao tratamento médico, mais otimistas em relação à evolução, mais aderentes aos tratamentos, potencializando as chances de recuperação e cura.

Estratégias para promover a valorização do atendimento humanizado pelos pacientes

Promover atendimento humanizado e sua valorização pelos pacientes requer um esforço conjunto das instituições de saúde e principalmente uma evolução cultural. Devemos reconhecer a necessidade de evoluir de um cuidado centrado no profissional de saúde, ainda presente na maioria das organizações de saúde, para o cuidado centrado nas pessoas, uma premissa fundamental para oferecer o melhor cuidado e a melhor experiência em saúde. Algumas estratégias eficazes incluem:

- Educação e treinamento: oferecer treinamento aos profissionais de saúde sobre a importância da espiritualidade e do atendimento humanizado. Isso permitirá uma modificação em sua perspectiva e os equipará para abordar as necessidades espirituais dos pacientes.
- Integração de capelães e conselheiros espirituais: ter capelães e conselheiros espirituais na equipe de saúde pode proporcionar um suporte especializado aos pacientes que buscam apoio espiritual.
- Documentação e avaliação: incluir questões sobre espiritualidade nos registros de saúde e nas avaliações dos pacientes. Isso ajuda a identificar as necessidades espirituais e a garantir que sejam abordadas de forma sistemática e continua.
- Promoção de grupos de apoio espiritual: facilitar grupos de apoio espiritual onde os pacientes possam compartilhar suas experiências e encontrar apoio mútuo é uma forma poderosa de acelerar a transformação cultural e formar um ambiente que valoriza e é capaz de fortalecer o lado humano do cuidado.

DESTAQUES DESTA SEÇÃO

A valorização do atendimento humanizado, que incorpora a espiritualidade, é fundamental para proporcionar cuidados de saúde holísticos e centrados no paciente. Quando os pacientes sentem que suas necessidades espirituais são reconhecidas e atendidas, sua experiência de saúde melhora e eles estão mais propensos a alcançar resultados positivos.

PLANO DENTRO DE UM PROGRAMA DE HUMANIZAÇÃO ABRANGENTE

A promoção de um programa de humanização abrangente em instituições de saúde desempenha um papel vital na melhoria da qualidade do atendimento e na incorporação eficaz do apoio espiritual. Esta seção explora os elementos fundamentais de um programa de humanização em saúde, a integração do apoio espiritual nesse contexto e os benefícios resultantes para a instituição de saúde.

Elementos essenciais de um programa de humanização em saúde

Um programa de humanização abrangente deve ser construído sobre os seguintes elementos essenciais:

- Respeito à autonomia: os pacientes têm o direito de tomar decisões informadas sobre seu próprio cuidado. Um programa de humanização respeita a autonomia dos pacientes, fornecendo informações adequadas e envolvendo-os nas decisões de tratamento.
- Comunicação eficaz: a comunicação é a base de qualquer relação de cuidado. Profissionais de saúde devem ser treinados para se comunicar de maneira clara, empática e respeitosa, levando em consideração as necessidades individuais dos pacientes.
- Atenção individualizada: cada paciente é único, e o cuidado deve ser adaptado a suas necessidades específicas. Isso envolve a compreensão das crenças, valores e desejos do paciente, incluindo as dimensões espirituais.
- Apoio emocional: os aspectos emocionais do cuidado não devem ser negligenciados. Um programa de humanização reconhece a importância de oferecer apoio emocional aos pacientes e suas famílias.
- Integração de profissionais de saúde: uma equipe multidisciplinar deve trabalhar em conjunto para fornecer cuidados abrangentes. Isso inclui médicos, enfermeiros, psicólogos, assistentes sociais e, quando apropriado, capelães ou conselheiros espirituais.

Incorporação do apoio espiritual como parte do programa de humanização

Para que um programa de humanização seja verdadeiramente abrangente, é crucial incorporar o apoio espiritual como parte do cuidado:

- Treinamento em competência espiritual: profissionais de saúde devem receber treinamento para compreender a espiritualidade e suas implicações para os pacientes. Isso inclui a capacidade de fazer perguntas sensíveis sobre crenças espirituais, ouvir atentamente e respeitar as respostas dos pacientes.

- Acesso a recursos espirituais: os pacientes devem ter acesso a recursos espirituais, como capelães, conselheiros espirituais, líderes religiosos, quando desejarem, assim como espaços físicos e ambientes que permitam exercer sua espiritualidade de forma respeitosa. Esses recursos desempenham um papel fundamental na capacidade de fornecer um apoio espiritual efetivo.
- Integração de práticas espirituais: quando apropriado, as práticas espirituais, como meditação, oração ou rituais religiosos, devem ser incorporadas ao plano de cuidado dos pacientes.
- Consideração das crenças e valores: os profissionais de saúde devem levar em conta as crenças e valores espirituais dos pacientes ao tomar decisões de cuidado. Isso inclui respeitar as restrições religiosas em relação a tratamentos médicos, horários, alimentação e realização de procedimentos.

Benefícios do programa de humanização abrangente na instituição de saúde

A implementação de um programa de humanização abrangente, que inclui o apoio espiritual, traz diversos benefícios para a instituição de saúde. Na verdade, mais que benefícios, fortalece a capacidade da organização realizar a razão de sua existência, recuperar e promover a saúde das pessoas. Cuidados mais humanizados geralmente resultam em maior satisfação do paciente e melhores resultados de saúde. Por meio da melhoria na qualidade do atendimento e da maior percepção de valor do cuidado por pacientes e familiares, será possível elevar a reputação da instituição de saúde.

Uma abordagem de cuidado mais centrada no paciente pode resultar em uma utilização mais eficiente dos recursos e melhor pertinência do cuidado, reduzindo desperdícios, readmissões desnecessárias, não adesão ao tratamento ou estratégias terapêuticas obstinadas. Ao considerar as necessidades espirituais dos pacientes desde o início, suas crenças e valores, a instituição pode evitar conflitos éticos e legais futuros relacionados a eventuais decisões sobre o tratamento que não estavam alinhadas com os desejos e necessidades dos pacientes. A qualidade e a segurança do cuidado também são elevadas com a ativação dos pacientes e familiares nos processos de decisão e sua incorporação com membros da equipe assistencial, permitindo sua atuação como barreiras a eventuais falhas no processo assistencial e promotores a adesão aos padrões e melhores práticas pelos profissionais de saúde.

Pacientes que se sentem compreendidos e respeitados em suas crenças são mais propensos a retornar à mesma instituição de saúde e a recomendá-la a outros, promovendo sua fidelização.

DESTAQUES DESTA SEÇÃO

Um programa de humanização abrangente que incorpora o apoio espiritual como parte do cuidado promove não apenas uma experiência de paciente mais positiva, mas também benefícios tangíveis para a instituição de saúde, fortalecendo sua missão de fornecer cuidados holísticos e compassivos.

ACREDITAÇÃO HOSPITALAR E APOIO ESPIRITUAL

A acreditação é um processo voluntário pelo qual organizações de saúde se submetem para avaliar e aprimorar a qualidade e a segurança dos cuidados que oferecem aos pacientes. Esse processo envolve uma revisão abrangente das práticas, políticas e procedimentos da organização para garantir que estejam em conformidade com os padrões estabelecidos por uma agência ou organização de acreditação reconhecida.

Existem várias organizações de acreditação em saúde em todo o mundo. Algumas das mais conhecidas incluem Joint Commission International (JCI), Comissão de Acreditação de Cuidados de Saúde (ACHC), National Committee for Quality Assurance (NCQA), Conselho de Saúde Canadense (CHC), Organização Nacional de Acreditação (ONA), entre outras.

A acreditação em saúde é um mecanismo importante para promover a melhoria contínua na qualidade e segurança do cuidado. Geralmente é realizada por agências independentes que estabelecem padrões rigorosos e avaliam se as organizações de saúde atendem a esses padrões. Os padrões abrangem uma ampla gama de áreas, desde a higiene do ambiente hospitalar até a competência dos profissionais de saúde e a experiência do paciente. O processo de acreditação pode gerar valor para as instituições de saúde de várias maneiras:

- Melhoria da qualidade: a busca pela acreditação incentiva as organizações de saúde a adotar as melhores práticas e aprimorar continuamente seus processos. Isso resulta em um aumento geral na qualidade do atendimento.
- Segurança do paciente: os padrões de acreditação frequentemente incluem medidas para melhorar a segurança do paciente, reduzindo falhas no processo assistencial e eventos adversos evitáveis.
- Reconhecimento e confiança: acreditação é frequentemente vista como um selo de aprovação que indica que uma organização de saúde atende a padrões rigorosos. Isso aumenta a confiança dos pacientes e da comunidade na instituição.
- Competitividade: organizações de saúde acreditadas muitas vezes têm uma vantagem competitiva, pois demonstram seu compromisso com a qualidade e a segurança. Isso pode atrair mais pacientes e recursos.
- Padronização: a acreditação promove a padronização de práticas em toda a organização, garantindo que todos os departamentos e unidades sigam diretrizes consistentes e sistêmicas através da organização.

A importância da acreditação hospitalar na qualidade do cuidado espiritual

A avaliação de padrões de qualidade e segurança no processo de acreditação leva em consideração todos os aspectos do cuidado ao paciente, incluindo o cuidado espiritual. Esse elemento vem sendo progressivamente cada vez mais valorizado nos manuais e padrões cada vez mais abrangentes e exigentes estão sendo estabelecidos como normas a serem alcançadas. Por meio do processo de acreditação é possível que as organizações de saúde avancem na oferta de apoio espiritual aos seus pacientes por meio da:

- Padronização: a acreditação estabelece padrões e diretrizes claras para a prestação de cuidados de saúde. Isso inclui a inclusão do apoio espiritual como parte do atendimento, garantindo que os pacientes recebam um cuidado espiritual consistente e de alta qualidade.
- Melhoria contínua: a busca pela acreditação hospitalar requer um processo contínuo de melhoria e revisão de práticas. Isso incentiva as instituições de saúde a aprimorarem constantemente a entrega de apoio espiritual.

- Responsabilidade: a acreditação torna as instituições de saúde responsáveis por fornecer um cuidado espiritual de qualidade. Isso ajuda a garantir que as necessidades espirituais dos pacientes não sejam negligenciadas.

Requisitos e diretrizes relacionados ao apoio espiritual na acreditação hospitalar

Organizações de acreditação hospitalar, como a Joint Commission International (JCI) e outras, estabelecem diretrizes específicas relacionadas ao apoio espiritual. Alguns requisitos e diretrizes comuns incluem:

- Avaliação das necessidades espirituais: as instituições são geralmente obrigadas a avaliar as necessidades espirituais de seus pacientes. Isso pode envolver a coleta de informações sobre crenças religiosas, práticas espirituais e preferências relacionadas ao apoio espiritual.
- Disponibilidade de recursos espirituais: as instituições de saúde são frequentemente solicitadas a fornecer acesso a recursos espirituais, como capelães ou conselheiros espirituais, para atender às necessidades dos pacientes.
- Treinamento do pessoal: os profissionais de saúde devem ser treinados em competência espiritual para compreender e respeitar as crenças e valores dos pacientes.
- Documentação e avaliação: a acreditação muitas vezes exige que as instituições documentem suas práticas relacionadas ao apoio espiritual e avaliem sua eficácia.

Desafios e soluções na implementação do apoio espiritual para atender aos padrões de acreditação

A implementação do apoio espiritual para atender aos padrões de acreditação pode ser desafiadora. Alguns desafios comuns incluem:

- Falta de conscientização: algumas instituições podem não reconhecer inicialmente a importância do apoio espiritual na acreditação e na qualidade do cuidado. A conscientização e a educação são essenciais para superar esse desafio.

- Recursos limitados: a contratação de capelães ou conselheiros espirituais e a oferta de treinamento podem representar custos adicionais. As instituições precisam equilibrar esses custos com os benefícios da acreditação e do cuidado espiritual de qualidade.
- Diversidade de crenças: a diversidade religiosa e espiritual dos pacientes pode ser complexa. As instituições precisam desenvolver abordagens inclusivas que respeitem todas as crenças.
- Integração nas práticas clínicas: integrar o apoio espiritual às práticas clínicas cotidianas pode ser um desafio logístico. Isso requer uma abordagem sistêmica e uma colaboração eficaz entre os profissionais de saúde.

DESTAQUES DESTA SEÇÃO

A acreditação hospitalar desempenha papel importante na garantia da qualidade do cuidado espiritual. No entanto, a implementação bem-sucedida do apoio espiritual para atender a esses padrões requer conscientização, investimento em recursos e um compromisso com a melhoria contínua para atender às necessidades espirituais dos pacientes de forma eficaz e sensível.

TREINAMENTO E ENGAJAMENTO DOS COLABORADORES

A prestação de apoio espiritual eficaz em contextos de saúde exige mais do que apenas boas intenções. Envolve profissionais de saúde devidamente capacitados e engajados, que compreendem a importância da espiritualidade no cuidado e estão comprometidos em atender às necessidades espirituais dos pacientes. Nesta seção, serão explorados a importância da capacitação, o engajamento dos colaboradores e estratégias para integrar o apoio espiritual no treinamento e desenvolvimento dos profissionais de saúde.

Capacitação dos profissionais de saúde para oferecer apoio espiritual

A capacitação dos profissionais de saúde desempenha um papel crucial na promoção do apoio espiritual eficaz. A espiritualidade é uma dimensão complexa e sensível do cuidado, e os profissionais de saúde devem ser devidamente preparados para abordá-la. Algumas considerações-chave incluem:

- Conhecimento teórico: os profissionais de saúde devem ser educados sobre os conceitos de espiritualidade, religião e suas implicações para a saúde. Isso inclui compreender as diferentes crenças religiosas, práticas espirituais e como elas podem influenciar o cuidado, assim como as diferenças entre espiritualidade e religiosidade.
- Comunicação sensível e não violenta: treinamento em comunicação empática e compassiva é fundamental, não apenas para a dimensão espiritual, mas para atuação da equipe em todas as dimensões do cuidado. Os profissionais de saúde devem aprender a fazer perguntas sensíveis sobre as crenças e preocupações espirituais dos pacientes, ouvir atentamente suas respostas e responder de forma respeitosa.
- Avaliação de necessidades espirituais: Capacitar os profissionais de saúde para avaliar as necessidades espirituais dos pacientes é essencial. Isso envolve identificar se um paciente tem crenças religiosas, práticas espirituais específicas ou questões espirituais que precisam ser abordadas, assim como ser um agente facilitador a atender essas necessidades como parte do cuidado.
- Ética e respeito: o treinamento deve enfatizar a ética do cuidado espiritual, incluindo o respeito às crenças e valores dos pacientes. Os profissionais de saúde devem entender que o cuidado espiritual deve ser voluntário e respeitar a diversidade de crenças.

Promoção do engajamento dos colaboradores no cuidado espiritual

Sem o engajamento dos colaboradores não é possível realizar prestação de apoio espiritual eficaz. Quando os profissionais de saúde estão engajados e valorizam a dimensão espiritual do cuidado, são mais propensos a integrá-la em sua prática diária. Alguns métodos para promover esse engajamento incluem:

- Liderança inspiradora: líderes de saúde desempenham um papel fundamental ao promover o engajamento dos colaboradores. Eles devem liderar pelo exemplo, demonstrando a importância do cuidado espiritual e apoiando os esforços nessa área.
- Treinamento contínuo: o aprendizado contínuo é essencial. Oferecer oportunidades de treinamento em espiritualidade e cuidado espiritual ajuda a

manter os profissionais de saúde atualizados e motivados, mantendo ainda a mensagem sobre a importância do tema.

- Reconhecimento e incentivos: reconhecer e recompensar os esforços dos profissionais de saúde no cuidado espiritual pode aumentar o engajamento. Isso pode incluir prêmios, reconhecimento público e outras formas de incentivo.
- Integração na cultura organizacional: promover uma cultura organizacional que valorize a espiritualidade e o cuidado espiritual é fundamental, e responsabilidade da liderança. A espiritualidade e o apoio espiritual devem ser incorporados aos valores e práticas da instituição de saúde.

Estratégias para integrar o apoio espiritual no treinamento e desenvolvimento dos profissionais de saúde

A integração eficaz do apoio espiritual no treinamento e desenvolvimento dos profissionais de saúde requer estratégias específicas, por exemplo:

- Currículo integrado: integre a espiritualidade no currículo de formação de profissionais de saúde, desde a graduação até a educação continuada.
- Treinamento interdisciplinar: promova treinamento interdisciplinar para que profissionais de diferentes áreas de saúde compreendam a importância da espiritualidade e possam colaborar eficazmente.
- Supervisão e mentoria: ofereça supervisão e mentoria para profissionais de saúde em formação, proporcionando orientação prática no cuidado espiritual.
- Recursos acessíveis: disponibilize recursos acessíveis, como manuais, guias e materiais educativos, para que os profissionais de saúde possam se aprofundar no tema.
- Educação continuada: espiritualidade e apoio espiritual devem fazer parte das trilhas de desenvolvimento e educação continuada da organização de forma universal, para todas as áreas e categorias profissionais.

DESTAQUES DESTA SEÇÃO

A avaliação regular do treinamento e o *feedback* dos profissionais de saúde são essenciais para adaptar e aprimorar os programas de capacitação e garantir que estejam atendendo às necessidades da equipe e dos pacientes. A combinação de treinamento eficaz e engajamento dos colaboradores desempenha um papel fundamental na promoção de uma cultura de cuidado espiritual sensível e compassiva nas organizações de saúde.

COMPETIÇÃO COM OUTRAS PRIORIDADES NA PRESTAÇÃO DE APOIO ESPIRITUAL EM SAÚDE

A prestação de apoio espiritual em saúde muitas vezes compete com uma série de outras prioridades dentro de uma instituição de saúde. Nesta seção, serão explorados os conflitos de prioridades que podem surgir, estratégias para garantir a inclusão do apoio espiritual como uma prioridade e como demonstrar os benefícios do cuidado espiritual para superar essa competição.

Conflitos de prioridades na instituição de saúde

As instituições de saúde enfrentam uma série de desafios e demandas em constante evolução. Entre as prioridades comuns que competem com o apoio espiritual, estão:

- Eficiência operacional: as instituições de saúde frequentemente se concentram na otimização de processos e no gerenciamento eficiente de recursos para atender ao maior número possível de pacientes.
- Padrões de qualidade e segurança: garantir que os cuidados atendam a padrões rigorosos de qualidade e segurança é uma prioridade fundamental para evitar falhas no processo assistencial e garantir o melhor cuidado aos pacientes.
- Resultados clínicos: a melhoria dos resultados clínicos, como taxas de complicações, mortalidade, tempo de internação etc., tem um papel central nas prioridades das instituições de saúde.
- Sustentabilidade financeira: manter a viabilidade financeira é uma preocupação constante, uma vez que os recursos são limitados e a demanda por serviços de saúde é alta, assim como a pressão sobre os custos.

Estratégias para garantir a inclusão do apoio espiritual como uma prioridade

Para garantir que o apoio espiritual seja adequadamente considerado como uma prioridade dentro de uma instituição de saúde, várias estratégias podem ser empregadas:

- Integração ao planejamento estratégico: incluir o apoio espiritual no plano estratégico da instituição de saúde sinaliza um compromisso com a espiritualidade como parte do cuidado.
- Educação e conscientização: realize programas de educação e conscientização entre a equipe de saúde e a administração para destacar a importância do apoio espiritual na melhoria dos resultados de saúde.
- Definição de metas e indicadores: estabeleça metas específicas relacionadas ao cuidado espiritual e desenvolva indicadores de desempenho para medir o impacto do apoio espiritual nos resultados dos pacientes.
- Colaboração interdisciplinar: promova a colaboração entre diferentes departamentos e profissionais de saúde para garantir que o cuidado espiritual seja integrado em todo o espectro de serviços de saúde.

Demonstração dos benefícios para superar a competição com outras prioridades

Uma maneira eficaz de superar a competição com outras prioridades é demonstrar os benefícios claros e mensuráveis do apoio espiritual em saúde. Isso pode ser feito por meio de:

- Evidências clínicas: colete e apresente evidências clínicas que demostrem como o apoio espiritual pode melhorar os resultados dos pacientes, como redução do tempo de internação, aumento da satisfação do paciente e melhoria da adesão ao tratamento.
- Estudos de caso: apresente estudos de caso que destaquem situações em que o cuidado espiritual fez uma diferença significativa na jornada do paciente, especialmente em casos de recuperação emocional e psicológica.
- Pesquisas de satisfação: realize pesquisas de satisfação entre pacientes para avaliar o impacto do cuidado espiritual em sua experiência geral de cuidados de saúde.

- Economia de custos: mostre como o apoio espiritual pode contribuir para a eficiência operacional e a economia de custos, por exemplo, por meio da redução do tempo de internação ou do aumento da adesão ao tratamento.
- Relatos de pacientes: coletar relatos de pacientes que tiveram experiências positivas com o cuidado espiritual pode ser poderoso para demonstrar seu valor.

DESTAQUES DESTA SEÇÃO

O apoio espiritual muitas vezes enfrenta competição com outras prioridades nas instituições de saúde. No entanto, ao integrar o apoio espiritual nos planos estratégicos, educar a equipe de saúde e demonstrar os benefícios claros para pacientes e resultados clínicos, é possível garantir que a espiritualidade seja valorizada e integrada de forma eficaz no cuidado de saúde.

OS PROFISSIONAIS DE SAÚDE TAMBÉM PRECISAM DE APOIO ESPIRITUAL

Esta seção explora a importância do apoio espiritual para os profissionais de saúde, os desafios específicos que eles enfrentam e estratégias para implementar programas de apoio espiritual direcionados a essa população essencial.

Reconhecendo a importância do apoio espiritual para os profissionais de saúde

Os profissionais de saúde frequentemente enfrentam situações desafiadoras, como lidar com pacientes em estado crítico, tomar decisões difíceis de tratamento, enfrentar perdas e lidar com longas jornadas de trabalho. Isso pode levar a estresse, esgotamento físico e emocional, ansiedade e até mesmo depressão.

Da mesma forma que atletas realizam condicionamento físico permanente para serem capazes de realizar atividades físicas extenuantes no limite do corpo, profissionais de saúde deveriam se dedicar ao condicionamento mental permanente para serem capazes de enfrentar os desafios relacionados às atividades que realizam diariamente em seu limite cognitivo e emocional.

O apoio espiritual pode ser uma ferramenta valiosa para ajudá-los a enfrentar esses desafios. Aqui estão algumas maneiras pelas quais o apoio espiritual beneficia os profissionais de saúde:

- Resiliência: o apoio espiritual pode fortalecer a resiliência dos profissionais de saúde, ajudando-os a lidar com o estresse e a adversidade de maneira mais eficaz.
- *Coping* eficaz: ter um sistema de apoio espiritual pode fornecer estratégias de enfrentamento eficazes para lidar com as situações emocionalmente carregadas que enfrentam regularmente.
- Sentido e propósito: a espiritualidade pode fornecer um senso de propósito e significado no trabalho, lembrando aos profissionais de saúde por que escolheram essa carreira.
- Bem-estar geral: o apoio espiritual pode melhorar o bem-estar geral dos profissionais de saúde, ajudando-os a equilibrar as demandas da carreira com as necessidades pessoais e familiares.

Desafios específicos do apoio espiritual aos profissionais de saúde

Embora o apoio espiritual seja essencial para os profissionais de saúde, existem desafios específicos que precisam ser superados. Infelizmente ainda há preconceitos, tabus e desconhecimento sobre o tema, mesmo entre profissionais de saúde.

Alguns profissionais de saúde podem temer o estigma associado a buscar apoio espiritual, preocupados que isso possa ser interpretado como fraqueza ou falta de capacidade para lidar com o trabalho. Muitos profissionais de saúde enfrentam horários de trabalho longos e imprevisíveis, o que pode dificultar o acesso ao apoio espiritual tradicional. A diversidade de crenças religiosas e espirituais entre os profissionais de saúde pode tornar o apoio espiritual desafiador, pois é necessário oferecer opções que respeitem todas essas perspectivas.

Implementação de programas de apoio espiritual direcionados aos profissionais de saúde

Para superar esses desafios e fornecer apoio espiritual eficaz aos profissionais de saúde, é importante implementar programas direcionados a essa população. Algumas estratégias podem incluir:

- Educação e conscientização: promover a educação e a conscientização sobre a importância do apoio espiritual para a saúde dos profissionais, destacando os benefícios para o bem-estar pessoal e o desempenho profissional.

- Acesso facilitado: criar sistemas que tornem o acesso ao apoio espiritual conveniente para os profissionais de saúde, mesmo em horários não tradicionais, como turnos noturnos e a utilização de canais multimodais ou não convencionais, incluindo ferramentas digitais, acesso remoto e atividades no local de trabalho.
- Abordagem inclusiva: adote uma abordagem inclusiva que respeite todas as crenças e perspectivas espirituais, garantindo que todos os profissionais de saúde se sintam confortáveis ao buscar apoio.
- Integração nas políticas institucionais: inclua o apoio espiritual nas políticas e diretrizes institucionais, destacando sua importância para o bem-estar dos profissionais de saúde.
- Promoção de grupos de apoio: facilite grupos de apoio entre os profissionais de saúde, onde eles possam compartilhar experiências e oferecer apoio mútuo.
- Expansão de opções: oferecer abordagens e metodologias não religiosas e alternativas como as relacionadas à medicina integrativa e a práticas contemplativas.
- Monitoramento e avaliação: avalie regularmente a eficácia dos programas de apoio espiritual direcionados aos profissionais de saúde e faça ajustes conforme necessário.

DESTAQUES DESTA SEÇÃO

Os profissionais de saúde enfrentam desafios significativos em seu trabalho, e o apoio espiritual pode ser uma ferramenta valiosa para ajudá-los a enfrentar esses desafios. Implementar programas direcionados a essa população é essencial para garantir que eles tenham acesso ao apoio de que precisam para manter seu bem-estar e desempenho profissional, propiciando as condições que exerçam de forma plena suas potencialidades e ofereçam o melhor cuidado e experiência aos pacientes e familiares.

SÍNTESE DOS PRINCIPAIS PONTOS ABORDADOS NO CAPÍTULO

Neste capítulo, explorou-se importância do apoio espiritual em saúde e sua relação com o atendimento humanizado. Começamos discutindo o papel fundamental do atendimento humanizado na promoção da espiritualidade em saúde, enfatizando a necessidade de respeitar a diversidade de crenças dos pacientes, manter uma comunicação empática e apoiar as decisões de tratamento alinhadas com suas convicções pessoais.

Em seguida, destacou-se o impacto positivo do apoio espiritual na experiência do paciente, incluindo o alívio do sofrimento espiritual, o fortalecimento da resiliência e a melhoria na adesão ao tratamento. Foram exploradas estratégias para promover a valorização do atendimento humanizado pelos pacientes, como a educação e o treinamento dos profissionais de saúde, a integração de capelães e conselheiros espirituais, a documentação e avaliação das necessidades espirituais e a promoção de grupos de apoio espiritual.

Em seguida, discutiu-se a importância de programas de humanização abrangente nas instituições de saúde, identificando elementos essenciais, como respeito à autonomia, comunicação eficaz, atenção individualizada e apoio emocional. Destacou-se a necessidade de incorporar o apoio espiritual como parte desses programas, incluindo treinamento em competência espiritual, acesso a recursos espirituais, integração de práticas espirituais e consideração das crenças e valores dos pacientes.

Explorou-se também a interseção entre a acreditação hospitalar e o apoio espiritual, enfatizando como a acreditação estabelece padrões de qualidade que incluem o cuidado espiritual. Foram identificados requisitos e diretrizes comuns relacionados ao apoio espiritual na acreditação hospitalar e discutidos desafios comuns na implementação desses padrões.

Perspectivas futuras e recomendações para a instituição de saúde

Para o futuro, recomenda-se que as instituições de saúde continuem a investir na integração do apoio espiritual como parte do atendimento ao paciente. Isso inclui a promoção da conscientização sobre a importância da espiritualidade em saúde, o treinamento dos profissionais de saúde em competência espiritual e a criação de sistemas que facilitem o acesso ao apoio espiritual.

Além disso, recomenda-se a expansão dos programas de apoio espiritual direcionados aos profissionais de saúde. Esses programas podem desempenhar um papel fundamental na redução do estresse, na promoção do bem-estar e no fortalecimento da resiliência dos profissionais de saúde, contribuindo para um ambiente de trabalho mais saudável e o melhor cuidado ao paciente.

Conclusão

Em conclusão, o apoio espiritual desempenha um papel vital na promoção do atendimento humanizado e na melhoria da experiência do paciente. Quando as instituições de saúde reconhecem e incorporam a espiritualidade como parte do cuidado, todos os envolvidos – pacientes, familiares e profissionais de saúde – colhem os benefícios. A acreditação hospitalar reforça a importância do cuidado espiritual ao estabelecer padrões de qualidade, e a implementação bem-sucedida desses padrões requer um compromisso contínuo com a melhoria e a inovação.

Para avançar na integração do apoio espiritual em saúde, é essencial que as instituições de saúde continuem a investir em educação, treinamento e programas específicos. Dessa forma, poderemos não apenas fornecer cuidados de saúde de alta qualidade, mas também promover o bem-estar holístico de todos os envolvidos no processo de cuidado de saúde. O futuro da saúde está intrinsecamente ligado à incorporação da espiritualidade como um componente essencial do atendimento centrado no paciente e no profissional de saúde e não apenas à incorporação de novas tecnologias.

BIBLIOGRAFIA CONSULTADA

1. Balboni TA, Balboni M, Enzinger AC, Gallivan K, Paulk ME, Wright A, et al. Provision of spiritual support to patients with advanced cancer by religious communities and associations with medical care at the end of life. JAMA, Internal Medicine. 2013;173(12):1109-17. https://doi.org/10.1001/jamainternmed.2013.903.
2. Barry MJ, Edgman-Levitan S. Shared decision making: pinnacle of patient-centered care. The New England Journal of Medicine. 2012;366(9):780-1. https://doi.org/10.1056/NEJMp1109283.
3. Berwick DM, Nolan TW, Whittington J. The triple aim: care, health, and cost. Health Affairs (Project Hope). 2008;27(3):759-69. https://doi.org/10.1377/hlthaff.27.3.759.
4. Daaleman TP, VandeCreek L. Placing religion and spirituality in end-of-life care. JAMA. 2000;284(19):2514-7. https://doi.org/10.1001/jama.284.19.2514.
5. Epstein RM, Street RL, Jr. The values and value of patient-centered care. Annals of Family Medicine. 2011;9(2):100-3. https://doi.org/10.1370/afm.1239.
6. Institute of Medicine (US) Committee on Quality of Health Care in America. Crossing the Quality Chasm: A New Health System for the 21st Century. National Academies Press (US). 2001. https://doi.org/10.17226/10027.
7. Joint Commission International. Joint Commission International Accreditation Standards for Hospitals. Joint Commission International. 6.ed. Disponível em: https://www.jointcommissioninternational.org/-/media/jci/jci-documents/accreditation/hospital-and-amc/learn/jci_standards_only_6th_ed_hospital.pdf?db=web&hash=E2D36799998C7EE27C59CFF3131EE0A7. Acesso em 20 fev. 2024.
8. Meadors P, Lamson A. Compassion fatigue and secondary traumatization: provider self care on intensive care units for children. Journal of Pediatric Health Care: Official Publication of Natio-

nal Association of Pediatric Nurse Associates & Practitioners. 2008;22(1):24-34. https://doi.org/10.1016/j.pedhc.2007.01.006.

9. Najjar N, Davis LW, Beck-Coon K, Carney Doebbeling C. Compassion fatigue: a review of the research to date and relevance to cancer-care providers. Journal of Health Psychology. 2009;14(2):267-77. https://doi.org/10.1177/1359105308100211.
10. Puchalski CM, Ferrell B. Making health care whole: integrating spirituality into patient care. Templeton Press (USA), 2010.
11. Shanafelt TD, Sloan JA, Habermann TM. The well-being of physicians. The American Journal of Medicine. 2003;114(6):513-9. https://doi.org/10.1016/s0002-9343(03)00117-7.

3

Como os profissionais da saúde podem se conduzir

Tiago Pugliese Branco

INTRODUZINDO O ASSUNTO COM O PACIENTE

A abordagem de aspectos espirituais não costuma fazer parte da rotina do atendimento efetuado pelos profissionais de saúde. Pacientes, por sua vez, também não esperam falar de sua espiritualidade durante a consulta. Entretanto, em muitas condições, a espiritualidade/religiosidade (E/R) exercem influência marcante nos desfechos relacionados à saúde das pessoas. Dessa maneira, a abordagem de questões E/R se torna fundamental. É preciso conscientizar os profissionais a respeito da importância dessa avaliação e capacitá-los para que seja feita de maneira tecnicamente apropriada, e não de forma intuitiva.

Primeiramente, é necessário escolher o melhor momento de introduzir questões E/R no atendimento. Estudos mostram que os pacientes valorizam o bem-estar espiritual como uma das suas prioridades em situações de final de vida[1]. Não desejam dos profissionais uma orientação a esse respeito, mas desejam falar sobre quais recursos possuem como fonte de suporte espiritual, para que tenham acesso facilitado a estas. Desejam ser tratados de maneira holística, podendo discutir seus medos com o profissional[2].

Estudos apontam que médicos entendem a importância da abordagem E/R. Pesquisa com médicos norte-americanos mostrou que a maioria (65%) considera essa prática essencial para um bom atendimento a pacientes em final de vida[3]. Para Daniel Sulmasy, o médico tem obrigação moral de abordar as necessidades espirituais de seus pacientes, pois no juramento de Hipócrates o compromisso de tratar do paciente com a melhor habilidade e julgamento implica tratá-lo em sua totalidade. Assim, o profissional falha em sua responsabilidade quando negligencia o significado de sofrimento, cura, vida e morte, na perspectiva do paciente[4].

Existem, entretanto, barreiras para que esse suporte espiritual seja oferecido por parte dos profissionais. As principais barreiras apontadas em estudos são: falta de treinamento, falta de tempo e entendimento de que esse suporte pode ser feito de forma mais eficiente por outros profissionais[5]. Há, ainda, a preocupação legítima com a hierarquia existente na relação profissional-paciente, e uma possível coerção por parte do profissional[3]. O adequado treinamento do profissional pode minimizar esse risco.

No mundo há uma crescente valorização à defesa da autonomia do paciente. Esse movimento também ocorre no Brasil. Entretanto, para brasileiros, ainda se faz presente uma postura paternalista na relação médico-paciente, na qual a decisão acerca de tratamentos é tomada por médicos. Esse fato é comprovado na pesquisa publicada em 2017 pela *The Economist* em associação com a Kaiser Family Foundation denominada: *Four-Country Survey on Aging and End-of-Life Medical Care*. Em relação à pergunta sobre quem tem mais poder na tomada de decisão acerca de tratamentos médicos de final de vida, 47% dos brasileiros apontaram para o paciente e familiares, 40% para o médico e 12% para ambos. Já 87% dos norte-americanos indicaram pacientes e familiares, 8% indicaram médicos e 4% ambos[1].

Os motivos pelos quais os médicos e demais profissionais precisam acessar aspectos E/R em seu atendimento foram sumarizados por Harold G. Koenig em seu livro *Medicine, religion and health: where science and spirituality meet*[6]:

- Muitos pacientes são religiosos e desejam que isso seja considerado na assistência à saúde.
- A religião influencia a capacidade de o indivíduo enfrentar a situação de doença. Consequentemente, isso vai afetar sua motivação para o autocuidado e a cooperação com tratamentos recomendados.
- Práticas religiosas podem interferir em desfechos relacionados à saúde.
- Pacientes estão frequentemente isolados de outras fontes de auxílio religioso. Especialmente quando estão hospitalizados ou vivendo distantes de sua comunidade, para a realização de tratamentos.
- Crenças religiosas e rituais podem conflitar ou influenciar decisões médicas em pacientes com doenças graves.
- Comunidades religiosas oferecem suporte aos pacientes após deixarem uma internação, ou ao longo do tratamento.

Importante lembrar que a Joint Commission for the Accreditation of Hospital Organizations orienta que pacientes tenham efetuada anamnese espiritual na admissão hospitalar ou em uma instituição de longa permanência[7].

Antes da abordagem de aspectos E/R, sugere-se contextualizar ao paciente o desejo de realizar uma abordagem biopsicossocial, que considera não apenas questões relacionadas à doença. Nesse sentido, é necessário explicar que aspectos espirituais são importantes para muitos pacientes e que, ao longo do atendimento, se o paciente desejar, essas questões serão acessadas.

Modelos de cuidado espiritual oferecem um arcabouço para profissionais da saúde se conectarem com os pacientes. Faz parte dessa relação de habilidades:

- Escutar medos, sonhos e dor.
- Colaborar com pacientes e acompanhantes em seu cuidado.
- Oferecer uma relação terapêutica e uma oportunidade para a cura.

O contexto dessa cura é diferente da eliminação da doença. Refere-se à habilidade de a pessoa buscar alívio, conforto, conexão, sentido e propósito em meio a sofrimento, desordem e dor. O cuidado vinculado à espiritualidade é composto de compaixão, esperança e o reconhecimento que, embora a vida do indivíduo esteja limitada ou improdutiva socialmente, ainda é cheia de possibilidades[8,9].

A avaliação E/R permite o fortalecimento na relação profissional-paciente, possuindo caráter terapêutico por si. Entretanto, alguns cuidados são recomendados:

- Perguntar se o paciente deseja realizar a avaliação.
- Explicar que o motivo da avaliação E/R tem a ver com a oferta de um cuidado que respeite crenças espirituais e aspectos culturais e que não tem relação necessariamente com a gravidade do estado de saúde do paciente[6].
- Respeitar, apoiar e valorizar as crenças do paciente, mesmo que estejam em conflito com o tratamento proposto[6].
- Atentar para a interferência que as crenças do profissional podem exercer na abordagem. Evitar frases que possam fazer sentido apenas para a crença do profissional, com potencial de quebra de vínculo por conflitar com a crença do paciente.
- Respeitar ambiente de privacidade e garantir sigilo a respeito do que for falado no encontro.

Em geral, os profissionais precisam acessar muitas coisas durante o atendimento, em curto espaço de tempo. Por conta disso, existem estratégias de triagem de aspectos espirituais mais urgentes, que não podem ser negligenciados. Essa triagem pode ser o início de uma avaliação mais elaborada. As perguntas sugeridas são[9]: "A espiritualidade e/ou religiosidade é importante para você ao longo de sua vida?". E "Esses recursos estão ajudando você neste momento?".

Essas perguntas podem identificar uma crise espiritual ou um sofrimento religioso que necessite da abordagem de um profissional de capelania.

Outra ferramenta de triagem publicada por Harold G. Koenig chama-se CSI-Memo[10], representada no Quadro 1.

QUADRO 1 Ferramenta de triagem espiritual CSI-Memo

1. Suas crenças religiosas/espirituais oferecem **C**onforto ou são fonte de e**S**tresse a você?
2. Você tem alguma crença espiritual que pode **I**nfluenciar em suas decisões médicas?
3. Você é **MEM**bro de alguma comunidade religiosa ou espiritual? Isso o ajuda?
4. Você tem alguma **O**utra necessidade espiritual que gostaria que alguém o auxiliasse?

Quais os momentos em que a avaliação E/R é apropriada?

As oportunidades mais comuns são: após a admissão hospitalar por condição aguda, após a admissão em uma instituição de longa permanência e ao longo do acompanhamento ambulatorial de rotina[6]. O assunto pode surgir quando são interrogados aspectos sociais e fontes de apoio, ou quando são abordadas formas de lidar com o estresse cotidiano. Outros momentos são: comunicação sobre diagnóstico de doenças crônicas e seu prognóstico, prejuízo à condição física e funcionalidade[6]. Importante também salientar que existem limites que precisam ser respeitados e ações que devem ser evitadas na avaliação E/R. Harold E. Konig descreveu esses limites[6]:

- Não prescrever hábitos religiosos para pacientes que não têm religião. Não praticar proselitismo*, prática relacionada a coerção e violação ética e de direitos humanos.
- Não prosseguir com a avaliação se o paciente indicar desconforto e não desejar que esta seja feita.

---

* O Dicionário Michaelis define proselitismo como "tentativa persistente de dissuadir ou convencer outras pessoas a aceitar suas crenças, em geral relativas à religião ou à política"[11].

- Não oferecer uma oração ao paciente antes de realizar anamnese espiritual que identifique sua crença. O paciente pode se sentir incapaz de negar esse pedido, por respeito ao *status* de autoridade do profissional;
- Não realizar aconselhamento religioso. O objetivo da avaliação E/R é conhecer a crença e os valores do paciente. Quando é necessário um aconselhamento, este deve ser realizado por profissionais especializados na tradição do paciente.
- O profissional não deve entrar em conflito com a crença do paciente, mesmo que esta represente impedimento para a realização do tratamento recomendado. O melhor caminho é compreender a crença e tentar, sempre que possível, respeitar rituais religiosos ou outras práticas.

DESTAQUES DESTA SEÇÃO

É preciso conscientizar os profissionais a respeito da importância da abordagem dos aspectos E/R do paciente e capacitá-los para que esta seja feita de maneira tecnicamente apropriada, e não de forma intuitiva. Antes da abordagem de aspectos E/R, sugere-se contextualizar ao paciente o desejo de realizar uma abordagem abrangente, explicando que aspectos E/R são importantes para muitas pessoas e que, se o paciente desejar, estas questões serão acessadas. Assim, a avaliação E/R pode fortalecer a relação profissional-paciente, possuindo caráter terapêutico por si.

ESCALAS E PARÂMETROS OBJETIVOS DA ESPIRITUALIDADE

A anamnese espiritual permite a identificação das necessidades espirituais do paciente e de seus recursos de enfrentamento. Também pode identificar preocupações espirituais geradoras de sofrimento ao paciente, ou que podem prejudicar seu cuidado global. Para a realização da história espiritual, recomenda-se que o profissional receba educação a respeito de assuntos que possam surgir, podendo se engajar nas discussões de maneira apropriada[9].

A anamnese espiritual pode ser estruturada nos seguintes princípios[9]:

- Convide o paciente a dividir suas crenças religiosas e espirituais, e a definir o que a espiritualidade representa para ele e quais seus objetivos no assunto.

- Aprenda sobre as crenças e valores do paciente.
- Avalie sofrimento espiritual (falta de significado e desesperança) e fontes de força espiritual (esperança, sentido e propósito).
- Ofereça a oportunidade para um cuidado compassivo.
- Encoraje o paciente a encontrar os próprios recursos para aceitação e conforto.
- Identifique crenças que afetarão na tomada de decisões em relação aos cuidados de saúde.
- Identifique práticas espirituais que poderão ajudá-lo no plano de tratamento.
- Identifique pacientes que precisam de encaminhamento especializado a um capelão.

Existem alguns questionários norteadores da anamnese espiritual. Os mais usados são: Fica[12], SPIRITual[13], Hope[14] e FAith[15], representados nos Quadros 2 a 5.

QUADRO 2 Questionário de anamnese espiritual Fica

Faith (Fé)	"Você se considera espiritualizado ou religioso?" "Você tem crenças que o ajudam a lidar com estresse?" "O que dá significado à sua vida?" (caso o paciente responda negativamente às duas primeiras perguntas)
Importance (Importância)	"Qual a importância disso em sua vida?" "Essas crenças influenciam na forma como você enfrenta a doença?" "Qual a importância dessas crenças em relação à sua saúde?"
Community (Comunidade)	"Você faz parte de alguma comunidade religiosa?" "Recebe alguma ajuda? Qual?" "Existe algum grupo importante para você?"
Adress (Abordagem)	"Como você gostaria que eu incluísse essas questões em seu cuidado à saúde?"

QUADRO 3 Questionário de anamnese espiritual SPIRITual

***S**piritual belief system* (Afiliação religiosa)	"Qual a sua religião?"
***P**ersonal spirituality* (Espiritualidade pessoal)	"Descreva as crenças e práticas de sua religião ou sistema espiritual que você aceita ou não."
***I**ntegration within spiritual community* (Integração em comunidades espirituais e religiosas)	"Você pertence a alguma Igreja, ou outra forma de comunidade espiritual? Qual a importância que você dá a isso?"

(continua)

QUADRO 3 Questionário de anamnese espiritual SPIRITual *(continuação)*

R*itualized practices and restrictions* (Rituais e restrições)	"Quais são as práticas específicas de sua religião ou comunidade espiritual (p. ex., meditação ou reza)? Quais os significados e restrições dessas práticas?"
I*mplications for medical care* (Implicações nos cuidados de saúde)	"A qual desses aspectos espirituais/religiosos você gostaria que eu estivesse atento?"
T*erminal events planning* (Planejamento de fim de vida)	"No planejamento de final da sua vida, como sua fé interfere nas suas decisões?

QUADRO 4 Questionário de anamnese espiritual Hope

H: fontes de esperança (*Hope*)	"Quais suas fontes de esperança, força, conforto e paz?" "O que o mantém / te dá forças nos momentos difíceis?"
O: religião organizada	"Você faz parte de alguma comunidade religiosa?" "Isso o ajuda? Como?"
P: práticas espirituais pessoais	"Você tem alguma crença espiritual pessoal?" "Quais aspectos de sua espiritualidade ou práticas espirituais que mais o ajudam?"
E: efeitos em cuidados médicos e tratamentos no final da vida	"A sua condição atual afeta sua capacidade de realizar coisas que o auxiliam espiritualmente?" "Existe algo que posso fazer como seu médico para ajudá-lo a buscar recursos que o auxiliam no campo da espiritualidade?" "Existe alguma prática específica ou restrição que devo saber para oferecer cuidados médicos a você?" "Como suas crenças afetam o tipo de tratamento que devo oferecer a você nos próximos dias/semanas/meses?" (paciente em final de vida)

QUADRO 5 Questionário de anamnese espiritual Faith

Fé/Crenças espirituais	"Você tem alguma fé, religião ou crença espiritual?" "O que dá sentido à sua vida?" "O que ajuda você a lidar com momentos de estresse ou doença?"
Utilização (***A****pplication*)	"De que maneira você utiliza sua fé no seu cotidiano?" "Você faz parte de alguma comunidade ou igreja?" "Você tem hábito de rezar ou meditar?"
Influência / **I**mportância da fé na vida, doença e decisões médicas	"Como sua fé ou crença influencia sua vida? Ela é importante para você?" "Como sua fé ou crença influencia você neste momento de doença? Houve alguma mudança de atitude ou comportamento?" "A doença influenciou sua fé?" "Suas crenças influenciam ou afetam suas decisões relacionadas a sua saúde? Há algo que eu deva saber sobre isso?"

(continua)

QUADRO 5 Questionário de anamnese espiritual Faith *(continuação)*

Conversa / Planejamento de eventos de fim de vida (***T****alk /* ***T****erminal events planning*)	"Você tem alguém em quem confia para conversar sobre questões religiosas ou espirituais?" "Você tem algum pedido específico em caso de uma condição de saúde mais grave/crítica?"
Ajuda (***H****elp*)	"Existe alguma maneira com a qual eu ou algum membro da equipe de saúde possamos ajudá-lo" "Você precisa de alguma ajuda em suas orações?" "Você gostaria de conversar com um capelão?" "Você gostaria de conversar sobre questões espirituais ou sua crença com seu médico?"

Uma revisão sistemática realizada por Giancarlo Luchetti et al. com o objetivo de comparar diferentes instrumentos usados na anamnese espiritual identificou melhores escores de avaliações nos seguintes: Fica, SPIRITual, Faith, Hope e Royal College of Psichiatrists. Concluiu então que a escolha do instrumento deve ser individualizada, conforme a realidade do profissional, tempo disponível, perfil de paciente e cenário[16].

Além de coleta de anamnese espiritual, algumas habilidades precisam ser treinadas e são consideradas fundamentais em diretrizes de cuidado paliativo, como as do Institute for Clinical Systems Improvement – Health Care Guidelines: Palliative care for Adults[17]:

- Ofereça presença compassiva: esforce-se para estar presente e mantenha a atenção.
- Escute o paciente a respeito de seus medos, esperanças, dores e preocupações.
- Pergunte sobre a esperança e paz.

O tópico da esperança surge com frequência durante a abordagem espiritual. Tem fundamental importância na comunicação com pacientes com doenças graves, como exposto por Anthony Back no livro *Mastering communication with seriously ill patients: balancing honesty with empathy and hope* (Tradução livre: Dominando a comunicação com pacientes gravemente doentes: ponderando honestidade, com empatia e esperança)[17]. A E/R pode ser fonte de manutenção de esperança, que muitas vezes precisa ser ressignificada pelo paciente. Steinhauser propôs algumas perguntas que podem ser feitas sobre o tema esperança[18]:

- Você tem esperança?
- De onde vem sua esperança?
- O que você espera para o momento e quando olha para o futuro?
- Você está em paz com as decisões tomadas relacionadas aos tratamentos?
- Você se sente em paz – em seu coração e em seu espírito?
- De onde vem sua paz?
- Essa paz vem de uma fonte espiritual ou religiosa?

DESTAQUES DESTA SEÇÃO

Existem alguns questionários norteadores da anamnese espiritual; os mais usados são o FICA, SPIRITual, HOPE e FAITH. Além disto, o tópico da esperança, que surge com frequência durante a abordagem espiritual, possui fundamental importância na comunicação com pacientes com quadros clínicos delicados.

AFILIAÇÃO RELIGIOSA, NÍVEL DE OBSERVÂNCIA E PRIORIDADES DO PACIENTE

O conhecimento da afiliação religiosa do paciente é fundamental para o profissional, pois compõe parte do contexto sociocultural do indivíduo e tem relação com a forma como ele lida com o processo de doença, bem como com as decisões relacionadas a essa doença.

A afiliação religiosa é apenas um dos dados da anamnese espiritual. A interpretação de um acontecimento estressor semelhante na vida de dois indivíduos de uma mesma religião pode ser muito diferente. Uma mesma tradição religiosa pode ter leituras muito distintas. Um profissional que tenha a mesma religião do paciente, diante de uma situação de finitude deste, pode interpretar o evento no espectro religioso de forma muito diferente. É fundamental que o profissional respeite o ponto de vista do paciente, mesmo que conheça a tradição religiosa em questão.

É um desafio conhecer o perfil de afiliação de determinada população. Existem alguns vieses que interferem no resultado de pesquisas desse tipo, relacionados ao modo de aplicação (eletrônico ou pessoalmente) e à finalidade principal (censo demográfico ou questões estritamente religiosas)[19]. Estudo de 2018 realizado por Peres et al.[19] avaliou a afiliação religiosa da população brasileira por meio eletrônico, comparou-o com os maiores estudos recentes acerca dessa questão e calculou a afiliação média dos brasileiros somando os diferentes resultados. Os achados, que são representativos da população brasileira, estão representados no Quadro 6.

QUADRO 6 Afiliação religiosa dos brasileiros e suas porcentagens

Afiliação religiosa	Porcentagem
Nenhuma	10,4
Budista	0,2
Evangélica / Protestante	23,9
Judia	0,2
Muçulmana	0
Outra	3,9
Religião afro	0,9
Católica Apostólica Romana	57,5
Espírita	3,1

Com relação à importância da religião na vida, 72,7% dos respondentes consideraram a religião muito importante e 46,5% reportaram frequentar encontros religiosos semanalmente.

A forma como pacientes vivenciam a dimensão E/R no processo de saúde e doença pode resultar em proteção ou dano, a depender de como os recursos são utilizados. A religião é um aspecto relevante no contexto cultural do indivíduo, sendo importante não apenas nas decisões cotidianas (p. ex., encontros, amizades, vestimenta), mas também em hábitos relacionados à saúde (p. ex., dieta, tabagismo, uso de drogas). Crenças, práticas e experiências podem influenciar decisões envolvendo tratamentos médicos. A religiosidade está associada a adesão a tratamentos prescritos, encontro de sentido em situação de doenças e cuidado com o corpo. A religiosidade também se associa a aceitação, recusa ou rejeição a recomendações médicas[20,21].

Estudo brasileiro de Borges et al.[21], publicado em 2021, analisou a mesma população do artigo anteriormente mencionado[19] e avaliou a influência das religiões nas decisões relacionadas à saúde: foi indicada alta interferência em 45,2% dos casos para uso de drogas, em 45% dos casos para aceitação de tratamentos médicos, em 43,2% para consumo de cigarro, em 39,7% para consumo de álcool, em 37,1% para restrições dietéticas e em 22,6% para recusa a tratamentos médicos. Evangélicos tiveram maiores níveis de influência nessas decisões e, não religiosos, menores níveis.

Outro relevante estudo norte-americano de coorte observacional[22] acompanhou mulheres 74.534 mulheres com relação à frequência a serviços religiosos, ao longo de 20 anos (1992 a 2012). Observou-se correlação entre a presença a esses serviços e menor risco de morte em geral, cardiovascular e por câncer. Quanto maior a frequência a esses serviços, maior o impacto na redução de mortalidade. Os potenciais mediadores para esse achado foram menores sintomas depressivos, menores taxas de tabagismo, melhor suporte social e maiores escalas de otimismo. A população era predominantemente de raça branca e de afiliação cristã. Por se tratar de estudo observacional, não é possível estabelecer relação de causa e efeito. Esse resultado também não indica que profissionais devam orientar pacientes a frequentar serviços religiosos. Entretanto, para aqueles que já o fazem, a prática pode ser encorajada.

DESTAQUE DESTA SEÇÃO

A afiliação religiosa é um dado importante da anamnese espiritual; porém, a interpretação religiosa costuma ser diferente mesmo para pessoas que tenham um quadro clínico semelhante. A forma como pacientes refletem seus valores religiosos no processo de saúde e doença pode resultar em benefício ou malefício para si, a depender de como são usados. Alguns vieses interferem com a pesquisa da afiliação religiosa, como o modo de aplicação do questionário (eletrônico ou presencial) e a finalidade principal (censo demográfico ou questionamento da fé).

PLANO TERAPÊUTICO ACOMODANDO NECESSIDADES PARTICULARES

Necessidades espirituais podem ser definidas como necessidades, preocupações ou sofrimentos manifestados pelo indivíduo na busca por sentido, propósito e transcendência, bem como na forma como estabelece conexões consigo mesmo, com outros, com a natureza ou com o sagrado[23].

Daniel P. Sulmasy publicou em 2012 um instrumento para avaliar as necessidades espirituais dos indivíduos chamado *Spiritual Needs Assessment for Patients* (SNAP)[24]. Esse foi posteriormente validado por Toloi et al.[25] na língua portuguesa brasileira. O SNAP descreve as necessidades espirituais que podem ser exploradas em pacientes. Apesar de ter finalidade de pesquisa, contém aspectos importantes para a prática clínica (Quadro 7).

QUADRO 7 Instrumento SNAP para avaliação de necessidades espirituais

		Muito	Um pouco	Não muito	De maneira nenhuma
O quanto você gostaria de ajuda para:	Entrar em contato com os outros pacientes com doenças semelhantes?				
	Alguma atividade de relaxamento ou para a diminuição de estresse?				
	Aprender a lidar com os sentimentos de tristeza?				
	Compartilhar seus pensamentos e sentimentos com pessoas próximas a você?				
	Preocupações que você tem com sua família?				
	Encontrar significado na sua experiência com a doença?				
	Encontrar esperança?				
	Superar medos?				
	Meditação (pessoal) ou prática de orações?				
	Seu relacionamento com Deus ou algo além de você?				
	Ficar mais próximo de uma comunidade que compartilhe de suas crenças espirituais?				
	Lidar com qualquer sofrimento que esteja passando?				
O quanto você gostaria de falar com alguém sobre:	O significado e propósito da vida humana?				
	O morrer?				
	Encontrar paz de espírito?				
	Resolver disputas antigas, mágoas ou ressentimentos entre familiares ou amigos?				
	Encontrar perdão?				
	Tomar decisões sobre seu tratamento médico que estejam de acordo com suas crenças espirituais ou religiosas?				
O quanto as seguintes situações seriam benéficas para você?	Visitas de um líder religioso da sua própria comunidade religiosa?				
	Visitas de um pastor/padre do hospital?				
	Visita de membros de sua comunidade religiosa?				
	Algum ritual religioso, como cânticos, acender velas ou incensos, unção, comunhão ou oração ou passe?				
	Alguém trazer para você textos espirituais como Bíblia, Evangelho segundo o Espiritismo, Torah, Alcorão (Corão), Analectos de Confúcio ou O Livro Tibetano dos Mortos?				

É fundamental que o profissional de saúde identifique as necessidades espirituais dos pacientes com o objetivo de incluí-las no plano de cuidado. Revisão integrativa publicada por Mesquita et al. em 2017[26] analisou estudos que identificavam necessidades espirituais em pacientes oncológicos em cuidados paliativos. As principais necessidades encontradas foram:

- Encontrar sentido na experiência de doença: algumas vezes pacientes reportam que o câncer permitiu que mudassem valores e prioridades, oferecendo uma nova perspectiva para a vida. Por outro lado, outros pacientes podem achar que a doença é uma punição divina por pecados cometidos, gerando um sofrimento ao indivíduo.
- Estar conectado a outras pessoas, a Deus ou à natureza.
- Ter acesso a práticas religiosas ou espirituais.
- Ter bem-estar físico, psicológico, social e espiritual (encontrar esperança, paz espiritual, perdoar e ser perdoado, passar para o outro plano sem arrependimentos).
- Conversar sobre a morte e a experiência do final da vida.
- Aproveitar o tempo da melhor maneira.
- Ter independência e ser tratado como uma pessoa normal.

Podemos acrescentar à lista: encontrar sentido e propósito na vida: relaciona-se com viver a vida em paz e alegremente, ter realizações, honrar o nome da família, ser bem-sucedido nos negócios, ter uma família feliz e desenvolver atividades para ajudar outras pessoas e a sociedade[27].

Outra revisão de literatura publicada em 2019 avaliou as necessidades espirituais encontradas em estudos de pacientes com insuficiência cardíaca[28]. Os pacientes com elevada religiosidade predominam nos estudos e manifestam necessidade de conexão com Deus, de rituais, orações e presença em celebrações em Igrejas. Dois estudos que focaram experiências mais gerais apontaram necessidade de sentido, esperança, amor, pertencimento, fé, crenças, futuro e transcendência.

A espiritualidade no paciente com insuficiência cardíaca vem sendo mais estudada nos últimos anos. Estudos apontam que esses pacientes têm altos níveis de E/R, com pelo menos uma prática espiritual reportada. Em uma coorte de 314 pacientes com insuficiência cardíaca, a presença de baixo índice de bem-estar espiritual foi encontrada em 54% da amostra, sendo o domínio espiritual o de maior déficit na escala de qualidade de vida[29,30].

Estudo publicado em 2018[31], com 727 pacientes portadores de doença onco-hematológica na cidade de Nova York (EUA) revelou que, apesar de 52% dos pacientes considerarem bem-vinda uma avaliação espiritual por seus médicos, menos de 5% recebeu essa avaliação. Houve relação entre necessidades espirituais não atendidas e baixos índices de qualidade de vida e satisfação com o atendimento. Oitenta por cento da amostra reportou pelo menos uma necessidade espiritual. Apesar de 92% reportarem alguma afiliação religiosa, 59% descreveu-se como espiritualizado, mas não religioso. Quase um quarto reportou necessidades espirituais não atendidas.

Estudo dinamarquês publicado em 2023 com 26.678 indivíduos acima de 18 anos[23] com cadastro no sistema de saúde nacional (Danish Health Data Authority) avaliou a prevalência de necessidades espirituais dessa população. Nessa amostra, 42% se considerou portador de uma crença, 27% se descreveu sem crença, 9% se disse ateu e 23% não soube como se classificar. Daqueles que têm fé, 34% respondeu ser cristão protestante e 51% não respondeu a qual religião pertence. Em relação às necessidades espirituais, 82% disse ter ao menos uma necessidade forte ou muito forte. Em relação aos domínios dessas necessidades: 69% apontou para paz interior, 63% para questões generativas (relacionadas a oferecer algo a outros ou ajudar outras pessoas), 42% para questões existenciais (reflexões de vida, morte e sentido da vida) e 18% para necessidades religiosas.

Nesse mesmo estudo, na análise multivariada, os seguintes grupos apresentaram maiores necessidades espirituais: sexo feminino, melhor condição socioeconômica, estado civil divorciado, idade acima de 65 anos e portador de mais de uma doença crônica. A população dinamarquesa difere bastante da brasileira, por possuir menor percentual de pessoas com afiliação religiosa declarada. Entretanto, apesar da predominância secular, foram encontradas necessidades espirituais em 4 de cada 5 pessoas, destacando a importância do componente espiritual não religioso na avaliação E/R de pacientes.

DESTAQUES DESTA SEÇÃO

Necessidades espirituais são demandas, preocupações ou sofrimentos manifestados pelo indivíduo na busca por sentido, propósito e transcendência, bem como na forma como ele estabelece conexões consigo mesmo, com os outros, com a natureza e com o sagrado. É fundamental que o profissional identifique as necessidades espirituais dos pacientes com o objetivo de contemplá-las no plano de cuidado sempre que possível.

CRISE DE CRENÇAS E CONFLITOS COM TRATAMENTO

O conceito de que as crenças dos pacientes os influenciam nas decisões sobre os tratamentos médicos já é bem estabelecido na literatura. Isso ocorre especialmente em situações críticas e em doenças graves que afetam a qualidade de vida ou implicam redução de expectativa de vida. Esse fato também se aplica quando as decisões precisam ser tomadas por familiares ou representantes[32].

Alguns estudos mostram que pacientes com elevada religiosidade recebem mais tratamentos invasivos no fim da vida[32**]. Entretanto, em situações em que pacientes e familiares recebem atenção E/R por parte da equipe de saúde, a frequência de tratamentos voltados para o conforto, por equipes de cuidados paliativos, passa a predominar em relação ao uso de medidas invasivas e terapia intensiva[33]. Dessa maneira, profissionais de saúde precisam agregar a sua prática habilidades de abordagem E/R, visando oferecer melhor qualidade de cuidados em fim de vida a seus pacientes.

Estudo português com pacientes oncológicos ambulatoriais em cuidados paliativos[34] mostrou correlação entre maiores escores de bem-estar espiritual e menor frequência de conflitos em tomadas de decisão relacionadas aos tratamentos. A amostra estudada foi de 95 pacientes, em dois centros, com média de idade de 74 anos, afiliação predominantemente católica (94%). Apenas 32% da amostra alegou receber suporte espiritual.

Conflitos em tomadas de decisões médicas são caracterizados por verbalização de incerteza, indecisão entre diferentes opções, atraso na tomada de decisão e questionamento de valores pessoais e crenças na tentativa de tomada de decisão[34].

Uma revisão sistemática[35] descreveu as diferentes maneiras com as quais aspectos E/R interferem na tomada de decisão médica. Quando se trata de definição em relação a tratamentos oncológicos, há situações em que o líder espiritual é consultado e orienta a decisão do paciente. Em outras ocasiões, pacientes relatam realizar orações para que tomem a melhor decisão. Outros estudos ainda estabelecem uma relação indireta, observando que maiores níveis de espiritualidade se relacionam a melhores experiências no processo decisório.

** **Nota do editor:** talvez essa associação possa estar relacionada a conceitos fundamentalistas de santidade da vida(?).

Crenças do próprio profissional em seu trabalho

O caráter secular adquirido pelas profissões da área da saúde após o desenvolvimento técnico-científico distanciou a E/R da atenção aos doentes. Entretanto, a valorização nas últimas décadas do cuidado centrado no paciente, considerando aspectos biopsicossociais e espirituais, tornou obrigatória uma reaproximação. Dessa maneira, o cuidado espiritual não é opcional. Passa a ser uma obrigação e um pressuposto ético para a boa prática assistencial.

Dentro da perspectiva desse cuidado holístico, o profissional deve entender que tem a obrigação de acessar a esfera E/R, da mesma maneira que outras esferas do indivíduo são sistematicamente avaliadas. Essa prática passa a ser também fundamental para o estabelecimento de um vínculo empático, que reproduz resultados melhores na assistência ao paciente. Importante lembrar que o profissional deve atuar de maneira imparcial, sem imposição dos próprios valores, sob o risco de resultar em proselitismo e quebra de vínculo.

A espiritualidade do profissional, entretanto, também deve ser desenvolvida, pois adentrar a E/R dos indivíduos em sofrimento é um desafio sujeito a intempéries que podem levar a conflitos com as próprias incertezas de sentido e propósito. Como consequência, o profissional pode padecer de estresse, fadiga do cuidado e *burnout*. Dessa forma, o autocuidado também se faz essencial para a sustentabilidade dessa assistência holística[36].

DESTAQUES DESTA SEÇÃO

As crenças dos pacientes podem influenciar nas decisões sobre tratamentos médicos, especialmente em situações críticas e em doenças graves. Isto também se aplica quando as decisões precisam ser tomadas por familiares ou representantes do paciente. Conflitos em tomadas de decisões médicas podem ser caracterizadas por verbalização de incerteza, indecisão entre diferentes opções, atraso na tomada de decisão e questionamento de valores pessoais e crenças.

BIBLIOGRAFIA CONSULTADA

1. Kaiser Family Foundation / The Economist (2017). Four-Country Survey on Aging and End-of-Life Medical Care. Disponível em: https://files.kff.org/attachment/Topline-Kaiser-Family-Foundation-The-Economist-Four-Country-Survey-on-Aging-and-End-of-Life-Medical-Care. Acesso em: 20 fev. 2024.

2. Best M, Butow P, Olver I. Spiritual support of cancer patients and the role of the doctor. Support Care Cancer. 2014;22(5):1333-9. https://doi.org/10.1007/s00520-013-2091-1.
3. Smyre CL, Tak HJ, Dang AP, Curlin FA, Yoon JD. Physicians' opinions on engaging patients' religious and spiritual concerns: a national survey. J Pain Symptom Manage. 2018;55(3):897-905. https://doi.org/10.1016/j.jpainsymman.2017.10.015.
4. Sulmasy DP. Spiritual Issues in the Care of Dying Patients: "... It's okay between me and God". JAMA. 2006;296(11):1385-92. https://doi.org/10.1001/jama.296.11.1385.
5. Balboni MJ, Sullivan A, Enzinger AC, Epstein-Peterson ZD, Tseng YD, Mitchell C, et al. Nurse and physician barriers to spiritual care provision at the end of life. J Pain Symptom Manage. 2014;48(3):400-10. https://doi.org/10.1016/j.jpainsymman.2013.09.020.
6. Koenig HG. Medicine religion and health: where science & spirituality meet. West Conshohocken Pa: Templeton Foundation Press; 2008.
7. Joint Commission International Accreditation Standards for Hospitals 7th edition, 1st October 2020. Disponível em: https://www.jointcommissioninternational.org/-/media/jci/jci-documents/accreditation/hospital-and-amc/jci-errata-standards-only_7th-ed-hospital.pdf. Acesso em: 20 fev. 2024.
8. O'Connor P. The role of spiritual care in hospice. Are we meeting patients' needs?. The American Journal of Hospice Care. 1988;5(4):31-7. https://doi.org/10.1177/104990918800500411.
9. Puchalski C, Ferrell B, Virani R, Otis-Green S, Baird P, Bull J, et al. Improving the quality of spiritual care as a dimension of palliative care: the report of the Consensus Conference. J Palliat Med. 2009;12(10):885-904. https://doi.org/10.1089/jpm.2009.0142.
10. Koenig HG. An 83-year-old woman with chronic illness and strong religious beliefs. JAMA. 2002;288(4):487-93. https://doi.org/10.1001/jama.288.4.487.
11. Michaelis. Dicionário da Língua Portuguesa online. Disponível em: https://michaelis.uol.com.br/moderno-portugues/busca/portugues-brasileiro/proselitismo. Acesso em: 20 fev. 2024.
12. Puchalski C, Romer AL. Taking a spiritual history allows clinicians to understand patients more fully. Journal of Palliative Medicine. 2000;3(1):129-37. https://doi.org/10.1089/jpm.2000.3.129
13. Maugans TA. The SPIRITual history. Archives of Family Medicine. 1996;5(1):11-6. https://doi.org/10.1001/archfami.5.1.11.
14. Anandarajah G, Hight E. Spirituality and medical practice: using the Hope questions as a practical tool for spiritual assessment. American Family Physician. 2001;63(1):81-9. https://pubmed.ncbi.nlm.nih.gov/11195773/.
15. Neely D, Minford, E. Faith: spiritual history-taking made easy. Clin Teach. 2009;6:181-5. https://doi.org/10.1111/j.1743-498X.2009.00317.x.
16. Lucchetti G, Bassi RM, Lucchetti AL. Taking spiritual history in clinical practice: a systematic review of instruments. Explore (NY). 2013;9(3):159-70. https://doi.org/10.1016/j.explore.2013.02.004. PMID: 23643371
17. McCusker M, Jolkvosky M, Ruff R, Benson J, Rosielle DA, Schmidt M, et al. Institute for Clinical Systems Improvement. Health care guideline: palliative care for adults. 6.ed. 2020. Disponível em: https://www.icsi.org/guideline/palliative-care/. Aceso em: 20 fev. 2024.
18. Steinhauser KE, Voils CI, Clipp EC, Bosworth HB, Christakis NA, Tulsky JA. "Are you at peace?": one item to probe spiritual concerns at the end of life. Arch Intern Med. 2006;166(1):101-5. https://doi.org/10.1001/archinte.166.1.101.
19. Peres MFP, de Oliveira AB, Leão FC, Vallada H, Moreira-Almeida A, Lucchetti G. Religious landscape in Brazil: comparing different representative nationwide approaches to obtain sensitive information in healthcare research. SSM Popul Health. 2018 Jul;6:85-90. https://doi.org/10.1016/j.ssmph.2018.08.007.
20. Koenig HG. Spirituality and health research: methods, measurements, statistics, and resources. Templeton Press: Conshohocken, PA, USA, 2012.

21. Borges M, Lucchetti G, Leão FC, Vallada H, Peres MFP. Religious affiliations influence health-related and general decision making: a Brazilian nationwide survey. Int J Environ Res Public Health. 2021;11;18(6):2873. https://doi.org/10.3390/ijerph18062873.
22. Li S, Stampfer MJ, Williams DR, VanderWeele TJ. Association of religious service attendance with mortality among women. JAMA Intern Med. 2016;176(6):777-85. https://doi.org/10.1001/jamainternmed.2016.1615
23. Stripp TA, Wehberg S, Büssing A, Koenig HG, Balboni TA, VanderWeele TJ, et al. Spiritual needs in Denmark: a population-based cross-sectional survey linked to Danish national registers. Lancet Reg Health Eur. 2023;28:100602. https://doi.org/10.1016/j.lanepe.2023.100602.
24. Sharma RK, Astrow AB, Texeira K, Sulmasy DP. The Spiritual Needs Assessment for Patients (SNAP): development and validation of a comprehensive instrument to assess unmet spiritual needs. J Pain Symptom Manage. 2012;44(1):44-51. https://doi.org/10.1016/j.jpainsymman.2011.07.008
25. de Araujo Toloi D, Uema D, Matsushita F, da Silva Andrade PA, Branco TP, de Carvalho Chino FT, et al. Validation of questionnaire on the Spiritual Needs Assessment for Patients (SNAP) questionnaire in Brazilian Portuguese. E-cancer Medical Science. 2016;10:694. https://doi.org/10.3332/ecancer.2016.694.
26. Mesquita AC, Chaves ÉCL, Barros GAM. Spiritual needs of patients with cancer in palliative care: an integrative review. Curr Opin Support Palliat Care. 2017;11(4):334-40. https://doi.org/10.1097/SPC.0000000000000308.
27. Hsiao SM, Gau ML, Ingleton C, Ryan T, Shih FJ. An exploration of spiritual needs of Taiwanese patients with advanced cancer during the therapeutic processes. Journal of Clinical Nursing. 2011;20(7-8):950-9. https://doi.org/10.1111/j.1365-2702.2010.03278.x.
28. Ross L, Miles J. Spirituality in heart failure: a review of the literature from 2014 to 2019 to identify spiritual care needs and spiritual interventions. Curr Opin Support Palliat Care. 2020;14(1):9-18. https://doi.org/10.1097/SPC.0000000000000475.
29. Tobin RS, Cosiano MF, O'Connor CM, Fiuzat M, Granger BB, Rogers JG, et al. Spirituality in patients with heart failure. JACC Heart Fail. 2022;10(4):217-26. https://doi.org/10.1016/j.jchf.2022.01.014
30. Flint KM, Fairclough DL, Spertus JA, Bekelman DB. Does heart failure-specific health status identify patients with bothersome symptoms, depression, anxiety, and/or poorer spiritual well-being?. European Heart Journal. Quality of Care & Clinical Outcomes. 2019;5(3):233-41. https://doi.org/10.1093/ehjqcco/qcy061.
31. Astrow AB, Kwok G, Sharma RK, Fromer N, Sulmasy DP. Spiritual needs and perception of quality of care and satisfaction with care in hematology/medical oncology patients: a multicultural assessment. J Pain Symptom Manage. 2018;55(1):56-64.e1. https://doi.org/10.1016/j.jpainsymman.2017.08.009.
32. Phelps AC, Maciejewski PK, Nilsson M, Balboni TA, Wright AA, Paulk ME, et al. Religious coping and use of intensive life-prolonging care near death in patients with advanced cancer. JAMA. 2009 18;301(11):1140-7. https://doi.org/10.1001/jama.2009.341.
33. Balboni TA, Balboni M, Enzinger AC, Gallivan K, Paulk ME, Wright A, et al. Provision of spiritual support to patients with advanced cancer by religious communities and associations with medical care at the end of life. JAMA Intern Med. 2013;173(12):1109-17. https://doi.org/10.1001/jamainternmed.2013.903.
34. Rego F, Gonçalves F, Moutinho S, Castro L, Nunes R. The influence of spirituality on decision-making in palliative care outpatients: a cross-sectional study. BMC Palliat Care. 2020;19(1):22. https://doi.org/10.1186/s12904-020-0525-3.
35. Kelly EP, Myers B, Henderson B, Sprik P, White KB, Pawlik TM. the influence of patient and Provider Religious and Spiritual Beliefs on Treatment Decision Making in the Cancer Care Context. Med Decis Making. 2022;42(1):125-34. https://doi.org/10.1177/0272989X211022246.
36. Pereira FMT. Espiritualidade e oncologia: conceitos e prática. In: A espiritualidade do profissional de saúde e seu papel no vínculo empático. São Paulo: Atheneu; 2018. p.91-7.

4

Visões das religiões – saúde, doença, tratamento e morte

Maria José Ribeiro Devesa Silva

INTRODUÇÃO

A Organização Mundial da Saúde (OMS), na Declaração de Alma-Ata (1978), deu ênfase à necessidade de que todos os países desenvolvessem critérios para a atenção primária em saúde, considerando que a saúde deveria ser vista como "um completo bem-estar físico, mental e social, e não simplesmente a ausência de doença ou enfermidade". Em 1998, ela completou essa definição, incluindo a dimensão espiritual no conceito multidimensional de saúde e remetendo a questões como significado e sentido da vida, muito além de qualquer tipo específico de crença ou prática religiosa, para um bem-estar total do indivíduo.

Muitos estudos têm demonstrado que as crenças dos pacientes os ajudam a suportar tratamentos dolorosos ou difíceis, resignar-se diante da própria doença e até aceitar sua finitude[1]. Porém, segundo pesquisa da Universidade de Juiz de Fora[2], 87% dos pacientes querem conversar sobre suas crenças com seus médicos e, contraditoriamente, 89% dos médicos não conversam sobre esses temas porque não compreendem a utilidade dessas informações. Dentro dessa linha, Harold Koenig, psiquiatra da Duke University (EUA), foi um estudioso pioneiro ao incluir a religião como um fator de proteção para saúde mental. Ele lançou em 2001 o livro *Religion and Health*, considerado pelo Royal College of Psychiatrists a primeira obra a abranger evidências sobre o tema[3].

Dessa forma, parece imprescindível que os profissionais da saúde tenham um mínimo de conhecimento sobre as religiões e seu papel no desenvolvimento do bem-estar integral de seus pacientes. Importante mencionar que, quando o profissional da saúde está com seu paciente, deve deixar de lado suas crenças (ou a falta delas) e opiniões, pois nesse momento o que interessa são as crenças do assistido. Portanto, devemos tomar as crenças dos nossos pacientes como nossas aliadas e, para tanto, precisamos conhecê-las para, a partir delas, ter um ponto de partida para apoiá-los nesses momentos difíceis. O principal objetivo deste capítulo é aproximar os profissionais da saúde do conhecimento sobre algumas grandes religiões da atualidade*. É importante destacar também que, além do sentido "re-ligare", intrínseco à palavra "religião", para que ela seja considerada como tal deve existir um mestre ou líder religioso, um livro sagrado e um ritual compartilhado entre seus seguidores.

A narrativa sobre as religiões seguirá por ordem de antiguidade, iniciando pelo hinduísmo, considerado por muitos autores a religião mais antiga da humanidade. Embora ela não seja uma religião de grande expressão no Brasil, tendo unicamente seguidores restritos a imigrantes indianos que residem no país, é importante começarmos nossa exposição por aqui, não só pelo aspecto cronológico, mas sobretudo por elementos contidos nessa religião, que contribuem para a compreensão dos diferentes papéis das posteriores, na cultura de cada povo.

HINDUÍSMO

Na prática religiosa, os hindus são livres para escolher quais divindades reverenciar. A religião hinduísta é complexa, composta de milhares de deuses, a ponto de existirem famílias que têm suas divindades particulares.

Todo hinduísta possui em casa um altar pessoal de adoração e oferendas, além dos rituais realizados nos templos, para estabelecer a comunicação com suas divindades de devoção. A visita aos templos não é obrigatória, já que o Absoluto habita dentro de cada um dos seres. Os ritos de recitação são utiliza-

* **Nota dos editores**: reconhecemos a enorme diversidade de interpretações e manifestações dentro de cada uma das religiões. O leitor deve ver nas informações deste capítulo um roteiro genérico, não um retrato preciso do que todo adepto acredita e deseja. Da mesma forma, cada tratamento descrito aqui não é a alternativa que todo adepto elegeria em substituição ao tratamento clínico convencional. O profissional de saúde não deve usar esses dados para criar ou reforçar estereótipos simplistas sobre seguidores de uma religião. Já que esta obra é um manual prático e não um tratado abrangente, a matéria sobre as religiões foi extremamente simplificada. Porém, conhecimentos mais aprofundados sobre as denominações citadas podem ser encontrados no Apêndice que trata desse assunto.

dos como forma de concentrar a mente, sendo assim aplicados nas meditações. A prática religiosa também inclui:

- A leitura e a prática ritualística descrita nos quatro Vedas, pelo menos duas vezes ao dia.
- A oferenda de incenso, alimentos e flores às imagens físicas das divindades.
- Os rituais de nascimento, casamento e iniciação dos meninos aos 12 anos (Dvija).
- Os rituais para rotinas do dia a dia, como banhos de purificação e preparo dos alimentos.
- A recitação dos Mantras em todas as atividades triviais do dia.
- As práticas do Yoga, com suas técnicas de respiração e meditação.
- Os rituais de morte, com a cerimônia de cremação.

Saúde

A saúde para os hinduístas está relacionada com o cuidado com a mente e com o corpo, através das práticas religiosas descritas e do cuidado com a alimentação. A doença nunca estará localizada no espírito, pois, como expressão do Absoluto, ele é eterno e livre de doenças.

Doença

Quando localizada no corpo, a doença pode ser:

- Cármica: a palavra "carma" vem do sânscrito e significa "ação", "o que deve ser feito", e não tem o objetivo de punição ou castigo. Carma, no hinduísmo, seria uma experiência evolutiva, que considera que as ações de uma vida geram consequências para as outras reencarnações. Assim, considera-se que a aceitação e a superação dos limites impostos por uma doença, embora incômodos, são necessários, porque trazem desenvolvimento para o indivíduo, ao vencer suas limitações. As doenças congênitas também se enquadram nessa condição.
- Por ignorância (Avidya): quando se usa o corpo com ações contrárias ao padrão fisiológico saudável, como dormir pouco ou tarde, fazer uso de alimentos nocivos, drogas etc.
- Circunstancial: surge pela ação ambiental, da natureza ou de outros seres que podem nos causar danos (animais ou outros seres humanos).

Quando as doenças surgem na mente, podem ocorrer por:

- Ignorância (Avidya): não compreender e/ou não desempenhar seu papel na vida e no Universo, não colocar suas potencialidades e dons a serviço dos outros ou não ter humildade para pedir ajuda em relação a suas limitações, permitindo que os outros desempenhem e desenvolvam suas potencialidades, nos ajudando.
- Mau uso do tempo e da própria mente: os turbilhões de pensamentos que surgem pela má administração das rotinas e prioridades reais da vida podem ser superados principalmente pelas práticas meditativas e pela busca da essência do nosso ser.

Tratamento

A medicina clássica indiana (ayurveda) também é uma das mais antigas do mundo. Para algumas técnicas, terapeutas e pacientes devem ser do mesmo sexo, por questões energéticas, e não sexuais. A ayurveda baseia seus tratamentos em:

- Uso de plantas e minerais medicinais.
- Estímulo semelhante à acupuntura, com hastes de madeira, ou pressão manual desses pontos.
- Massagens com óleos ou pós medicinais para estímulo da circulação de sangue e de energia.
- Uso de ervas eméticas, purgativas e sudoríficas.
- Saunas com calor seco e úmido, com ervas medicinais.
- Dieta alimentar específica para cada constituição.
- Rotina de atividades diárias e de sono, que mudam de acordo com as estações do ano.
- Práticas de yoga, com exercícios físicos, de respiração e de meditação.
- Rituais de cura específicos para as divindades.
- Recitação de mantras especiais para cura de problemas específicos.

Morte

Em caso de morte, os rituais de cremação ocorrem como forma de purificação e preparação para as próximas vidas. Somente as crianças, os grandes gurus ou homens sábios e as mulheres grávidas estariam isentos desse ritual.

BUDISMO

O budismo chegou ao Brasil, trazido pela imigração japonesa, no início do século XX. Por influência de suas origens hinduístas, os budistas também possuem um altar doméstico com a imagem de Buddha, a quem oferecem incensos, alimentos e flores.

O budismo prega a simplicidade, a compaixão, a disciplina, o desapego dos sentimentos de raiva, ciúme, inveja, avareza e das coisas materiais, que seriam a base do sofrimento humano. Propõe a ideia constante da impermanência, no sentido de que tudo tem um fim, pelo qual todos deveríamos praticar o desapego, além de cuidar de nossas ações para não gerar carmas negativos para as outras vidas. Suas crenças estão centradas na busca da libertação do sofrimento por meio da autoconsciência, pelas práticas meditativas, no propósito de fazer o bem para si e para os outros e na determinação da evolução pelo Ciclo de Samsara (contínuas encarnações e reencarnações), até chegar à plenitude do ser.

A mulher e o homem são vistos como equivalentes, por isso não existe proibição em relação ao sexo antes do casamento, mas cada um deve ter responsabilidade sobre seus comportamentos. Para a manutenção do equilíbrio mental, sugere-se uma alimentação saudável e vegetariana, mas não é proibido comer carne, pois cada um é responsável por suas ações. Assim, para o budista, a infelicidade não surge como um fenômeno isolado, fruto do acaso, mas integrado num sistema de causa-efeito. Então, "uma vez que todos somos fruto de nossas ações e somos afetados coletivamente por elas, devemos nos preocupar razoavelmente em como prevenir que tais ações levem a uma série de efeitos danosos para nossa saúde individual e coletiva"[4].

Saúde

Deve ser mantida por meio do equilíbrio dos quatro elementos constituídos no corpo:

- Terra – parte sólida (ossos, músculos e órgãos).
- Água – parte líquida (sangue, saliva, muco, hormônios).
- Fogo – temperatura.
- Ar – respiração.

As formas de atingir e manter esse equilíbrio incluem:

- Manter uma alimentação adequada.
- Realizar práticas meditativas constantes (2 vezes por dia).
- Manter a prática do desapego.
- Manter a prática da compaixão.
- Manter a prática da impermanência.
- Manter a prática do arrependimento que liberta os sentimentos impuros.

Doença

"Se a mente é fraca, desequilibra o corpo e causa a doença" (Monja Miau You, comunicação pessoal). O Budismo também vê a doença física com as seguintes causas:

- Desequilíbrio nos quatro elementos (terra, água, fogo e ar).
- Hábitos alimentares irregulares.
- Métodos incorretos de meditação.
- Perturbações de espíritos, provenientes desta ou de outra vida.
- Pela força do mau carma.

Segundo o Venerável Mestre Hsing Yun[4], o médico deve: "1. Descobrir a origem da doença; 2. Obter um entendimento completo da doença; 3. Prescrever o medicamento apropriado para curar a doença; 4. Curar completamente a doença de uma maneira que impeça que ela se repita". Ele complementa que as doenças são causadas por elementos internos, tais como[4]:

- Infelicidade, raiva, ansiedade, mente pensativa (turbilhão constante de pensamento), tristeza e medo. Essas emoções prejudicam diretamente o funcionamento saudável dos cinco órgãos principais (coração, fígado, pulmões, baço e rins); níveis extremos de felicidade ou medo danificam o co-

ração, a raiva prejudica o fígado, a ansiedade prejudica os pulmões, uma mente exageradamente pensativa afeta o baço e o choque prejudica os rins.
- A doença física também pode ser causada por efeito de elementos externos como frio, calor, secura no ar, umidade e vento.

Buda incentivava os cuidadores da seguinte forma[4]:

- Garantir que os pacientes sejam atendidos por médicos de bom coração e habilidosos.
- Acordar mais cedo e ir para a cama mais tarde do que os pacientes e permanecer sempre atentos às necessidades deles.
- Falar com os pacientes com uma voz amável e compassiva quando estiverem deprimidos ou desconfortáveis.
- Nutrir os pacientes com a comida adequada nas quantidades e intervalos corretos de acordo com a natureza da doença e de acordo com as instruções do médico.
- Conversar com habilidade e facilidade sobre o Dharma (sua missão de vida neste mundo) com os pacientes, instruindo-os na assistência médica adequada ao corpo e à mente.

Buda ofereceu conselhos aos pacientes, a fim de ajudá-los a curar-se rápida e completamente. Recomendou que os pacientes[4]:

- Sejam cautelosos e seletivos quanto aos alimentos que ingerem.
- Consumam os alimentos em intervalos adequados.
- Permaneçam em contato com seus médicos e enfermeiras e sempre ajam com gentileza e bondade em relação a eles.
- Mantenham uma perspectiva otimista ou esperançosa.
- Sejam gentis e atenciosos com quem se importa consigo.

Segundo o Monge budista Bhante Yogavacara Rahula (comunicação pessoal), "nessa porção do mundo, as pessoas têm o costume de tratar seus problemas a partir dos sintomas. É como olhar de fora para dentro". E prossegue: "Ao contrário disso, deveríamos nos esforçar para sintonizar mente e corpo, para perceber os sinais que o organismo nos envia. Isso se faz por meio da meditação".

Tratamento

O budismo também se utiliza da medicina tradicional chinesa (MTC), cujos conhecimentos remontam há 5.000 anos a.C. Nessa abordagem o paciente é visto em sua totalidade, cuidando do corpo, mente, espírito e ambiente. Dessa forma, propõe algumas formas de tratamento como:

- Acupuntura.
- Fitoterapia, principalmente pelo uso de chás e infusões.
- Dietoterapia energética, grande valor aos alimentos.
- Prática do yoga, com exercícios físicos e respiratórios.
- Práticas meditativas, principalmente de atenção plena, específica do budismo.
- Outras práticas da MTC, como ventosas, massagens, prática do Qi Gong e Tai Chi Chuan.
- Recitação de mantras para cura para equilíbrio físico e emocional.

Mantras para cura de problemas específicos: estes dois mantras são considerados poderosos no tratamento das doenças[5]:

- Recitação do mantra da Grande Compaixão, devendo-se realizar a repetição da frase: "Om mani padme Hung", que significa "prece para a joia contida no lótus". O significado dessas seis sílabas tibetanas pode ser interpretado assim:
- Recitação do mantra do Buda da Medicina. Olhando fixamente para o Buda Azul da Medicina, repete-se o seguinte mantra: "Com esta prática ao Buda da Medicina, possa eu (ou para quem estou a praticar) e todos os seres vivos ser livre da dor, doença e sofrimento e que rapidamente alcance uma completa e perfeita iluminação".

Morte

Quando uma pessoa está para morrer, chama-se um monge para recitar mantras que a ajudem a desapegar desta vida. Os budistas tendem a encarar a morte com resignação, pois acreditam nas sucessivas reencarnações (ciclo samsárico), crença herdada do hinduísmo, como forma de evolução do ser. O rosto do falecido é coberto com um pano branco. Após a morte aconselha-se, se possível, não mexer com o cadáver por 8 horas, pois os budistas acreditam que o desprendimento de seu espírito só ocorre totalmente depois desse período. São feitas preces com recitação de mantras a cada 7 dias, por 49 dias, ajudando o espírito do falecido em seu caminho para uma próxima reencarnação. "A cremação é considerada uma atitude prática e higiênica" (Monja Miao You, comunicação pessoal), pelo que é comum existirem cinerários dentro dos templos budistas.

JUDAÍSMO

Com o passar do tempo e vários eventos históricos, o judaísmo foi se modificando em diferentes graus de religiosidade e interpretação dos textos sagrados, em alguns tipos:

- Judaísmo ortodoxo: caracteriza-se pela prática rigorosa dos costumes e rituais contidos na lei judaica (Torah), não aceitando nenhuma mudança ou adaptação. Sustenta que a lei judaica tem origem divina, eterna e imutável.
- Judaísmo conservador: defende a ideia de que o judaísmo pode assimilar as influências de outras culturas, porém mantendo suas características e não admitindo modificações profundas na essência de seus rituais e crenças, mas aceitando certa adaptação de alguns hábitos por necessidade de seus seguidores.
- Judaísmo reformista: defende a introdução de novas ideias nas práticas judaicas, adaptando os costumes tradicionais à modernidade. Considera que a missão do judeu é espiritualizar, mas sem a necessidade de seguir rigorosamente a lei judaica.

Os três tipos de judaísmo podem apresentar diferenças nas aplicações práticas da Torah, mas a crença em um só D'us é a base da religião, compreendendo que a vida é uma dádiva de D'us*. As orações realizadas em hebraico mantêm uma unidade entre os judeus nos vários lugares do mundo.

Segundo Abradjin Anussim (comunicação pessoal), da Associação dos Descendentes de Judeus da Inquisição, existem mais de 15 grupos regionais

---

* **Nota dos editores:** tradicionalmente, os judeus evitam grafar o nome do Criador em qualquer material que possa ser destruído. Nesta seção, por respeito, foi usada a forma que omite uma letra do nome.

de judeus espalhados pelo mundo, sendo que, em "cada área geográfica, por seu isolamento relativo, desenvolveu costumes, tradições, linguagens, rituais e características diferentes, além do uso de nomes segundo as línguas locais, individualizaram-se e regionalizaram-se através dos séculos".

Os judeus que chegaram ao Brasil na sua maioria vieram fugidos da inquisição espanhola, pelo que existem mais judeus sefaraditas (originários da península Ibérica) do que de outras áreas geográficas. Pelo censo de 2020, a Confederação Israelita do Brasil (Conib) considera que o Brasil possui 120 mil judeus, constituindo a segunda comunidade judaica da América Latina, atrás somente da Argentina.

Os preceitos judaicos (mitsvot) podem ser resumidos em:

- Brit Milá: é a circuncisão do bebê, no 8º dia do nascimento.
- Zeved Habat: boas-vindas ao bebê do sexo feminino (sefaraditas).
- Bar Mitzvah: iniciação dos meninos aos 13 anos, que assumem responsabilidades religiosas.
- Bat Mitzvah: iniciação das meninas aos 12 anos, cerimônia semelhante à dos meninos.
- Casamento judaico.
- Orar 3 vezes por dia na sinagoga ou no lar.

Saúde

Uma prática para manter a saúde do corpo é tomar banho com água quente, diminuindo a temperatura até terminar com água fria. Em relação ao sono, deve-se dormir 8 horas por dia, preferentemente, acordando com o nascer do sol. Além da escolha da comida Kosher (permitida), a quantidade ingerida deve ser a quarta parte da capacidade do estômago, começando com comidas mais leves para depois comer as mais pesadas. Aconselha-se comer quando estiver com fome e beber quando estiver com sede, nunca beber durante a comida. Não exagerar no vinho e manter uma vida saudável. Essas foram sugestões do sábio Maimônides, que também era médico.

Doença

"O sofrimento é o arado que D'us nos deu para resolvermos as profundezas de nossa alma e produzirmos depois abundantes colheitas" (pensamento tradicional). A doença é vista pelo judaísmo como prova de fé, mas também é dada muita importância aos médicos e à medicina. Os médicos são considerados agentes do Todo-Poderoso, e cada médico tem a companhia de um anjo de cura. Consideram que a cura vem de D'us, por intermédio dos profissionais qualificados. Para tratar uma doença, o judeu é capaz de transpor as leis do Shabat, andando de carro, por exemplo, na busca de cuidados médicos.

Tratamento

Doações de órgãos entre pessoas vivas são geralmente permitidas, mas unicamente entre judeus. Também é permitida a retirada de um órgão para transplante, no caso de uma pessoa que está declarada com morte encefálica. Como está sendo mantida viva artificialmente, essa pessoa estaria numa condição de suspensão entre a vida e a morte. A lei proíbe a retirada de órgãos depois que ocorreu o falecimento, uma vez que está proibida a mutilação do corpo do falecido ou qualquer outro ato que atrase seu enterro. Também proíbe tocar numa pessoa que está prestes a morrer ou fazer qualquer coisa que possa causar ou acelerar seu falecimento. Em tal caso, é proibido tocar a pessoa ou mesmo remover um travesseiro de um moribundo (Zalman Goldstein, comunicação pessoal).

Morte

Rituais fúnebres (Shivá = sete): é uma grande mitsvá comparecer a uma Levaya (funeral). Depois do enterro, os enlutados ficam em casa durante 7 dias. Durante a shivá são feitas preces na casa da família enlutada e as pessoas vão confortar os parentes por sua perda.

Pela lei judaica, enterra-se o falecido o mais rápido possível, às vezes até realizando o enterro na tarde de sexta-feira, logo antes do Shabat, ou mesmo à noite, como em Israel, se essa for a primeira oportunidade possível. O corpo do falecido é lavado por pessoas especializadas e envolvido em mortalhas brancas. Se for um homem religioso, ele pode ser envolto no seu Talit, com o qual rezou durante a sua vida, para demonstrar que não é mais obrigado a cumprir a mitsvá. Muitas vezes uma das franjas é danificada, propositadamente. Há um costume cabalístico segundo o qual homens adultos dão voltas ao redor do falecido, por 7 vezes, antes do enterro, para expiar certos pecados. Ou, como praticado em Jerusalém, 7 moedas de prata são colocadas no peito do falecido.

O corpo do falecido é colocado num caixão simples, sem flores. O velório é feito com caixão fechado, em respeito ao falecido. A caminho do cemitério, para-se três vezes, demonstrando que não se quer enterrar o ente querido. No caminho, passa-se em frente à casa de familiares, que rasgam um pedaço da roupa, para mostrar a dor dilacerante, pela perda. Há o costume de colocar um pouco de terra de Israel no caixão, para que de alguma forma seja como se o falecido tivesse sido enterrado na terra de Israel.

Ao sair do cemitério é costume lavar as mãos, alternando direita e esquerda, com uma caneca de duas alças; muitos não secam, simbolizando a ideia de que não querem esquecer esse dia de luto e perda. A lei judaica também proíbe a cremação e o embalsamento. Se o falecido é alguém próximo, como pai ou mãe, o filho deve rezar com um minyan (quórum de 10 homens) para poder recitar a prece do Kadish, pelo pai ou pela mãe, durante 11 meses, após o falecimento, todos os dias na sinagoga. Depois desse período, faz-se essa reza somente na data do falecimento, uma vez ao ano.

CRISTIANISMO

Encontramos várias citações nos evangelhos em relação a algumas condutas propostas por Jesus, formando os Dez Mandamentos de Cristo. Alguns deles são literalmente inspirados nos Mandamentos de Moisés (Velho testamento):

1. Amar a Deus sobre todas as coisas.
2. Não tomar Seu santo nome em vão.
3. Guardar domingos e festas de guarda.
4. Honrar pai e mãe.
5. Não matar.
6. Não pecar contra a castidade.
7. Não furtar.
8. Não levantar falso testemunho.
9. Não desejar a mulher do próximo.
10. Não cobiçar as coisas alheias.

Ao longo do tempo, os ensinamentos de Jesus influenciaram o nascimento de vários desdobramentos, como a Igreja Católica Apostólica Romana, a Igreja Católica Apostólica Ortodoxa e as denominações a partir da Reforma Protestante. Na América do Sul, o cristianismo foi implantado por meio das expedições europeias dos descobrimentos, que trouxeram os primeiros padres católicos jesuítas.

Saúde

Para o catolicismo apostólico romano, a saúde seria um estado de comunhão com Deus, que agiria como um mecanismo de defesa contra o estresse e no combate a várias doenças[6]. Segundo os católicos ortodoxos, a comunhão e a fé com Deus proporcionam saúde para os seguidores.

Tanto as igrejas pentecostais como as neopentecostais ampliam a noção de prosperidade material para a dimensão de saúde plena, com propostas de cura das doenças física pelas orações e pelas práticas de exorcismo contra os males (demônios).

Os Adventistas do Sétimo Dia preconizam uma alimentação saudável e vegetariana porque, para eles, corpo e alma são indivisíveis; portanto, deve-se cuidar da alma pelas orações e do corpo pelo alimento.

Doença

Para o catolicismo apostólico romano, a doença é encarada como um obstáculo ao crescimento espiritual e tem diferentes origens: pode ser uma consequência de um pecado cometido; um castigo por não cumprir os mandamentos divinos; falta de comunicação com Deus; uma artimanha do mal; uma provação enviada por Deus ou a busca pelo perdão. Para os católicos ortodoxos, os motivos podem ser os mesmos que norteiam a fé dos católicos apostólicos romanos.

Os evangélicos não desprezam os tratamentos médicos tradicionais, embora também considerem que as doenças podem ser curadas pela fé e pelo exorcismo, como descrito em várias ocasiões no Evangelho.

Tratamento

Para o catolicismo, não existe restrição para tratamentos médicos. Mas "os cristãos são ricos em rituais, bênçãos, unções e orações para os diversos momentos da vida, e não é diferente diante do adoecimento"[7].

Se a pessoa estiver próxima de morrer, a família católica costuma chamar um padre para dar a chamada "extrema-unção", então o padre passa azeite bento nos olhos, narinas, boca, ouvidos, mãos e pés do enfermo, enquanto faz orações e pede a Deus que o perdoe por seus pecados e o receba no céu.

Morte

"Os católicos compreendem a salvação após a morte como plena ressurreição... nos moldes da vitória de Jesus Cristo sobre a sua morte."[7]

Nos rituais fúnebres, o corpo do falecido é lavado e vestido com roupas normais. O caixão é decorado com flores e velado por familiares e amigos. Um padre pode ser chamado para realizar uma oração, pedindo a Deus o perdão pelos pecados cometidos em vida e que a alma dessa pessoa vá para o céu. Sua alma pode ir para o céu, se praticou boas ações; para o inferno, se tomou atitudes inapropriadas perante as condutas morais; ou para o purgatório, para pagar por seus pecados. No sétimo dia da morte, reza-se uma missa pela alma do falecido. E geralmente outra a cada ano, recordando o dia de sua morte. A cremação não é proibida.

Tanto como os católicos de Roma, os ortodoxos acreditam que, quando um indivíduo morre, a alma e o corpo são separados. O corpo é devolvido à terra e se decompõe, e a alma vai ao encontro de Deus pela primeira vez e aguarda a ressurreição do corpo. Quando ocorrer a segunda vinda de Cristo, o corpo será unido à alma para vivermos juntos eternamente no reino de Deus. Por isso não se aconselha a cremação, embora ela não seja proibida. A cerimônia entre os ortodoxos inclui recitação dos salmos, principalmente o 119. Depois de cada salmo, repete-se: "Bendito sejas, Senhor, ensina-me as tuas leis".

Antes do funeral existe uma oração cantada para a família: "Santo Deus, Santo Poderoso, Santo Imortal, tenha misericórdia de nós" (Kontakion), repetida três vezes. A oração é seguida pela entoação de quatro hinos que pedem a Deus que dê descanso ao falecido. Enquanto o hino é entoado, o sacerdote passa incenso no falecido, sobre os presentes, o altar e os ícones da igreja. Depois dessas orações (Trisagion), termina com o cântico "Que sua memória seja eterna". Depois que a família se despede do falecido, o sacerdote unge seu corpo com óleo e um pouco de terra, dizendo: "À terra retornarás". O caixão é fechado e o funeral segue no dia seguinte. As cerimônias fúnebres não devem ocorrer nos domingos nem em dias santos.

Após o funeral ortodoxo, o padre, a família e outros seguem para o cemitério. Uma vez lá, o padre canta novamente o Trisagion. As flores são frequentemente distribuídas durante o serviço de oração no local do túmulo. Antes de o corpo ser baixado para a sepultura a fim de aguardar a ressurreição, o sacerdote geralmente borrifa terra, em forma de cruz, e cada pessoa presente coloca uma flor no caixão. As mulheres devem usar roupas escuras, preferencialmente pretas, e os homens também. Após a cerimônia, oferecem-se as condolências aos familiares. Os enlutados devem evitar visitas por 40 dias. Logo após o enterro, oferece-se à família a Refeição da Misericórdia (makarina), que pode ser realizada no salão da igreja, num restaurante ou na casa do falecido

As cerimônias fúnebres evangélicas são equivalentes às católicas. Não existe proibição expressa quanto à cremação, embora a vertente mais tradicional (pentecostais, adventistas etc.), como seguidora do Velho Testamento, costume optar pelo sepultamento. Para os adventistas, os mortos dormem para esperar a ressureição.

ISLAMISMO

Os cinco pilares do islamismo, descritos no Alcorão, são:

1. Crer em Alá como único Deus e no profeta Maomé como seu único mensageiro (Ashahadda).
2. Orar, voltado para Meca, 5 vezes ao dia (Assalát) em momentos específicos.
3. Jejuar, do nascer ao pôr do sol, durante todo o período do Ramadã (Assaum).
4. Ajudar os pobres e necessitados (Zakat) com uma quadrigésima parte (1/40) dos seus bens.
5. Fazer a peregrinação à Meca, durante o Ramadã, ao menos uma vez na vida (Al Hajj).

Saúde

A saúde é vista como resultado das boas escolhas e obediência ao Alcorão. "Desfrutai, pois, de todo o [alimento] lícito e bom com que Deus vos tem agraciado, e agradecei as mercês de Deus..." (Alcorão, 16:114). "Comei e bebei; porém, não vos excedais, porque Ele não aprecia os esbanjadores" (Alcorão, 7:31).

Doença

O sofrimento geralmente é visto como um instrumento da revelação de Deus e seus desígnios para a humanidade. "Em verdade, com a adversidade está a facilidade! Certamente, com a adversidade está a facilidade!" (Alcorão, 94:5-6). A doença faz lembrar que o homem pertence a Deus e a Ele voltará. A doença e o sofrimento também são formas de punição para aqueles que não vivem adequadamente os mandamentos da fé islâmica. "Allah não impõe a nenhuma alma uma carga superior às suas força." (Alcorão, 2:286).

Frases tradicionais entre muçulmanos: "Não há doença que Deus Todo-Poderoso tenha criado para o qual Ele também não tenha criado sua cura". "Há um remédio para cada doença, e, quando o remédio é aplicado, a doença é curada com a permissão de Deus Todo-Poderoso".

Tratamento

O islamismo apoia os tratamentos médicos tradicionais. Porém, um paciente do sexo masculino deve ser atendido unicamente por profissionais do sexo masculino. O mesmo ocorre com o sexo feminino. Quando internados, preferem não ficar próximos à porta, para não ficarem expostos.

Morte

"O muçulmano não deve demonstrar sofrimento excessivo pelos mortos, o que seria uma ofensa à providência de Alá"[8]. "Para o Islamismo, a morte é uma transição natural entre dois estados de existência... o fiel deve cultivar virtudes tais como a justiça, a caridade, a piedade e a fidelidade para que possa apresentar-se diante de Alá e encontrar a salvação e a ressureição"[8]. O nascimento e a morte estão nas mãos de Allah. "Chegado o momento da ressureição, Deus retirará os mortos de suas covas para a terceira e derradeira fase de suas vidas"[8].

Segundo a fé islâmica, quando um muçulmano morre, sua alma é visitada por anjos que julgam as boas e as más ações do morto durante a vida. Esse depoimento ficará guardado num livro até o dia do juízo final. Os homens bons vão para o paraíso, onde receberão um harém de virgens, enquanto os maus serão enviados para o inferno. Segundo o profeta Maomé, depois da morte somente três coisas podem auxiliar o falecido:

- Sua caridade em vida.
- O conhecimento que transmitiu em vida.
- As orações que recebe de um filho virtuoso.

O corpo nu do morto é lavado numa cerimônia realizada por um membro da família, do mesmo sexo do falecido. Se o falecido for uma mulher, seu cabelo é lavado e feito uma trança. Em seguida, o cadáver é todo enrolado em uma mortalha de algodão branca, perfumada por incenso (inclusive o rosto) e levado ao cemitério em um caixão simples. Porém na sepultura, o corpo é colocado direto na terra e com a face virada para a cidade sagrada de Meca. A cova recém-aberta tem 1 m de largura por 1,5 m de profundidade. No fundo, uma fenda é cavada para dar formato de "L". A fenda, então, é fechada enquanto versos do Alcorão são recitados.

O enterro deve acontecer, preferencialmente, no dia seguinte à morte. No segundo e no sétimo dia após o enterro são celebrados rituais pelo morto na mesquita. As orações funerárias devem ser realizadas por todos os membros das mesquitas, inclusive o Imã. Diferentemente das orações diárias, as funerárias normalmente são realizadas ao ar livre, num pátio ou praça próximo à mesquita.

TESTEMUNHAS DE JEOVÁ

Suas práticas religiosas consistem em:

- Orar a Deus.
- Ler e estudar a Bíblia.
- Reunir-se para orar, estudar a Bíblia, cantar, falar sobre a fé e animar outros irmãos.
- Pregar as "boas-novas do reino" (Mateus 24:14).
- Ajudar os necessitados.
- Construir e manter os "Salões do Reino" para promover a educação bíblica.

Interpretam a maldade e o sofrimento como ações do "Diabo", mas creem que Deus não permitirá que isso permaneça para sempre. Não adoram a cruz nem nenhuma outra imagem.

Os costumes das Testemunhas de Jeová são:

- Não comemoram aniversário, nem Natal ou Ano-Novo, pois acreditam que são festas pagãs.

- Não usam símbolos religiosos como cruzes ou imagens e não participam de cerimônias religiosas de outras denominações, nem permitem que seus membros participem de outras igrejas ou partidos políticos.
- Dedicam muito tempo a distribuir literatura religiosa pelas ruas e eventos porque acreditam que têm o dever de compartilhar sua fé, mas não obrigam ninguém a se converter. A *Revista Sentinela* é a principal fonte de divulgação. As crenças são compartilhadas por todos os seguidores no mundo.

A família segue o padrão tradicional do casamento, entre um homem e uma mulher, e o divórcio só seria aceito se houvesse imoralidade sexual. Não apoiam a divisão social, étnica, racial ou econômica. Estão organizados em Congregações, supervisionadas por um grupo de anciãos que trabalham como voluntários e que seguem as ordens da sede mundial. A Igreja não cobra dízimo, nem qualquer coleta nas reuniões. As atividades são financiadas por donativos anônimos. Há proibições para os adeptos:

- Suicídio.
- Qualquer dano à saúde.
- Participação em guerras.
- Práticas esportivas violentas (artes maciais, rinhas, armas de fogo).
- Aborto.
- Sexo fora do casamento, mesmo entre solteiros.
- Uso de magia, horóscopo, amuletos, adivinhação etc.
- Participação em partidos políticos ou outros grupos religiosos.

Para essa crença, o sangue é sagrado; assim, não consomem nenhuma comida que contenha sangue e as transfusões são proibidas. Essas proibições estão baseadas no fato de que o derramamento de sangue viola a lei bíblica, no Levítico 17, que diz: "Porque a vida de qualquer ser vivo é o sangue...". Atualmente foram desenvolvidas medicações que substituem a transfusão de sangue, nas cirurgias.

Os adeptos acreditam que, quando as pessoas morrem, deixam de existir. Os mortos não têm consciência, portanto não sofrem com o tormento do inferno. A ressureição só acontecerá no fim dos tempos. Para eles, o mundo está prestes a acabar, e Jesus virá em breve. Aqueles que se recusarem a fazer o que Deus quer serão destruídos para sempre sem qualquer esperança de ressurreição (Apocalipse 20:14).

ESPIRITISMO

O espiritismo kardecista chegou ao Brasil trazido pelos nobres que vinham da Europa, onde o movimento estava em ascensão, iniciando sua disseminação pelo Rio de Janeiro, que era a sede do governo.

Saúde

A saúde vem com o respeito pelo próprio corpo, para manter a harmonia entre todas as partes do organismo e o fluido vital, evitando vícios, buscando o alimento adequado e o sono reparador para o corpo e para o espírito.

Doença

A doença é consequência das energias negativas do nosso organismo espiritual e material. O controle das energias é feito pelos pensamentos e sentimentos. Essa energia é irradiada energeticamente para os outros. Permanentemente, recebemos energia vital, vinda do Cosmos, dos alimentos e da respiração. Pode ser de reencarnações anteriores somadas às energias negativas da encarnação atual. Quando essas energias se acumulam no corpo físico, a doença se instala.

Tratamento

Oração, passes magnéticos e água fluidificada.

Morte

Para os seguidores do espiritismo, a morte não existe. Segundo eles, "o corpo é a roupa e a reencarnação é a evolução do espírito". Não existe uma cerimônia fúnebre especial para os seguidores do espiritismo kardecista. Não há proibição em relação à cremação dos mortos, porém se aconselha esperar 72 horas, pois se acredita que esse seria o tempo em que se completaria a separação completa do espírito e do corpo.

UMBANDA

É uma religião afro-brasileira que, por sua base cristã, se fortalece em três conceitos fundamentais: luz, caridade e amor. O ritual da umbanda é feito com os médiuns vestidos com roupas brancas, colocados em roda, com cânticos específicos, até que entram em transe e incorporam espíritos de índios (caboclos), pretos-velhos, crianças etc.

Tratamento

As ervas servem para banhos, visando descarregar energias negativas, prover o fortalecimento energético e a cura de doenças. A fitoterapia é usada por seus benefícios biológicos e mágicos/espirituais, e cada orixá possui um conjunto de plantas específicas em seu formulário ritualístico[9].

Morte

A morte física não é o fim da vida; só é entendida como o fim de um ciclo e a passagem da encarnação. Após a morte física, o desencarnado será guiado para o reino espiritual, de acordo com seu comportamento e as suas vibrações emocionais acumuladas.

Primeiro o "pai de santo" faz a purificação do corpo usando incenso e água fluidificada. Faz uma cruz na testa, garganta, peito, plexo, umbigo, nas costas das mãos e dos pés, com uma pemba (giz característico) e óleo de oliva consagrados. Por fim, deve respingar todo o corpo com essências e óleos aromáticos, visando à proteção do espírito.

O ritual fúnebre na umbanda é dividido em duas partes: primeiro a purificação do corpo e do espírito, e só depois o velório e o sepultamento. Por fim, o corpo deverá ser vestido e preparado para o velório, onde será realizada uma cerimônia de encomenda de espírito.

Tanto o falecido como a família e os amigos devem estar vestidos de branco. O caixão é enfeitado com flores. Esse ritual não deve ser relacionado à tristeza, mas sim à alegria, já que o espírito está retornando ao plano eterno e, se estiver pronto, poderá retomar conscientemente sua evolução[9].

AGRADECIMENTOS

Dr. Antonio Cesar Ribeiro Devesa Silva, pela revisão na parte do hinduísmo.

Monja Miau You, do Templo Zulai, pelas contribuições para a parte do budismo.

Dina Schildkraut Gourare, pela revisão na parte do judaísmo.

REFERÊNCIAS BIBLIOGRÁFICAS

1. Steinhauser KE, Christakis NA, Clipp EC, McNeilly M, McIntyre L, Tulsky JA. Factors considered important at the end of life by patients, family, physicians, and other care providers. JAMA. 2000;284(19):2476-82. https://doi.org/10.1001/jama.284.19.2476.
2. Lucchetti G, Lucchetti AL. Spirituality, religion and health: over the last 15 years of field research (1999-2013). International Journal of Psychiatry in Medicine. 2014;48(3):199-215. https://doi.org/10.2190/pm.48.3.e.
3. Koenig HG, McCullough ME, Larson DB. Handbook of religion and health. Oxford University Press; 2001. https://doi.org/10.1093/acprof:oso/9780195118667.001.0001.
4. Hsing Yun, Venerável Mestre (1997). Budismo, medicina e saúde - budismo passo a passo. Magalhães J (trad.). Buddha's Light Publishing (USA); 1997. Disponível em: https://www.joaomagalhaes.com/o-tao-do-reiki/wp-content/uploads/2020/03/bies-24-Medicina-e-Sau%CC%81de.pdf. Acesso em: 20 fev. 2024.
5. Kardec A (edição original 1857; edição brasileira 2013). O livro dos espíritos. Ribeiro G (trad.). 93.ed. Brasília: Editora FEB; 2013.
6. Francisco LA. O catolicismo e suas concepções de saúde e doença. Akrópolis - Revista de Ciências Humanas da Unipar. 2020;28(1). https://doi.org/10.25110/akropolis.v28i1.7445.
7. da Silva AL. Catolicismo. In: Pereira FMT, Braghetta CC, Andrade PAS, Branco TP (eds.). Tratado de espiritualidade e saúde: teoria e prática do cuidado em espiritualidade na área da saúde. Rio de Janeiro: Atheneu; 2021. p.93-108.
8. Pereira FMT, Al Husin, A. Islamismo. In: Pereira FMT, Braghetta CC, Andrade PAS, Branco TP (eds.). Tratado de espiritualidade e saúde: teoria e prática do cuidado em espiritualidade na área da saúde. Rio de Janeiro: Atheneu; 2021. p.129-34.
9. Saraceni R. Fundamentos doutrinários da umbanda. Madras; 2012.

5

Iniciativas de saúde e comunidades de fé

Paulo Celso Nogueira Fontão

INTRODUÇÃO

A atenção em saúde deve ter como um dos princípios a dimensão da integralidade, com todas as características de indivíduos e comunidades sob seus cuidados. A abordagem deve colher suas necessidades biológicas, psicossociais e espirituais, respeitando suas crenças, cultura, princípios. Muitos valorizam sua espiritualidade e/ou religião e desejam que os profissionais de saúde as conheçam melhor para cuidar deles como são; além disso, a fé influencia a competência para lidar com o sofrimento, e pode afetar decisões sobre sua terapêutica e adesão a cuidados.

O trabalho em saúde deve respeitar a autonomia dos indivíduos. A espiritualidade é um dos aspectos que compõem o conceito de bem-estar integral do ser humano; através dela é possível enfrentar adversidades sem perder a esperança de superá-las. Criar e manter ações que fortaleçam a espiritualidade se torna importante para estreitar e conduzir a relação entre pacientes e profissionais da saúde. Nesse contexto, o apoio ou a capelania tem um lugar bem importante no que se pensa como cuidado integral das pessoas. O Quadro 1 traz algumas características do trabalho em capelania.

Ao pensarmos na questão da saúde, lembramos que os significados de saúde e salvação em muitos momentos da história são convergentes. Inclusive em algumas línguas as duas palavras têm a mesma raiz, remetem a plenitude, prosperidade, integridade física e espiritual.

Olhando para a pessoa, devemos ver a vida humana em sua unidade fundamental, deixando de lado o vício, como diz Sanches, de buscar fora dela seu

QUADRO 1 Algumas características do apoio espiritual estruturado institucional
O que é capelania ou o apoio espiritual estruturado no serviço? É o apoio espiritual a pessoas em situação de vulnerabilidade; encontramos a capelania hospitalar, universitária, prisional, à população em situação de rua, nas forças armadas, por exemplo.
Na saúde responde à sempre maior relevância que tem ganhado a dimensão espiritual no âmbito do cuidado.
É um direito social, inerente à condição de cidadania, que deve ser assegurado.
A atividade de capelania hospitalar no Brasil não conta com a estruturação que existe em outros países. Como exemplo, países da América do Norte reconhecem o capelão como profissional de saúde. São raros os hospitais no Brasil que contam com um serviço de capelania institucional adequadamente estruturado.

valor, sua realidade, seu significado, "deixar de negar nossa biologia para afirmar nossa transcendência, e deixar de negar a transcendência para nos definirmos como pertencentes ao reino animal. Não precisamos negar nosso DNA para afirmar nosso impulso religioso, nem negar que a vida tem sentido para afirmar que somos feitos de elementos químicos"[1].

O modelo clássico dos determinantes sociais do processo saúde-doença, de Dahlgren e Whitehead, com os elementos que contribuem para a dinâmica saúde-adoecimento de forma evolutiva e contínua, em diferentes camadas inter-relacionadas, é rico e resume bem o ambiente onde trabalhamos, na busca da saúde integral, em que os grupos religiosos se encontram ali, nas redes sociais e comunitárias[2].

O cuidado deve ser sempre centrado na pessoa, elevando valores, crenças, tradições culturais. A história espiritual deve partir de narrativas sobre a espiritualidade/religiosidade das pessoas, sobre a importância que tem em sua vida e possíveis impactos e/ou apoios que pode trazer ao contexto do momento. Por isso é fundamental entender quando abordar:

- Quando a pessoa traz questões a respeito, em qualquer situação.
- No contato com um novo paciente.
- Na sequência da história social e familiar.
- Na chegada à internação hospitalar.
- Na implantação de um serviço de *home care*.
- Quando ocorre um novo evento significativo na saúde, na vida individual ou familiar ou uma crise.
- Quando uma decisão clínica compartilhada pode ser influenciada por crenças.

Outras ocasiões e situações são claramente inadequadas para essa abordagem, como:

- Na sala de recuperação, pelo fato de o paciente estar muitas vezes inconsciente e pela atenção necessária aos parâmetros clínicos de muitos ao mesmo tempo.
- Na unidade coronariana, salvo exceções, pela tensão natural do momento e pouco tempo para os profissionais.
- Na emergência ou durante o parto, pelo foco necessário na ação clínica.
- Em ações de cuidados muito pontuais, como em campanhas de vacinação, porque o número de abordagens em um único dia supera o milhar; o tempo com cada um é um instante.
- Prevenção do câncer de colo uterino, de cólon, próstata, em campanhas, pelo mesmo motivo.

Em exceções pode ser indicada a abordagem mesmo nessas situações, especialmente aproveitando a presença de grupos inéditos em serviços de saúde, usuários pouco utilizadores.

Para isso podem ser problemáticas algumas questões, como paciente e médico com tradições religiosas diferentes e a abordagem não ser atenta a isso; um profissional de saúde sem religião não abordar com seriedade essa temática; paciente e familiares com conflitos religiosos; o agente de saúde pesar a mão e o paciente se sentir julgado.

Segundo a Organização Mundial da Saúde (OMS), em sua definição clássica: "saúde é um estado de completo bem-estar físico, mental e social, e não apenas ausência de doença". Mais tarde, em 1999, ofereceu outra definição, incorporando a dimensão da espiritualidade como proposta, mas versão ainda não oficializada[3].

Na medicina tradicional chinesa a saúde do ser humano é apresentada em estreita relação com as condições de equilíbrio da natureza, de todo o ambiente.

Na espiritualidade de Chiara Lubich, fundadora do movimento dos focolares, de tradição católica, mas com real abertura inter-religiosa e ecumênica, tudo está em relação com tudo, a partir do DNA trinitário. Há uma lei que deixa suas digitais em tudo e que pede que nossas relações sejam de reciprocidade, do que depende também nossa plena saúde:

"A reciprocidade transforma todo elemento do mundo da saúde em sujeito, em protagonista, cada um orientado a viver o outro, a compreender suas necessidades, suas carências, a dividir sua dor, a reconhecer sua competência [...] a lei trinitária inscrita no ser humano pode, em todos os casos, ser pensada como elemento que fundamenta os processos vitais, dos mais simples aos mais estruturados e complexos"[4].

No trabalho em saúde em geral, por não incluir essa dimensão da espiritualidade na própria prática e não se preparar para abordar temas sensíveis como o do sofrimento e da dor, há um desgaste do médico e de toda a equipe com questões subjetivas que se colocam a todo o tempo: do sofrimento, a inabilidade de lidar com a dor do outro, das perdas, da iminência da morte, da perda de autonomia; há uma expectativa social imensa sobre esses profissionais para a qual não são e não estão preparados. Temos a necessidade de trabalhar e estudar juntos as questões sobre religião e saúde, espiritualidade e saúde, na elaboração do que se poderia chamar de "valor saúde".

Valor saúde: procurar enxergar a cura – nem sempre do corpo físico, mas do indivíduo, como ressignificação do viver; a religião como cooperativa, diante da necessidade de recomeço; a reflexão sobre o sentido da vida, sobre o projeto de vida – velho ou novo, espaço em que a cura se consolida, em busca e realização de sentido, buscar inclusive construir e propor uma nova linguagem para uma nova prática: novos encantamentos e espantos mobilizadores de reflexão, ativadores de novos comportamentos.

É preciso lembrar sempre de uma afirmação atribuída a Hipócrates, considerado o Pai da Medicina: "com santidade e pureza, conservarei minha vida e minha arte", tempo em que a saúde é também desejada pelos deuses, e com isso a afirmação da saúde como valor. É a saúde do corpo e da alma que glorifica a Deus, dentro de uma responsabilidade compartilhada, em que a própria pessoa é convidada a ver a saúde como um dom, em que cuidar da própria saúde, responsabilizar-se por ela, é uma tarefa trazida pela sua vivência espiritual.

A prática religiosa na população mundial e também no Brasil traz desafios e riquezas para os trabalhadores em saúde, que buscam ter um olhar integral no cuidado, incluindo a dimensão da espiritualidade e conhecimento das tradições religiosas de um povo, envolvendo treinamento, desenvolvimento de políticas que diminuam barreiras à prestação de assistência nos variados contextos culturais, sociais, religiosos dos variados grupos de pessoas.

Está claro que os cuidados em saúde devem olhar a pessoa inteira, o que inclui corpo, mente e espírito[5].

Como afirma Pessini, "a dimensão da espiritualidade é fator de bem-estar, conforto, esperança e saúde, e precisamos urgentemente que nossas instituições de saúde se organizem no atendimento dessa necessidade humana"[6].

O nosso trabalho, portanto, é sempre um momento rico de interação humana, que traz informações, conhecimentos, imagens, sentidos de vida, ausência destes, indagações, sentimentos e nos ajudam a estabelecer novas conexões, geram potência de vida e de cuidados.

Sensibilizar-se pela dor do outro, pelo outro, nos dará mais capacidade de escuta, empatia, criatividade no agir, novas e impensadas soluções; nos tornamos pessoas felizes, com o bem realizado, sem esperar necessariamente aprovação dos outros, aplausos, mas tendo confirmação da alma de que estamos no caminho certo e vendo os frutos na alegria, na saúde, no bem-estar do outro, sob nossos cuidados.

DESTAQUES DESTA SEÇÃO

Em muitos momentos da história, os significados de saúde e salvação foram convergentes; inclusive as duas palavras têm a mesma raiz em algumas línguas, remetendo a plenitude, prosperidade e integridade física e espiritual. O trabalho em saúde não inclui intrinsecamente a dimensão espiritual na sua preparação; os profissionais não são especificamente treinados para a abordagem de temas sensíveis e questões subjetivas. Isto destoa de uma afirmação atribuída a Hipócrates: "conservarei minha vida e minha arte com santidade e pureza".

AÇÕES DE SAÚDE EM COMUNIDADES RELIGIOSAS

As diferentes culturas e agrupamentos religiosos em todo o mundo se colocam e se organizam para cuidar das pessoas e de suas comunidades em situação de adoecimento. A maioria dos valores é compartilhada universalmente como o amor, a fraternidade, o fazer ao outro o que gostaria fosse feito a mim, o olhar especial dedicado aos mais frágeis e vulneráveis, o impulso pela solidariedade diante de emergências sanitárias. A raiz comum dos movimentos espirituais e religiosos é observada exatamente quando compartilha da prática do cuidado, sem perguntar o grupamento de filiação do outro, e isso reforça nossa unidade de origem.

Nas mais diversas tradições religiosas o cuidado com o outro é um valor e tem muitos elementos em comum, do cristianismo ao budismo; do hinduísmo, judaísmo, xamanismo, islamismo às culturas tradicionais indígenas e das muitíssimas culturas regionais africanas. Como nos lembra Pessini, em todas as grandes religiões existe uma espécie de "regra de ouro": "o que não desejas para ti, também não o faças aos outros" (Confúcio, 551-489 a.C.), que em Jesus aparece de forma positiva: "tudo o que quereis que os outros vos façam, fazei-o vós a eles" (Mt 7,12; Lc 6,31). No budismo e no islamismo também se apresenta: "nenhum de vocês é um crente a não ser que deseje para seu irmão o que deseja para si mesmo"[7].

Pessini aponta pontos de convergência fundamentais[8] que se apresentam nos cuidados em saúde:

- O cuidado com a vida: especialmente aquelas mais vulneráveis.
- O comportamento ético fundamental: alguns imperativos comuns como não matar, não mentir, não roubar, não violentar, amar pai e mãe, ter carinho e respeito com as crianças e as pessoas idosas propõem sempre uma cultura do diálogo, da não violência ativa e da construção da paz.
- A justa medida: sensatez, equilíbrio, o "caminho do meio", das virtudes, impregnando de excelência todos os relacionamentos.
- A centralidade do amor: "age de tal maneira que os efeitos da tua ação sejam compatíveis com a permanência de uma vida autenticamente humana".
- A definição de um sentido último: a morte não tem a última palavra, mas a vida.
- Ampliam a visão de saúde: evocam salvação, têm a ver com o viver pleno das pessoas no hoje urgente da história, apontando para a transcendência, exigindo o cuidado terapêutico competente e terno, na dimensão do serviço e do cuidado em relação ao outro, remetendo a um sentido de integridade, totalidade, plenitude, realização plena do ser humano.

Na tradição judaico-cristã fica bem clara a relação do transcendente com o homem na história, sempre valorizando a dimensão histórica na relação entre Deus e os seres humanos, continuando a se repetir cotidianamente na vida de cada ser humano, também hoje e muito particularmente em momentos-limite, como os de adoecimento, dor e sofrimento, relação que deve ser iluminada para ser mais bem compreendida[9].

Na abordagem da saúde, pelos profissionais, a dimensão da espiritualidade tem estado sempre mais presente, com dezenas de linhas de pesquisa na área em diversas universidades pelo mundo; grupos de trabalho nas sociedades de especialidades médicas; nos conselhos de medicina, tornando-se tema frequente em congressos e eventos, juntando-se a isso a percepção do próprio trabalho dos profissionais, tornando-se fala comum que a pessoa deva ser sempre colocada no centro do processo terapêutico.

Koenig[10] e Flavia Caretta[11], em duas diferentes publicações, nos ajudam a entender um pouco o que caracteriza a ação dos grandes grupos religiosos na saúde.

No hebraísmo há uma riqueza enorme de cultura, também no cuidado com a saúde, pela história escrita em ambiente inóspito e com precárias condições sanitárias, impondo um código de higiene pessoal e social, controlado por sacerdotes; no contato com a civilização grega se desenvolveu a profissão médica, assimilando uma medicina científica, fundamentada em elementos racionais, mais afastada do olhar religioso. Muitos princípios aceitos hoje se assemelham aos cristãos: a defesa da vida, o planejamento familiar e não a contracepção pura e simples, por exemplo. Regras alimentares que proíbem comer carne de porco e derivados e outras medidas higiênicas como a circuncisão no oitavo dia para os meninos, a proximidade da família no momento da morte; deve-se dar tempo e tranquilidade à oração nos cuidados em saúde.

No islamismo se valorizou desde o início a medicina como ciência e se aproximou muito cedo do racionalismo grego; compartilha questões de alimentação com os judeus, por exemplo, não comer carne de porco e derivados e a circuncisão, que também é estimulada; nota-se a responsabilidade social em relação aos doentes, valorizando a visita ao enfermo, ficando claro que o homem, sua dignidade e vida têm um valor sacramental máximo e que a assistência médica deve ter como objetivo sempre proteger e salvar a vida humana, cuidando do doente até o momento de sua morte. Esse momento da morte não pode ser apressado nunca, pois está nas mãos de Deus.

No budismo, a medicina valoriza a harmonia energética do ser, sendo a doença uma desorganização dessa matéria/energia. A doença pode ser vista como resultado de carma e consequência de uma vida anterior ou da vida presente, sendo importante oferecer paz e tranquilidade para a pessoa que está morrendo, porque isso pode influenciar a qualidade da próxima vida (renascimento). Usam-se medicamentos à base de ervas e de alimentos específicos.

O cristianismo, o maior grupo religioso do mundo, com mais de 2,4 bilhões de seguidores (1,2 bilhão da Igreja Católica Romana), é o que mais se conhece no Brasil. Na Igreja Católica, é considerada obra de misericórdia desejada por Deus a visita aos doentes, acamados, a unção dos enfermos, que tem o valor de apoio espiritual e material, contribuindo para a recuperação física também; fica claro o valor da vida, da concepção até a morte. Não há uma orientação restritiva de dieta ou de tratamentos, desde que em acordo com a moral e o respeito à vida. Em uma derivação cristã, os adventistas, valoriza-se a alimentação natural e o vegetarianismo. Outra derivação, as testemunhas de Jeová, não permite o uso de produtos derivados de sangue, inclusive as transfusões; álcool e fumo não são permitidos.

No hinduísmo as regras ocidentais são permitidas, em geral; a Índia é um dos maiores polos de pesquisa e publicações médicas do mundo; em geral são adeptos do vegetarianismo, mas os profissionais de saúde devem sempre questionar o paciente e sua família sobre suas práticas alimentares. A higiene pessoal é muito importante, mas não após as refeições. Há, como no budismo, forte crença em carma: o que se viveu nas vidas passadas resulta na condição atual da pessoa, incluindo saúde e doença. Um grupo de indianos pratica a medicina ayurveda, com medicamentos feitos a partir de ervas ou misturas de ervas.

Com relação às religiões de tradição africana não é fácil fazer uma avaliação comum; a África é um conjunto imenso de povos e culturas, mas alguns elementos parecem ser comuns: a originalidade das religiões tradicionais africanas consiste na celebração permanente da vida e uma formulação bastante clara: Deus é um ser perfeito e o mal nasce das criaturas humanas. Na África a religião permeia toda a vida do indivíduo, a vida privada, familiar, social, política, do nascimento até a morte. O homem africano é cercado de cerimoniais religiosos, todo o tempo, em harmônica integração na sociedade, criando a todo o tempo o contato com o invisível, o sobrenatural. As populações africanas valorizam a saúde se referindo sempre à globalidade da pessoa; referem-se a alguém sadio como aquele que tem força física e espiritual, de modo inseparável. Os processos terapêuticos trazem essas dimensões da integralidade, da ritualidade, da liturgia e da celebração.

Abrindo-se para uma cultura do encontro, da solidariedade

Na busca de um desenvolvimento humano integral, uma nossa meta e desejo, estar abertos particularmente aos mais vulneráveis e/ou aos momentos em que nos encontramos nessa condição é fundamental.

Como afirmou o Papa Paulo VI, "quando uma pessoa não é respeitada em seu corpo, em sua dimensão espiritual ou política, ou quando uma comunidade não é respeitada em sua cultura, há sofrimento, violência e injustiça"[12].

Os verbos da moda na sociedade atual são: fazer, construir, produzir, consumir. O olhar atento ao outro, à realidade do próximo em uma postura ativa, de atenção, requer intencionalidade. A solidariedade quase como uma obrigação a desafiar e viver, concretamente, colaborando sempre para a construção do bem comum, enxergando na fraternidade um valor, uma nova capacidade a ser desenvolvida, a experiência do encontro que deve ser festejada e buscada, construindo para o bem comum uma cultura da esperança, com uma profícua união e diálogo, um compartilhamento de talentos, de forma colaborativa e harmônica[13].

Desenham-se também nas práticas em saúde caminhos para um desenvolvimento humano integral[14,15]:

- Com ações de solidariedade e de amor, sob a chave da esperança.
- O passar do amor ao outro, ao amor social, que ilumina um novo olhar antropológico.
- Um convite a amar a humanidade inteira, que é mais que tolerância, aceitação, é respeito, acolhimento pleno, movido por esse encontro, com o transcendente dentro do coração.
- Colocar-se sempre em caminho, desencadear bons processos, para o bem, para a plenitude do ser humano e de toda a humanidade = todos irmãos.
- Tornar-nos irmãos e lançar-nos na descoberta da inteira família humana, sem restrições, sem "*apartheids*", ser "homens-mundo".
- Redescobrir a categoria do amor, no espaço relacional, onde nossa identidade se mostra inteira, em toda a sua profundidade, em toda a sua verdade.
- O diálogo fraterno como lugar do trabalho comum, onde cada um é único, mas, em relação, onde o outro possa aparecer, falar, existir.
- Nesse processo de construção de um desenvolvimento humano integral, conservar os vínculos com nossas raízes, mas saber construir pontes.

Muitas dessas atividades clínicas se dão em situações com populações estigmatizadas e excluídas da sociedade, como visto na Figura 1.

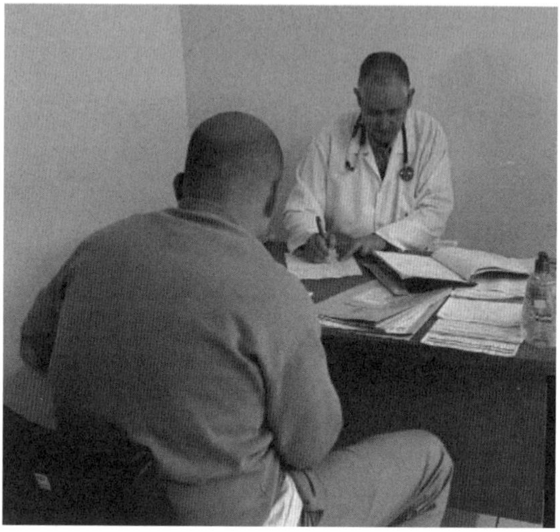

FIGURA 1 Ação de assistência em presídio da Grande São Paulo.
Foto do autor.

DESTAQUES DESTA SEÇÃO

Os diferentes agrupamentos religiosos em diversas culturas se mobilizam e se organizam para cuidar de pessoas e comunidades em situações de adoecimento. A raiz comum aos movimentos espirituais e religiosos se observa no valor da prática de cuidar do outro. A tradição hebraica sempre teve intersecções importantes com a preservação da saúde através de um código de higiene pessoal e coletiva, controlado por sacerdotes. O islamismo valorizou desde o início a medicina enquanto ciência, compartilhando com os judeus questões de alimentação e de responsabilidade social com os doentes. No budismo, a doença pode ser vista como consequência de atos passados, desta vida ou de outras. O cristianismo considera obra de misericórdia a visita aos doentes acamados. As religiões de tradição africana têm elementos em comum, apesar da vasta heterogeneidade: a religião permeia toda a vida de cada indivíduo.

INSTITUIÇÕES DE SAÚDE DE INSPIRAÇÃO RELIGIOSA

Em todo o mundo nascem, a partir da necessidade de respostas às questões sanitárias colocadas e pelo grupo religioso mais presente naquele contexto, estruturas, organizações mais ou menos complexas para buscar responder da melhor forma possível àquelas necessidades. Assim foi com as Santas Casas no Brasil, por associações católicas desde a época colonial, também na cidade de São Paulo, além de outras nascidas do trabalho de congregações católicas, como a Rede de Saúde Santa Marcelina, os Hospitais São Camilo, o Hospital Santa Catarina, mas também hospitais evangélicos, como em Curitiba e em São Paulo o Hospital Alemão Osvaldo Cruz, fundado por um grupo de imigrantes alemães com o objetivo de retribuir de alguma maneira a acolhida recebida aqui e tendo como alma um grupo de irmãs luteranas; o Hospital Israelita Albert Einstein, nascido por um trabalho da comunidade judaica local; a Universidade Santo Amaro (Unisa), na zona sul, ligada à comunidade adventista.

No Brasil, as instituições católicas de saúde, que são muitíssimas, buscam criar uma sinergia e um trabalho de parceria e rede, ainda incipiente, a Associação Brasileira de Instituições Católicas de Saúde (Abics). O Vaticano tem um organismo bastante amplo, criado pelo Papa Francisco, o dicastério para o desenvolvimento humano integral, que envolve milhares de iniciativas de grupos católicos na área da saúde também, e assim define assim suas ações: "o dicastério para o serviço do desenvolvimento humano integral tem a missão de promover a pessoa humana e a própria dignidade que lhe foi dada por Deus, os direitos humanos, a saúde, a justiça e a paz. Interessa-se principalmente pelas questões relativas à economia e ao trabalho, ao cuidado da criação e da terra como casa comum, às migrações e às emergências humanitárias"[16].

São conhecidos o Hospital do Câncer de Barretos, os Barcos-Hospitais no Estado do Pará, entre outros, todos ligados à Abics.

Em abril de 2023 o Papa Francisco, reunindo-se com instituições de cuidados de saúde de inspiração cristã, pediu que arrisquem no cuidado integral de seus pacientes, não permitindo o que chamou de "eutanásia oculta e progressiva", quando não se dão os mesmos meios, medicamentos, equipamentos necessários a quem de direito, por uma cultura do descarte de idosos, de portadores de síndromes incapacitantes, de pessoas consideradas pelo mercado como não produtivas, favorecendo vias pouco respeitosas com a dignidade da pessoa e precarizando cuidados, acesso às melhores tecnologias e soluções, em nome da economia da saúde. O Papa reconhece que não é simples, que os desafios são muitos:

"A realidade é complexa, e só a conseguirá enfrentar adequadamente se as instituições de saúde de inspiração religiosa tiverem a coragem de se reunir e trabalhar em rede, evitando qualquer espírito de competição, unindo competências e recursos e talvez criando novas entidades jurídicas, através das quais possa ajudar as menores, em particular [...] As instituições de saúde de inspiração cristã devem ser exemplares. E não se trata apenas de oferecer cuidados pastorais sacramentais, mas de dar total atenção à pessoa. Ninguém, ninguém deve se sentir sozinho na doença"[17].

O Papa Francisco tem trazido à Igreja Católica uma linfa nova na atenção e no cuidado com todas as pessoas, sem excluir ninguém, "não dar com a porta na cara de ninguém", como sublinha sempre, e por isso ilumina também as realidades do mundo da saúde. O Quadro 2 apresenta alguns desses elementos.

QUADRO 2 Elementos do magistério do Papa Francisco para a prática em saúde

Em Francisco:	Um mundo de inspirações para nossa prática em saúde.
	Um **humanismo Integral**.
	Uma "**espiritualidade libertadora**".
	Possível construção de uma "**Teologia do Cuidado**"...
Em Francisco:	Abertura ao diálogo no interior da Igreja.
	Diálogo ecumênico.
	Diálogo inter-religioso, com passos importantíssimos, concretos.
Em Francisco, o "**Estilo de Deus**": **PROXIMIDADE, TERNURA, COMPAIXÃO**	Viver nossas "Missões", nossos Carismas, com "**Realismo e Coerência**".

Fonte: elaborado pelo autor.

Em um estudo recente, com imigrantes haitianos no Mato Grosso, a prática religiosa, nesse caso de matriz cristã-protestante, demonstrou capacidade de agregação e suporte social e de saúde mental nessa população tão vulnerabilizada pelo desenraizamento violento de sua terra, o Haiti:

"A religião, como recurso da memória coletiva, mobiliza um sistema de crenças e produz sociabilidades que diminuem o isolamento social e a solidão. Também se caracteriza como auxílio para superarem a realidade estressante vivida, geradora de sofrimento por conta dos impasses do cotidiano. Ela ajuda no alívio temporário ou permanente da dor física e mental e contribui para tornar a vida cotidiana mais tolerável e significativa, propiciando melhor saúde física e mental"[18].

Um grupo que trabalhou a questão do apoio espiritual em cuidados paliativos sugere a importância da preparação e do treinamento dos diversos profissionais envolvidos na assistência, independentemente dos matizes religiosos:

"Em um contexto de ausência de formação de profissionais da saúde para atuação na capelania hospitalar, ressalta-se a necessidade de uma capacitação com vistas a oferecer uma assistência espiritual, livre de qualquer tipo de proselitismo e que desenvolva uma escuta ativa e aberta à experiência das pessoas enfermas. Além disso, há necessidade de que essa formação abarque os conteúdos da bioética e campos afins para o aprimoramento da prática, como por exemplo, dilemas éticos nas tomadas de decisão em saúde, tratamentos invasivos, diretivas antecipadas da vontade e outros mais. Por meio dessa formação, numa perspectiva inclusiva, ou seja, em perspectiva interdisciplinar e para além das possibilidades confessionais e denominacionais, a capelania profissional pode ser estabelecida no espaço público como profissão"[19].

PROPOSTAS TERAPÊUTICAS COM BASE RELIGIOSA

Nas instituições de cuidados em saúde algumas pessoas estão ao serviço de outras, que trazem ali suas necessidades; esse serviço é realizado a partir de competências profissionais, mas envolve também a personalidade e a história de cada membro da equipe terapêutica; é um encontro entre pessoas, que entram em uma rede de relacionamentos humanos muito intensos, na maioria das vezes. Não é um relacionamento tão facilmente definível entre uma pessoa sadia e outra doente, mas uma relação entre pessoas, ambas limitadas, imperfeitas na arte do diálogo, da escuta, especialmente. É uma relação também de duas pessoas com sua própria experiência religiosa, de espiritualidade, que pode vir como ajuda ou como obstáculo para o processo terapêutico.

O momento do sofrimento é objetivamente difícil para o ser humano; nos sentimos frágeis, conscientes da nossa finitude, com a realidade da morte mais presente, o que causa suspensão, angústia, insegurança moral e espiritual; momento que, se bem acolhido e entendido como inevitável e estruturante do nosso caminhar e do nosso ser, é rico em frutos!

Em um artigo publicado após uma conferência em Dublin, na Irlanda, Sullivan – pesquisador de uma Universidade na África do Sul e na Irlanda – fala da presença espiritual e de suas qualidades de receptividade, relacionalidade, reflexividade nos cuidados em saúde, afirmando que resultará que se trate todos como realidade única, pessoal, exigindo que tenham em vista todos os fatores e forças da sociedade: cultura, ecologia e tradições religiosas e que o conhecimento atualizado e a sensibilidade mostram impactar a saúde como realidade holística[20].

Um bom projeto terapêutico deve resultar em ajudar a pessoa a desenvolver uma relação de confiança, em uma espera e expectativa positiva com outras pessoas. O enfermo nem sempre colocará sua esperança em técnicas ou medicações que desconhece, mas o fará em pessoas que lhe prestam assistência e cuidado e na autenticidade de sua relação com estas. Um bom projeto terapêutico ainda deve ajudar a manter ou a devolver autonomia, o controle de sua vida, ajudando a dar sentido àquele momento da doença e ajudar a manter ou recuperar a autoestima, reforçando positivamente seus sentidos do viver, seus valores mais preciosos[21].

As pessoas sempre buscam no profissional de saúde mais do que um diagnóstico e uma orientação. Elas esperam:

- *Escuta*, que permite o desabafo.
- *Acolhimento*, que permite a ampliação de seu cuidado, estabelecendo o vínculo.
- *Suporte*, que representa a capacidade de "conter" os sentimentos envolvidos.
- *Esclarecimento*, que desfaz fantasias, aumenta a informação e reestrutura o pensamento, reduzindo ansiedade e depressão.

Nessa expectativa entra a arte do diálogo, arte e esforço mútuo, fundamental para bons encontros terapêuticos e bons resultados.

- O *diálogo* é uma forma de fazer circular sentidos e significados. Quando o praticamos, a palavra liga ao invés de separar. Reúne ao invés de dividir.
- O *diálogo* não é para defender e manter posições, como acontece na discussão e no debate. Sua prática está voltada para estabelecer e fortalecer vínculos e ligações, e a formação de redes; para identificar, explicitar e compreender os pressupostos que dificultam a percepção das relações. Daí o

nome de "redes de conversação", proposto para as experiências de reflexão conjunta, geração de ideias, educação mútua e produção compartilhada de significados.

- O *diálogo* é, por excelência, o processo através do qual identificamos e questionamos ideias e posições cristalizadas - os pressupostos sobre os quais se apoiam os nossos julgamentos, escolhas, preferências, ações.
- O *diálogo* é mais do que uma técnica: é uma maneira de conduzir conversações que traz uma nova visão de mundo, de relacionamentos e de processos. Ao mesmo tempo, retoma práticas ancestrais de contato e de integração de grupos.

E a dimensão da espiritualidade vivida no concreto nessa relação tão delicada ilumina e enriquece as ações e seus possíveis efeitos, como ilustra o Quadro 3.

QUADRO 3 Características da dimensão da espiritualidade

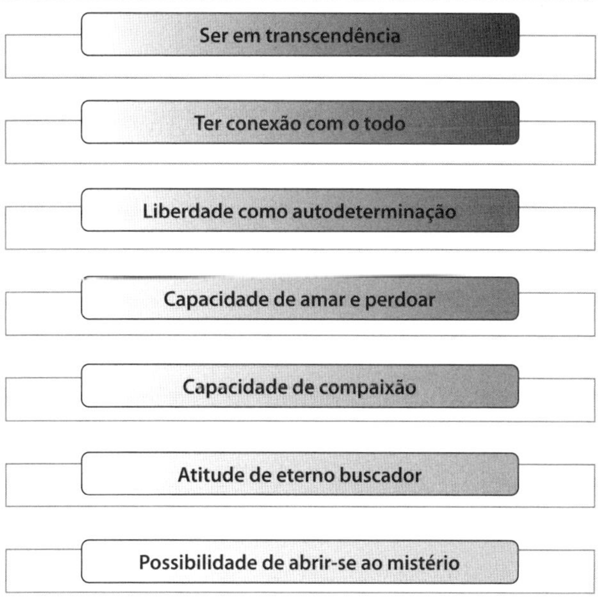

Fonte: elaborado pelo autor.

FOCO EM DROGADIÇÃO, ETILISMO, DEPRESSÃO, SUICÍDIO, ENTRE OUTROS

"A dificuldade de compreendermos a singularidade da pessoa humana e, portanto, de a entendermos provém do grande paradoxo de que somos carnais e, ao mesmo tempo, espirituais [...] o ser próprio do homem e da mulher consiste em sua capacidade de autotranscedência e autodoação, ou seja, de sair de si mesmo, partir de sua forma orgânica, psicológica e social, para abrir-se a valores, ideias, tarefas e pessoas pelas quais sacrifica a vida [...] O poeta espanhol Antonio Machado define isso de maneira completa com este simples refrão:

"Moeda que está na mão
Talvez se deva guardar
A moedinha da alma
Se perde se não se dá"[22].

O trabalho junto a essa questão específica da dependência química tem sido realizado de forma intensa por diferentes grupos religiosos, em comunidades terapêuticas, especialmente por grupos cristãos católicos e evangélicos. Dentre estes se destacam as Fazendas da Esperança, que em 2023 completam 40 anos de sua fundação, em Guaratinguetá, mas hoje são um conjunto de mais de 150 fazendas, em mais de 24 países, 105 delas somente no Brasil[23].

REDE DE ENCAMINHAMENTOS MÚTUOS

O diálogo operativo e colaborativo entre as diversas tradições religiosas dá às ações no campo do apoio espiritual solidariedade, concretude, uma dinâmica criativa única. Como afirma a socióloga Vera Araújo, a solidariedade revela e forja uma mentalidade nova, nasce dentro de cada um, faz a diferença fundamental entre os seres humanos e os animais, que está justamente nesse relacionar-se, no olhar as necessidades do outro, na busca do bem de todos, porque somos verdadeiramente responsáveis por cada um, e essa cultura da partilha e do diálogo deve sempre mais penetrar nas instituições e estruturas de modo concreto e profético para conseguirmos responder às complexas questões que nos desafiam[24].

O agir em parceria e em rede ainda é um processo, um caminho a buscar, mas, como diz Wolff, um dos grandes especialistas em diálogo inter-religioso e ecumênico no mundo, os agrupamentos religiosos têm condições de articular com os crentes projetos que promovam um compromisso socioambiental, o valor e o cuidado com a criação, incluindo as ações comuns em saúde[25].

A presença da dimensão da espiritualidade nos cuidados em saúde cresce, ainda que de forma tímida e sem formação e pesquisas no campo suficientes. Pessini, que por muitos anos foi capelão do Hospital das Clínicas de São Paulo, trazia sempre essa "aliança saudável" entre saúde e espiritualidade e dava o exemplo da Universidade de Harvard, que ensina seus estudantes a lidar com os pacientes também nessa dimensão da sua história espiritual[26].

Basílio, um grande pensador cristão dos primeiros séculos do cristianismo, escreveu: "você se torna semelhante a Deus ao acolher com bondade [...] para quem busca amar com a bondade do coração, a vida se enche de serena beleza. Somente a compaixão faz ver o outro como o outro é [...] discerne em cada pessoa a beleza profunda da alma humana". Assim se desenha um belo caminho para nós, profissionais de saúde, em contato com todas as pessoas que nos procuram, em situação de dor e sofrimento[27].

DESTAQUES DAS QUATRO SEÇÕES ANTERIORES

Em todo o mundo, a partir da necessidade de resposta a questões sanitárias, nascem organizações ligadas a grupos de fé específicos, como os diversos hospitais de inspiração religiosa. No Brasil, as muitas instituições católicas de saúde buscam criar uma sinergia e um trabalho de parceria em rede. O trabalho junto a questões específicas como a dependência química tem sido realizado de forma intensa por diferentes grupos religiosos, em comunidades terapêuticas, especialmente por grupos católicos e evangélicos. Os agrupamentos religiosos têm condições de articular junto a seus adeptos projetos que promovam um compromisso socioambiental, incluindo as ações de saúde.

CONCLUSÃO

Concluo com uma reflexão de Hans Küng, quando fala de uma moral ecumênica em vista da sobrevivência humana, citado por Renato Costa: "se a ética deve funcionar para o bem de todos, ela deve ser indivisível. O mundo não dividido necessita mais e mais de uma ética não dividida! A humanidade pós-moderna necessita de valores, objetivos, ideais e visões comuns". Küng considera necessária uma aproximação entre as grandes tradições religiosas a fim de propor caminhos, alternativas, de firmar acordos, entre outras iniciativas que possam salvaguardar a convivência humana numa época em que manifestações fundamentalistas têm provocado cenários de insegurança, de escassez de recursos básicos para grupos em contextos diversos, sanções econômicas e a sensação de que um novo conflito pode surgir a qualquer momento, interrompendo projetos de vida em suas construções diárias, bem-estar, entre outras coisas. "Sem um mínimo de consenso fundamental com respeito a valores, normas e posturas não é possível a existência de uma comunhão maior nem uma convivência humana digna para todos"[28].

Finalizamos com a Figura 2, extraída de uma rede social do Papa Francisco[29], que resume o desejo e a motivação de quem se coloca nessa atitude de apoio, movida pela espiritualidade, no campo da saúde:

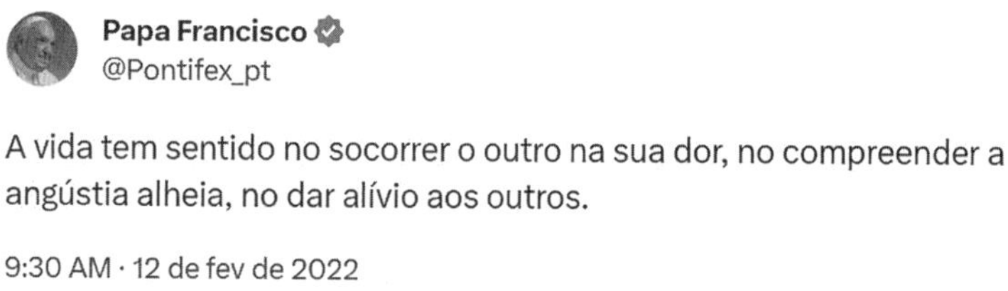
Papa Francisco
@Pontifex_pt

A vida tem sentido no socorrer o outro na sua dor, no compreender a angústia alheia, no dar alívio aos outros.

9:30 AM · 12 de fev de 2022

FIGURA 2 Mensagem do Papa Francisco no Twitter em 12 de fevereiro de 2022.

REFERÊNCIAS BIBLIOGRÁFICAS

1. Sanches MA. Bioética: ciência e transcendência. São Paulo: Loyola; 2004. p.126.
2. Fontão P, et al. Determinantes sociais do processo saúde e doença. In: Saúde e espiritualidade: espiritualidade na formação profissional em saúde. São Paulo: Martinari; 2017. p.27-30.
3. Moraes F. Tratado de espiritualidade e saúde: teoria e prática do cuidado em espiritualidade na área da saúde. Rio de Janeiro: Atheneu; 2021. p.30-4.
4. Matiello S, Lubich L. O radicalismo do amor para uma ética do encontro. Vargem Grande Paulista: Cidade Nova; 2018. p.95-8.
5. Swihart DL, et al. Cultural religious competence in clinical practice. StatPearls [Internet]. StatPearls Publishing. 2021 Jan-Feb 18. PMID: 29630268.
6. Pessini L, Barchifontaine C. Buscar sentido e plenitude de vida. São Paulo: Paulinas; 2008. p.310.
7. Pessini L. Espiritualidade e arte de cuidar: o sentido da fé para a saúde. 2.ed. São Paulo: Paulinas / Centro Universitário São Camilo; 2011. p.81-2.
8. Pessini L. Espiritualidade e arte de cuidar: o sentido da fé para a saúde. 2.ed. São Paulo: Paulinas / Centro Universitário São Camilo; 2011. p.83-8.
9. Gustafson J. Ethics from a theocentric perspective. v.I. Theology and ethics. Chicago: Chicago Press; 1981. p.39.
10. Koenig H. Espiritualidade no cuidado com o paciente. São Paulo: AME-SP; 2018. p.241-74.

11. Caretta F, Petrini M. Ai confini del dolore. Roma: Città Nuova Editrice; 1999. p.62-227.
12. Paulo VI, Papa. Populorum Progressio: sobre o desenvolvimento dos povos. Vaticano: Libreria Editrice Vaticana; 1967. Disponível em: https://www.vatican.va/content/paul-vi/pt/encyclicals/documents/hf_p-vi_enc_26031967_populorum.html. Acesso em: 19 ago. 2023.
13. Abreu H. O que quer dizer viver uma ecologia integral? Reflexões de Papa Francisco e Monsenhor Bruno-Marie Duffé. Cad. Fé e Cultura – PUCCAMP. 2021;6.
14. Francisco, Papa. Carta Encíclica Fratelli Tutti, sobre a Fraternidade e a Amizade Social. São Paulo: Paulinas; 2020.
15. Francisco, Papa. Audiência Geral. Cidade do Vaticano, 03/05/2023. Disponível em: https://www.vatican.va/content/francesco/pt/audiences/2023/documents/20230503-udienza-generale.html . Acesso em: 28 ago. 2023.
16. Vaticano. Dicastério para o Serviço do Desenvolvimento Humano Integral. Cidade do Vaticano, 2023. Disponível em: https://www.vatican.va/content/romancuria/pt/dicasteri/dicastero-per-il-servizio-dello-sviluppo-umano-integrale/profilo.html. Acesso em: 28 ago. 2023.
17. Francisco, Papa. Discurso do Papa Francisco aos membros da Associação Religiosa Institutos Sociossanitários (Aris). Cidade do Vaticano, 13 de abril de 2023. Disponível em: https://www.vatican.va/content/francesco/pt/speeches/2023/april/documents/20230413-aris.html. Acesso em: 20 ago. 2023.
18. Coutinho D, Leão LHC, Alvarenga LG. Significado das práticas religiosas para a saúde de imigrantes haitianos em Cuiabá-MT. Estudos de Religião (São Bernardo do Campo). 2021 Jan/Apr;35(1):193-215.
19. Salvador S, Esperandio MR. Espiritualidade/religiosidade e assistência espiritual em serviços de cuidados paliativos: dificuldades e potencialidades de integração. Estudos de Religião (São Bernardo do Campo). 2023 Jan/Apr;37(1):337-58.
20. Sullivan M. Holistic health care and spiritual self-presence. Religions (Basel). 2016;7:10.
21. Caretta F, Petrini M. Accanto al Malato: lineamenti di assitenza sanitaria e pastorale. 5.ed. Roma: Città Nuova Editrice; 2001. p.19-23.
22. Almada R. O cansaço dos bons: a logoterapia como alternativa ao desgaste profissional. 3.ed. Vargem Grande Paulista: Cidade Nova; 2013 (2016). p. 12-3.
23. Fazendas da Esperança. Disponível em: https://portalfazenda.org.br/fazenda-esperanca/. Acesso em: 28 ago. 2023.
24. Araújo V. Ser diálogo. São Paulo: Cidade Nova; 2022. p.28-79.
25. Wolff E. Espiritualidade do diálogo inter-religioso. São Paulo: Paulinas; 2016. P.93-5.
26. Martins A. É importante a espiritualidade no mundo da saúde? São Paulo: Paulus; 2009. p.57-8.
27. Taizé, Ir. Roger. Você vislumbra uma felicidade? São Paulo: Cidade Nova; 2009. p.106-7.
28. Costa R. A espiritualidade do consumo e o consumo da espiritualidade. São Paulo: Recriar; 2018. p.317-22.
29. Francisco, Papa. Mensagem Papa Francisco no Twitter – 12 de fevereiro de 2022. Disponível em: https://twitter.com/pontifex_pt/status/1492476079361064960. Acesso em: 22 fev. 2024.

6

As particularidades do ambiente hospitalar

Daniela Gomes Gaby Lima
Farah Christina de la Cruz Scarin

PRESENÇA DE UM CAPELÃO INSTITUCIONAL

A capelania é uma prestação de serviço religioso ministrado a pessoas enfermas. Ela pode ser realizada em ambiente domiciliar, colégios, cemitérios, cárceres, ambientes civis ou militares e hospitais – onde é chamada de capelania hospitalar[1]. Nos hospitais, tanto públicos quanto privados, é assegurada e prevista, conforme o inciso VII do artigo 5º da Constituição Federal brasileira de 1988[2]. Apesar de o termo datar dos anos 1700 na França, suas práticas são ainda mais antigas e eram inicialmente ligadas à igreja católica. Hoje o termo é supradenominacional, existindo as capelanias judaicas, islâmicas etc. No Brasil, um termo recente é "capelania hospitalar espírita", ligada especialmente à Associação Médico-Espírita[3].

Nos últimos 30 anos vem se destacando o reconhecimento da espiritualidade no cuidado ao paciente e sua influência no senso de coerência e decisões relativas à saúde, bem como na capacidade de lidar com situações de estresse e perdas[4]. A perda da identidade no momento da hospitalização, quando o indivíduo passa a ser um "caso", um número de leito, e se distancia de seus hábitos e rotina, costuma levar a sentimentos de autodesvalorização, medo e desesperança. Isso pode ser minimizado pelo resgate da espiritualidade, que nessas situações difíceis pode oferecer conforto.

Pesquisas científicas apontam para a melhora de sintomas e a recuperação de saúde quando a dimensão espiritual é incluída nos tratamentos de saúde. Nesses casos, os indivíduos tendem a enfrentar situações difíceis com menos desgaste e maior resiliência[5,6]. De fato, o suporte espiritual e religioso nos hospitais constitui uma expectativa de conforto e esperança aos pacientes. Isso inclusive faz parte hoje de boas práticas hospitalares respaldadas por acreditações internacionais de saúde[7].

Fora do Brasil, como nos EUA e no Reino Unido, o capelão faz parte da equipe interdisciplinar de assistência, inclusive realizando acompanhamento e desenvolvimento de planejamento terapêutico, bem como registrando seu trabalho em prontuário. Suas atribuições e competências são formais e regulamentadas; inclusive, a diretriz de capelania do National Helth Service da Inglaterra foi atualizada recentemente para incluir código de conduta e honorários[8,9]. No Brasil, a capelania hospitalar ainda se dá na maioria das vezes de forma voluntária, sem gerar vínculo empregatício ou obrigação de natureza trabalhista, sendo realizada muitas vezes por meio da prática de filantropia[1].

Apesar disso, vem crescendo o número de iniciativas brasileiras voltadas para a criação, treinamento e implantação de assistência espiritual hospitalar, por exemplo, as Associações Médico-Espíritas, a Associação de Capelania na Saúde e o Conselho Federal de Capelania, que organiza nacionalmente o trabalho humanitário voluntário de capelania.

Embora se reconheça que todos os funcionários e voluntários possam ser treinados para prestar cuidados espirituais, os capelães têm um papel e experiência específicos para oferecer apoio espiritual aos pacientes, suas famílias, cuidadores e membros do pessoal e voluntários, segundo a Association of Hospice and Palliative Care Chaplains[10,11]. Além disso, trabalhos demonstraram taxas significativamente mais baixas de mortes hospitalares para pacientes atendidos em hospitais que prestavam serviços de capelania em comparação com hospitais que não o fizeram[12]. Possivelmente isso pode ter ocorrido porque houve aumento da inscrição de pacientes em cuidados paliativos e transição para *hospices*, o que sugere fortemente que serviços de capelania sejam instituídos nos hospitais, quando possível. Algumas barreiras para sua implantação formal no Brasil geralmente são relacionadas com a falta de regulamentação da profissão, bem como a carga horária e a definição de quem serão as fontes pagadoras.

Para exemplificar o papel do capelão, leia-se o que diz a Capelã Elizabeth Maria de Assis Silva Pavão:

"O capelão hospitalar é um profissional da saúde que deve ser qualificado para prestar assistência religiosa e espiritual neste contexto a pessoas religiosas ou não, a toda a comunidade hospitalar (pacientes, acompanhantes, profissionais de saúde), seja através de encaminhamentos ou de busca ativa; integrar equipe multiprofissional da instituição; representar a instituição quando se fizer necessário; organizar o serviço de prestação de assistência espiritual e religiosa; elaborar e cuidar para que seja executado o plano de cuidado espiritual do paciente; gerenciar o serviço de voluntariado de prestação de assistência espiritual e religiosa da instituição; organizar e garantir que aconteçam os eventos pertinentes às datas comemorativas religiosas bem como os rituais litúrgicos; participar do núcleo de educação continuada tanto para aprimoramento pessoal quanto para a capacitação de outros da comunidade hospitalar; cuidar para que os rituais religiosos sejam oferecidos adequadamente.

É importante também que o capelão busque conhecer: a) bases da assistência hospitalar: o que dizem as diretrizes da OMS, do Ministério da Saúde dentro da PNH/SUS, o regimento interno da instituição, normas e técnicas próprias da assistência no dia a dia pertinentes à atuação do capelão e dos outros profissionais da assistência; b) bases espirituais e doutrinárias das religiões e das correntes filosóficas, o significado da vida, da morte e do morrer diante delas; c) bases da constituição multidimensional do ser humano e os elementos da cultura em que este está inserido"[13].

DESTAQUES DESTA SEÇÃO

O capelão hospitalar não é o único, mas é o profissional mais qualificado e com experiência específica para prestar assistência religiosa e espiritual a toda a comunidade hospitalar. No Reino Unido e nos EUA, compõe a equipe interdisciplinar de assistência. A capelania hospitalar no Brasil ainda carece de regulamentação para maior disseminação de sua implementação nas instituições de saúde, dando-se na maioria das vezes de forma voluntária, até o momento.

PACIENTES COM RESTRIÇÕES POR JEJUM, INFECÇÃO OU MOBILIDADE

Sem dúvida a pandemia de covid-19 foi desafiadora, tanto do ponto de vista do cuidado técnico-clínico quanto para o cuidado psíquico e espiritual. Tivemos muitos exemplos de colegas e familiares que enfrentaram o adoecimento isolados em domicílio e em leitos hospitalares; muitos faleceram sozinhos em unidades de terapia intensiva (UTI). Foi preciso bastante criatividade das equipes de saúde para minimizar o isolamento social e também para permitir ritos de despedida. Vimos imagens circulando na internet de pacientes graves e intubados, com luvas cheias de água morna para simular o contato da mão humana. Vimos o uso da tecnologia a nosso favor, permitindo chamadas de vídeo de pacientes internados com seus familiares. Vimos e participamos de aniversários *online*, rezas, bênçãos, passes e funerais.

Para muitos de nós, antes daquele momento, parecia impossível realizar esse cuidado a distância, mas felizmente tivemos exemplos satisfatórios e estudos mostrando boa receptividade ao cuidado espiritual *online*[14]. Consultas médicas e de psicologia podem ser realizadas a distância sem grandes problemas. Práticas de medicina integrativa foram adaptadas. Famílias até hoje mantêm encontros de orações *online*. Espíritas fazem reuniões e passes via teleconferência, reikianos emitem passes de energia a distância, e presenciamos cerimônias de unção dos enfermos *online*.

Claramente não foi fácil aderir a essa modalidade no início. Muitos questionamentos éticos e legais surgiram, houve divergências em relação ao uso da telessaúde por alguns órgãos nacionais. Até que foi sancionada em setembro de 2021 a Lei n. 14.198, que regulamentou as videochamadas para pacientes internados em enfermarias, apartamentos e UTI impossibilitados de receber visitas de seus familiares[15]. E a Resolução do Conselho Federal de Medicina n. 2.314, de 20 de abril de 2022, regulamentou a telemedicina como forma de serviços médicos mediados por tecnologias de comunicação[16]. Já temos publicados em literatura protocolos até de telecapelania[17].

Mesmo quando já era possível realizar visitas hospitalares, com restrições de número de visitas e orientação para paramentação adequada, passamos por momentos desafiadores. Alguns hospitais permitiam apenas uma visita por turno, e certos protocolos foram flexibilizados para permitir mais de uma visita a indivíduos moribundos. Porém, muitos não conseguiam se despedir, pois famílias inteiras haviam contraído a doença ou eram de tão alto risco que não puderam sair de suas casas.

Não é que não enfrentássemos dificuldades para o cuidado espiritual diante de restrições antes da pandemia; enfrentávamos sim, mas em menor escala. Sempre houve pacientes com doenças infectocontagiosas com restrição de visitas no quarto e sem possibilidade de sair do leito. Muitas práticas religiosas envolvem jejuns prolongados ou restrições alimentares. Outras exigem que o indivíduo assuma posições específicas para rezar, que situações críticas, limitações de movimentos ou uso de dispositivos invasivos (acessos, sondas, tubos) não permitem.

Nessas situações, sugere-se o uso da criatividade e improviso, para não impedir que, mesmo de forma adaptada, essas práticas sejam realizadas. Nem sempre será possível cumprir jejuns prolongados, pois muitos pacientes dependem de um aporte nutricional adequado para sua recuperação, mas, se possível, a equipe médica e de nutricionistas pode liberar o jejum por um período mais curto. Se não for possível adotar uma posição específica, ou ir até um local sagrado para realizar suas orações, o indivíduo poderá realizá-las em seu leito e até mesmo usar uma videochamada. A pandemia nos ensinou que dá certo. Algumas práticas envolvem alimentos por via oral, que não poderão ser ofertados em situações de jejum absoluto, e isso precisa ficar claro de forma antecipada tanto para o paciente e familiares quanto para o religioso que irá realizar o rito.

Recomenda-se consultar os núcleos de controle de infecção hospitalar antes de permitir que familiares ou religiosos levem objetos sagrados para os leitos. Muitas vezes isso é permitido após inspeção e higienização adequada. Velas no geral não são permitidas, pois acionarão os sensores de incêndio, mas nada impede de utilizar velas eletrônicas. E, por fim, antes de entrar no leito do paciente, as instituições devem estar preparadas para orientar a paramentação correta, quando indicada, dos familiares e religiosos que irão entrar no quarto.

DESTAQUES DESTA SEÇÃO

Muitos pacientes internados apresentam restrições a algumas práticas religiosas/espirituais, sejam elas jejum, contenção mecânica por uso de dispositivos invasivos (acessos, tubos, sondas ou cateteres), isolamento por doença contagiosa, limitação de mobilidade, dentre outros. Estas não devem impedir a realização das práticas, orações e/ou ritos, podendo sempre ser adaptados, utilizando a criatividade e os recursos disponíveis, como a telessaúde, que demonstrou boa eficácia e receptividade durante a pandemia de covid-19.

COMUNICAÇÃO: ENFERMAGEM, EQUIPE MULTIPROFISSIONAL

Na civilização ocidental, o significado do adoecer e da morte e seus aspectos simbólicos vem passando por modificações nos olhares ao longo dos séculos. Por toda a Idade Média, a morte era entendida com naturalidade e os cuidados eram ofertados em ambiente domiciliar com a presença de entidades religiosas como prestadores primários da assistência, dominados pela igreja católica; os falecidos eram enterrados nos terrenos das próprias igrejas[18].

Já para o homem ocidental moderno, adoecer e morrer passou a ser sinônimo de fracasso, impotência. A morte é escondida e negada, passando a ocorrer muitas vezes em ambientes de terapia intensiva, escondida, solitária e, portanto, muitas vezes sem a realização dos ritos de passagem. Com isso, as instituições hospitalares e a formação médica passaram a ignorar esse importante passo na compreensão e dimensão do ser humano. Isso vem se modificando ao longo do processo da humanização do cuidado, com o crescimento dos cuidados paliativos e do movimento moderno sobre a maneira fundamental como o ser humano é visto. Esse olhar da morte interdita levou, de certa forma, ao não preparo dos profissionais de saúde para oferecer o cuidado multidimensional a que hoje visamos[19].

Felizmente, constata-se hoje que a assistência espiritual vem se tornando uma realidade em algumas instituições brasileiras, tanto públicas quanto privadas. Entretanto, é importante lembrar que a assistência espiritual não é só um ato religioso específico de uma crença, e que esse tipo de assistência é diferente do oferecido na instituição religiosa. Além disso, é necessário estabelecer uma comunicação clara com os profissionais da equipe multidisciplinar. O indivíduo internado, quando recebe a visita de um religioso, o está fazendo nesse ambiente por impossibilidade de se dirigir ao ambiente sagrado de sua crença religiosa[20].

Por essa razão, é de extrema importância fornecer treinamentos aos colaboradores da assistência direta ao paciente nos hospitais, para que conheçam as particularidades básicas de cada crença/religião, de como funciona a assistência espiritual de cada instituição, particularidades de cada tradição e ritos e os fluxos hospitalares para a prestação da assistência espiritual. Se o hospital conta com um capelão, a equipe precisa conhecer os fluxos de como acioná-lo, seus horários de trabalho, seus serviços prestados. Se existirem voluntários que prestem serviços aos pacientes do hospital, quem são, como acioná-los, como prepará-los para a visita hospitalar, quais as necessidades desses voluntários, dos pacientes e famílias para receberem a assistência adequada.

Em instituições que oferecem serviço de hospitalidade, é interessante realizar encontros de sensibilização e humanização desses profissionais. Além disso, treinamento adequado para que tenham noção das principais características de cada crença/religião/rito para que possam ofertar quando preciso, e respeitar sempre o paciente em sua dimensão espiritual. Para a equipe multidisciplinar, encontros periódicos e seleção de "facilitadores" de cada departamento para assistência espiritual podem ser ferramentas.

Pílulas de informações específicas sobre conceitos básicos da dimensão espiritual e seu cuidado podem ser uma boa forma de treinamento. Devem incluir informações sobre particularidades na rotina dos indivíduos e família, restrições alimentares, influência de suas crenças nas decisões em saúde, ritos de passagem para pacientes em fase final de vida. Juntamente com outras informações pertinentes, elas permitirão que o profissional identifique eventuais demandas e também forneça o cuidado em saúde adequado, comunique-se com os demais profissionais da assistência de forma mais assertiva e forneça subsídios para que aquele indivíduo exerça seus valores espirituais de forma plena e livre de preconceitos.

Para os profissionais de enfermagem, recomenda-se a realização de treinamentos sobre o que é fundamental conhecer das principais práticas religiosas que possam ter implicação direta na assistência clínica e cirúrgica dos indivíduos internados. Além das práticas de oração, que muitas vezes têm horários específicos e devem, sempre que possível, ser respeitados. Caso não haja situações de urgência, sugere-se, por exemplo, aprazar medicações de tal forma que permita silêncio e privacidade nos horários específicos das orações. Os islâmicos, por exemplo, praticam cinco orações diárias feitas em direção a Meca, as chamadas "Salat"[21,22].

Sugere-se, também, que a enfermagem tenha conhecimento básico dos ritos de passagem para pacientes em fim de vida, para que possam identificar demandas de forma precoce. Isso pode viabilizar os recursos necessários, como é o caso do sacramento da unção dos enfermos, antigamente chamada de "extrema-unção", sacramento católico dedicado aos enfermos para libertar o indivíduo dos pecados, quando diante de doença grave, devendo ocorrer antes do óbito.

Informações sobre cuidados com o corpo após o óbito e decisões em relação a sepultamento, cremação e outras particularidades devem ser de conhecimento dos profissionais de enfermagem que devem prestar essa assistência. Equipes de cuidados paliativos podem ser aliadas para realização de rodas de conversa e treinamentos, bem como o capelão institucional, quando disponíveis. Pode ser necessário providenciar recursos específicos a depender da tradição dos indivíduos assistidos, como é o caso do judaísmo, no qual existem algumas particularidades dos ritos funerários, como o envolvimento do corpo em lençol branco, a proibição pela tradição judaica de embalsamar o corpo e a impossibilidade de sepultamento no Shabat (dia sagrado dos judeus). Os familiares mais observantes costumam acionar o Chevra Kadisha, um grupo de voluntários que orienta e realiza todos os procedimentos funerários[23,24].

Algumas restrições alimentares e práticas de jejum em determinados períodos do ano são bem descritas. A equipe deve estar atenta a reconhecer essa diversidade e evitar estereótipos. Foi realizado um estudo em um hospital de Porto Alegre para avaliar a influência das motivações religiosas nas restrições alimentares relatadas por pacientes internados que identificou 25 restrições alimentares por motivos religiosos, predominantemente o consumo de carne e a presença de sangue na composição[25].

Embora esse campo de estudo na saúde seja novo, a relação entre a religião e a comida é antiga. Abranger os sistemas alimentares com seus aspectos religiosos e culturais, atender a todas as particularidades das tradições e restrições alimentares, além de "adicionar" a essas particularidades todas as restrições clínicas impostas pelas doenças de base ou então orientações médicas ao longo de um tratamento, pode ser bastante desafiador. Os profissionais da nutrição devem ter conhecimento básico das principais restrições relacionadas a cada crença e ter habilidade para gerenciar a dieta de forma adequada sem prejuízo nutricional.

Para realizar de forma adequada o cuidado espiritual com todas as particularidades descritas, é necessária uma avaliação espiritual objetiva, que consiste em analisar a percepção daquele indivíduo e realizar a coleta de informações pertinentes. Nesse sentido, podemos identificar as necessidades, pontos fortes e questões específicas relevantes para cada paciente. Isso ajudará a entender e interpretar as necessidades espirituais e poderá ser realizado pelo capelão ou por qualquer indivíduo da assistência direta minimante treinado. A conversação e a escuta ativa são ferramentas fundamentais no processo de avaliação e inclusive podem se integrar à própria intervenção, na medida em que a escuta se torna empática e reflexiva e o paciente revela seus problemas[26].

Além disso, muitos profissionais da saúde apontam como principais barreiras para acessar a espiritualidade dos pacientes a incerteza sobre a receptividade, a falta de conhecimento, o receio de ser interpretado como invasão de privacidade ou imposição de religião, divergências de crenças ou mesmo falta de tempo[27]. Mais um motivo para a implantação de escalas padronizadas que podem ser aplicadas nas instituições. A seguir serão apresentadas sugestões de questionários de triagem para a anamnese espiritual (Quadros 1 a 3), e posteriormente algumas sugestões de boas práticas comportamentais.

QUADRO 1 Questionário Fica para anamnese espiritual

F – Fé/crença	I – Importância, influência	C – Comunidade	A – Ação no tratamento
Você se considera religioso ou espiritualizado? Você tem crenças que ajudam a lidar com os problemas? Se não tem, o que dá significado à vida?	Que importância você dá para a fé e as crenças religiosas na sua vida? A fé ou as crenças já ajudaram você a lidar com estresse ou problemas de saúde? Você tem alguma crença que pode afetar decisões médicas ou seu tratamento?	Você faz parte de alguma comunidade religiosa ou espiritual? Ela lhe dá suporte? Como? Existe algum grupo de pessoas que você realmente ama ou é importante para você? Há alguma comunidade (igreja, templo, grupo de apoio) que lhe dê suporte?	Como você gostaria que o médico considerasse a questão E/R no seu tratamento? Indique algum líder espiritual/religioso da sua comunidade.

E/R: espiritualidade/religiosidade.
Fonte: traduzido de Puchalski e Romer[28].

QUADRO 2 Questionário Hope para anamnese espiritual

H – Há fontes de esperança?	O – Organização religiosa	P – Práticas espirituais pessoais	E – Efeito no tratamento
Quais são suas fontes de esperança, conforto e paz? A que você se apega nos tempos difíceis? O que lhe dá apoio e faz você andar para a frente?	Você se considera parte de uma religião organizada? Isso é importante? Faz parte de uma comunidade? Isso ajuda? De que formas sua religião ajuda você? Você é parte de uma comunidade religiosa?	Você tem alguma crença espiritual que seja independente da sua religião organizada? Você crê em Deus? Qual é a sua relação com ele? Quais aspectos da sua espiritualidade ou prática espiritual ajudam mais? (oração, meditação, leituras, frequentar serviços religiosos?)	Há algum recurso espiritual do qual você está sentindo falta? Há alguma restrição para seu tratamento gerada por suas crenças?

Fonte: traduzido de Anandarajah e High[29].

QUADRO 3 Questionário CSI – Memo para anamnese espiritual

1. Suas crenças religiosas/espirituais lhe dão conforto ou são fontes de estresse?	2. Como estas crenças influenciariam suas decisões médicas se você ficasse realmente doente?	3. Você possui algum tipo de crença espiritual que pode influenciar ou conflitar com suas decisões médicas?	4. Você é membro de alguma comunidade espiritual ou religiosa e ela lhe dá suporte?	5. Você possui alguma necessidade espiritual que deva ser abordada por alguém?

Fonte: traduzido de Koenig[30].

Boas práticas para o cuidado espiritual:

- Buscar entender as crenças do paciente, oferecer empatia e apoio.
- Abordar o tema de forma sensível, sem promover visões de religiões ou seculares.
- Não oferecer ou insistir em crenças ou práticas específicas. O indivíduo não deve se sentir coagido.
- Nas situações clínicas críticas ou instáveis, sugere-se postergar a anamnese espiritual, a não ser que a oferta seja para um familiar em sofrimento.
- A abordagem pode ser feita naturalmente durante a entrevista de aspectos psicossociais. Pode se tornar mais sutil e suave.
- Lacunas de informações sobre espiritualidade podem ser preenchidas nas reavaliações.
- Pacientes não religiosos ou reticentes ao tema devem ser respeitados. Pode-se abordar nesses casos estratégias de enfrentamento de doenças prévias.
- A negativa ou percepção de desconforto diante da abordagem devem ser vistas como um alerta para dificuldades e conflitos com o tema.

Boas práticas comportamentais:

- O profissional deve se mostrar sensível e acolhedor com as crenças e práticas religiosas.
- Evitar comentários jocosos das diferentes práticas, vestimentas ou objetos religiosos.
- Evitar tocar o paciente ou seus familiares, pedir licença antes de realizar as atividades assistenciais, como banho, verificação de sinais vitais e curativos.
- Não tocar em objetos sagrados deixados no leito ou próximo a ele.
- Evitar frases motivacionais genéricas que possam estar em desacordo com o que o paciente acredita.
- Perguntar sempre se o paciente tem alguma preferência de horário para os cuidados (pois isso pode influenciar nas suas práticas religiosas).
- Ser gentil e respeitoso; perguntas delicadas e francas são sempre uma boa opção para evitar conflitos.

DESTAQUES DESTA SEÇÃO

Nesta seção abordou-se a importância do treinamento e da comunicação entre os membros da equipe de prestação de assistência em saúde para oferecer o cuidado espiritual adequado. A utilização de escalas padronizadas de triagem constitui uma ferramenta prática e útil, podendo inclusive minimizar barreiras como falta de conhecimento ou a incerteza sobre a receptividade. Também foram apresentadas sugestões de boas práticas comportamentais para o cuidado espiritual.

DIREITOS DO PACIENTE E DEVERES DA INSTITUIÇÃO

Muitas acreditações de qualidade hospitalar internacionais exigem hoje que haja uma prestação de serviços hospitalares que respeitem valores e crenças espirituais e religiosas dos internados[31]. Entretanto, não especificam de que maneira essa demanda deverá ser avaliada e atendida, deixando as instituições livres para definir como abordarão a assistência e qualificarão seus colaboradores para atender a essas demandas.

Em outros países observa-se maior estruturação desse processo. Há pouco mais de 10 anos foi publicado no *Diário da República* de Portugal um decreto-lei que estabelece a regulamentação da assistência espiritual e religiosa nos estabelecimentos do Serviço Nacional de Saúde (SNS). Essa norma visou assegurar condições que permitam a prestação da devida assistência aos indivíduos e garante que é dever do Estado ofertar as condições adequadas para o exercício da assistência espiritual nas instituições públicas. Para tanto, obriga as unidades a fornecer apoio administrativo e logístico necessário à prestação da assistência, indicando inclusive um número-base de um assistente espiritual para cada 400 leitos, além de garantir inclusive espaço físico para a realização dos cultos e transporte para aqueles indivíduos que desejem realizar seus rituais em ambiente religioso de sua preferência, desde que tenha condições clínicas para se ausentar do ambiente hospitalar por um período[32,33].

Nesse sentido, nos vemos diante de uma necessidade de melhor estruturação das instituições brasileiras para prestar assistência espiritual. A seguir, deixo uma sugestão para a elaboração de projeto de implantação de serviço de assistência espiritual, que abranja os seguintes tópicos básicos, de acordo com fundamentação legal regente (Quadro 4).

QUADRO 4 Leis brasileiras relacionadas ao apoio espiritual hospitalar

Lei federal n. 9.982, de 14 de julho de 2000

Art 1º Aos religiosos de todas as confissões assegura-se o acesso aos hospitais da rede pública ou privada, bem como aos estabelecimentos prisionais civis e militares, para dar atendimento religioso aos internados, desde que em comum acordo com estes, ou com seus familiares no caso de doentes que já não mais estejam no gozo de suas faculdades mentais.

Art 2º Os religiosos chamados a prestar assistência nas entidades definidas no art 1º deverão, em suas atividades, acatar as determinações legais e normas internas de cada instituição hospitalar ou penal, a fim de não pôr em risco as condições do paciente ou a segurança do ambiente hospitalar ou prisional.

Decreto estadual (SP) n. 44.39, de 10 de novembro de 1999

Regulamenta a prestação de assistência religiosa nas entidades civis e militares de internação coletiva de que trata a Lei n. 10.066, de 21 de julho de 1998. Mário Covas, Governador do Estado de São Paulo, no uso de suas atribuições legais, decreta:

Art 1º A prestação de assistência religiosa nos hospitais da rede pública e privada, manicômios e estabelecimentos penitenciários do Estado é garantida aos representantes de todas as crenças, atendidos os requisitos previstos neste regulamento.

§ 1º A prática de culto envolvendo cerimônias coletivas somente será realizada em local apropriado dos hospitais e estabelecimentos penais.

§ 2º Em situações urgentes, a assistência religiosa poderá ser fora dos horários normais de visita.

Art 2º Nenhum paciente acolhido nos hospitais da rede pública ou privada e nenhum preso ou internado nos estabelecimentos penais do Estado será obrigado a participar de atividade religiosa ou aceitar os serviços religiosos.

Parágrafo único. Na impossibilidade de manifestação da própria vontade, a autorização para a prestação dos serviços deverá ser providenciada por familiares.

Sugere-se[34]:

- Elaboração e apresentação do projeto a ser implantado (seja com contratação de capelania ou com adesão de grupos voluntários ou ambos), que inclua os objetivos, normas institucionais a serem cumpridas, termos de adesão etc.
- Desenho dos fluxos de acordo com a dinâmica e o funcionamento de cada instituição.
- Exigência/treinamento para: conhecimento referente a infecções hospitalares e comportamento exigido pelas comissões de controle de infecção hospitalar.
- Exigência/treinamento para conhecimento básico em psicologia para melhor compreensão das fases do adoecimento e luto.

- Esclarecimentos sobre o voluntariado de acordo com a instituição.
- Abrangência de todas as religiões com as apresentações devidas no projeto.
- Entrevista realizadas pela direção do projeto, ou comissão de assistência religiosa e espiritual local, após capacitação básica.
- Após aprovação, recebimento de crachá e preenchimento de termo de responsabilidade para cumprir itens de postura e presença da prática hospitalar.
- Após treinamento, iniciar a assistência espiritual de acordo com as seguintes normativas práticas e compromisso ético dos assistentes:
  - Dirigir-se ao posto de enfermagem para receber as devidas orientações em relação à situação clínica daquele indivíduo que solicitou a visita, além de receber a devida paramentação, quando necessário, bem como informações para evitar entrar no leito durante a realização de procedimentos médicos e de enfermagem.
  - Higienizar as mãos e sempre que possível evitar o toque.
  - Conversar com a enfermagem previamente para autorização quando da utilização de óleos ou oferta de líquidos e/ou alimentos.
  - Limitar-se a prestar a assistência espiritual somente àqueles que a desejarem.
  - Manter sigilo em relação ao indivíduo que recebeu a assistência prestada, bem como seus dados pessoais e condições de saúde.
  - Preencher os devidos formulários e relatórios quando solicitado pela instituição.

DESTAQUES DESTA SEÇÃO

Muitas acreditações internacionais de qualidade hospitalar exigem hoje que haja uma prestação de serviços hospitalares que respeitem valores e crenças espirituais e religiosas dos internados, mas ainda sem grandes especificações para a estruturação dos processos nas instituições ou como qualificar seus colaboradores. Nesta seção foi apresentada uma sugestão de projeto de prestação de assistência religiosa hospitalar de acordo com a fundamentação legal regente.

INFRAESTRUTURA: ESPAÇO MULTIFÉ, RECURSOS DIVERSOS

A assistência espiritual pode ser ofertada no próprio leito do paciente, desde que cumpridas as normas de higiene, horários e respeitando o silêncio e o descanso dos outros pacientes do setor. É recomendável que as instituições permitam a presença de familiares juntamente com o assistente religioso, quando o paciente assim o desejar, mesmo que ultrapasse o limite de visitas estipulados pela instituição, desde que não prejudique a movimentação do corpo clínico e assistência dos demais pacientes.

Para voluntários, é razoável oferecer transporte e/ou estacionamento, quando possível. Sugere-se a liberação das visitas religiosas fora dos horários de visita estipulados pelas instituições, principalmente em situações de urgência, desde que cumpridas as normas institucionais, orientações das comissões de infecção hospitalar e respeitando o silêncio e o descanso dos demais pacientes.

Quando a assistência é realizada para os familiares de indivíduos doentes ou há necessidade de um espaço físico de oração e meditação ou encontro social de pessoas passando por situações similares, ter um espaço multifé traz grandes benefícios, inclusive para os próprios colaboradores das unidades de saúde, que podem usufruir desse recurso. É importante que seja um espaço de "neutralidade", sem referências religiosas específicas, a fim de garantir a universalidade de acesso e evitar privilégios. A proposta é que seja um espaço de contemplação, reflexão e paz, para pessoas de todas as denominações religiosas, crenças e não crenças[35]. Se na instituição houver espaço físico disponível, mesmo que pequeno, pode-se realizar um projeto arquitetônico de um ambiente com alguns assentos alinhados, com iluminação que sugira contemplação, eventualmente imagens de natureza e sem referências religiosas.

DESTAQUES DESTA SEÇÃO

Conclui-se que não é preciso grandes recursos para a prestação de assistência religiosa nos hospitais. Esta pode ser realizada no próprio leito do paciente, e objetos e alimentos específicos podem ser levados pelo religioso ou familiares, desde que previamente autorizados pela instituição. Ter um espaço multifé, mesmo que pequeno e despojado, pode ser de grande valia para familiares e colaboradores contarem com um local de contemplação e paz.

REFERÊNCIAS BIBLIOGRÁFICAS

1. Claro S, Vitorino Vieira N, Cristina Cândido V, Cristina Borragini Abuchaim S, Chaves de Souza V. Capelania hospitalar: um cuidado com o paciente no Hospital Universitário da Universidade Federal São Paulo. Poliética – Revista de Ética e Filosofia Política. 2021;9(2):97-126. https://doi.org/10.23925/politica.v9i2.56844.

2. Brasil. Constituição da República Federativa do Brasil. Título II, Capítulo I: Dos Direitos e deveres Individuais e Coletivos. 1988. Disponível em: http://www.planalto.gov.br/ccivil_03/constituicao/constitui%C3%A7ao.htm. Acesso em: 22 fev. 2024.
3. Soares RT. As associações médico-espíritas e a difusão de seu paradigma de ciência e espiritualidade [dissertação – Mestrado em Ciência da Religião]. Universidade Federal de Juiz de Fora; 2010. Disponível em: https://repositorio.ufjf.br/jspui/handle/ufjf/2539. Acesso em: 22 fev. 2024.
4. Büssing A, Baumann K, Hvidt NC, Koenig HG, Puchalski CM, Swinton J. Spirituality and health. Evidence-Based Complementary and Alternative Medicine. 2014; p.1-2. https://doi.org/10.1155/2014/682817.
5. Graves DL, Shue CK, Arnold L. The role of spirituality in patient care. Academic Medicine. 2002;77(11):1167. https://doi.org/10.1097/00001888-200211000-00035.
6. Bridge DT, Bennett KS. "Spirituality, suffering, and healing": a learning option for Western Australian medical students. Journal of Pain and Symptom Management. 2014;47(3):659-65. https://doi.org/10.1016/j.jpainsymman.2013.09.022. Acesso em: 22 fev. 2024.
7. The Joint Commission. Advancing effective communication, cultural competence, and patient- and family-centered care: a roadmap for hospitals. Oakbrook Terrace printer, IL (USA), 2010. Disponível em: https://www.jointcommission.org/-/media/tjc/documents/resources/patient-safety-topics/health-equity/aroadmapforhospitalsfinalversion727pdf.pdf. Acesso em: 22 fev. 2024.
8. Ford T, Tartaglia A. The development, status, and future of healthcare chaplaincy. Southern Medical Journal. 2006;99(6):675-9. https://doi.org/10.1097/01.smj.0000220893.37354.1e.
9. NHS, England. NHS chaplaincy – guidelines for NHS managers on pastoral, spiritual and religious care. Disponível em: https://www.england.nhs.uk/wp-content/uploads/2023/08/B1073i-nhs-chaplaincy-guidelines-for-nhs-managers-on-pastoral-spiritual-and-religious-care-august-23.pdf. Acesso em: 22 fev. 2024.
10. Marie Curie Cancer Care. Spiritual and religious care competencies for specialist palliative care. Marie Curie Cancer Care, London, 2003. Disponível em http://ahpcc.co.uk/pdf/spiritcomp.pdf. Acesso em: 22 fev. 2024.
11. Association of Hospice and Palliative Care Chaplains. Standards for hospice and palliative care chaplaincy. Association of Hospice and Palliative Care Chaplains, London (UK), 2.ed. Disponível em: http://ahpcc.co.uk/pdf/ahpccstandards2006.pdf. Acesso em: 22 fev. 2024.
12. Flannelly KJ, Emanuel LL, Handzo GF, Galek K, Silton NR, Carlson M. A national study of chaplaincy services and end-of-life outcomes. BMC Palliative Care. 2012;11:10. https://doi.org/10.1186/1472-684X-11-10.
13. Jacobucci N. Perdas e luto: educação para a morte. Capelania: a importância do cuidado espiritual em cuidados paliativos. 2018. Disponível em: https://perdaseluto.com/2018/07/18/capelania-a-importancia-do-cuidado-espiritual-em-cuidados-paliativos/. Acesso em: 22 fev. 2024.
14. Nanda M, Sharma R. A review of patient satisfaction and experience with telemedicine: a virtual solution during and beyond covid-19 pandemic. Telemedicine Journal and e-Health – The Official Journal of the American Telemedicine Association. 2021;27(12):1325-31. https://doi.org/10.1089/tmj.2020.0570.
15. Diário Oficial da União. Lei n. 14.198, de 2 de setembro de 2021. Disponível em: https://www.lexml.gov.br/urn/urn:lex:br:federal:lei:2021-09-02;14198. Acesso em: 22 fev. 2024.
16. Diário Oficial da União. Resolução Conselho Federal de Medicina n. 2.314, de 20 de abril de 2022. Disponível em: https://www.in.gov.br/web/dou/-/resolucao-cfm-n-2.314-de-20-de-abril-de-2022-397602852. Acesso em: 22 fev. 2024.
17. Sprik P, Keenan AJ, Boselli D, et al. Feasibility and acceptability of a telephone-based chaplaincy intervention in a large, outpatient oncology center. Support Care Cancer. 2021;29:1275-85. https://doi.org/10.1007/s00520-020-05598-4.
18. Combinato DS, Queiroz MS. Morte: uma visão psicossocial. Estudos de Psicologia (Natal). 2006;11(2):209-16. https://doi.org/10.1590/S1413-294X2006000200010.

19. Kovacs MJ. Educação para a morte: um desafio na formação de profissionais de saúde e educação [tese de livre-docência]. São Paulo: Universidade de São Paulo; Instituto de Psicologia; 2002. https://doi.org/10.11606/T.47.2002.tde-06122018-114735.
20. da Silva VL. Da assistência religiosa à assistência espiritual no âmbito hospitalar. [Syn]Thesis (Cadernos do Centro de Ciências Sociais da Universidade do Estado do Rio de Janeiro). 2013;6(2):195-206. Disponível em: https://www.e-publicacoes.uerj.br/index.php/synthesis/article/viewFile/13618/10420. Acesso em: 22 fev. 2024.
21. Comissão Nacional da Pastoral da Saúde. Manual de assistência espiritual e religiosa hospitalar. 9.ed. Portugal, 2010. Disponível em: https://esesfm.pt/wp-content/uploads/2020/12/manual_assist_espiritual.pdf. Acesso em: 22 fev. 2024.
22. Federação das Associações Muçulmanas do Brasil. Pilares do Islã. Disponível em: https://www.fambras.org.br/ar/alcorao-sagrado. Acesso em: 22 fev. 2024.
23. Congregação Israelita Paulista. Chevra Kadisha, perguntas frequentes. Disponível em: https://cip.org.br/chevra-kadisha-perguntas-frequentes/. Acesso em: 22 fev. 2024.
24. Chevra Kadisha. Associação Cemitério Israelita de São Paulo. Disponível em: chevrakadisha.org.br. Acesso em: 22 fev. 2024.
25. Wettstein MF, Alves LF, Goldim JR. Restrição alimentar por motivação religiosa e coerção: dados preliminares. Clinical and Biomedical Research. 2010;30(3). Disponível em https://seer.ufrgs.br/index.php/hcpa/article/view/15479. Acesso em: 22 fev. 2024.
26. Association of Corporate Governance Practitioners. ACGP handbook: the essential guide to corporate governance (Revised Jun 2022 ed.). 2019. Disponível em: https://acgp.co.uk/downloads/2019-ACGP-Handbook_Revised-Jun-2022.pdf. Acesso em: 22 fev. 2024.
27. Vermandere M, De Lepeleire J, Smeets L, Hannes K, Van Mechelen W, Warmenhoven F, et al. Spirituality in general practice: a qualitative evidence synthesis. The British Journal of General Practice – The Journal of the Royal College of General Practitioners. 2011;61(592):e749-e760. https://doi.org/10.3399/bjgp11X606663.
28. Puchalski C, Romer AL. Taking a spiritual history allows clinicians to understand patients more fully. Journal of Palliative Medicine. 2000;3(1):129-37. https://doi.org/10.1089/jpm.2000.3.129.
29. Anandarajah G, Hight E. Spirituality and medical practice: using the Hope questions as a practical tool for spiritual assessment. American Family Physician. 2001;63(1):81-9. Disponível em: https://www.aafp.org/pubs/afp/issues/2001/0101/p81.pdf. Acesso em: 22 fev. 2024.
30. Koenig HG. An 83-year-old woman with chronic illness and strong religious beliefs. JAMA. 2002;288(4):487-93. https://doi.org/10.1001/jama.288.4.487.
31. Joint Commission International. Joint Commission International Accreditation Standards for Hospitals. 5.ed. 2014.
32. Ministério da Saúde de Portugal (2009). Regulamentação da assistência espiritual e religiosa nos hospitais e outros estabelecimentos do Serviço Nacional de Saúde (SNS) - Decreto-Lei n. 253/2009. Disponível em: https://diariodarepublica.pt/dr/detalhe/decreto-lei/253-2009-490426. Acesso em: 22 fev. 2024.
33. Assembleia da República de Portugal. Lei da Liberdade Religiosa - Lei n. 16/2001. Disponível em: https://diariodarepublica.pt/dr/detalhe/lei/16-2001-362699. Acesso em: 22 fev. 2024.
34. Igreja Messiânica Mundial do Brasil. Plano de expansão. São Paulo: Divisão de Expansão; 2013.
35. Giumbelli EA. O que é um ambiente laico? Espaços (inter)religiosos em instituições públicas. Cultura y Religión (Chile). 2013;7(2):32-47. Disponível em: https://lume.ufrgs.br/handle/10183/106575. Acesso em: 22 fev. 2024.

7

Apoio interfé e humanístico-existencial

Marcelo Saad
Roberta de Medeiros

INTRODUÇÃO

Na área da saúde há uma atenção crescente à dimensão espiritual e à necessidade colaborativa para o cuidado centrado no paciente. Uma parte das pessoas que procuram assistência em saúde mental manifesta questões existenciais ou espirituais. A assistência religiosa-espiritual em saúde pode ser definida como a atenção profissional ao mundo subjetivo de fé do assistido, mundo composto de percepções, suposições, sentimentos e crenças sobre a relação do sagrado com sua doença, tratamento, e sua recuperação ou possível morte[1]. Tal assistência precisa estar alinhada à crescente diversidade social que leva à pluralidade religiosa e espiritual.

O apoio religioso tradicional em evolução

Originalmente, a assistência era relacionada a uma denominação religiosa específica, quando um ministro ordenado oferecia aconselhamento ou praticava rituais. A abordagem convencional de capelania denominacional específica tem a vantagem de superar barreiras teológicas, culturais e linguísticas. Porém, uma desvantagem óbvia é o grande número de capelães denominacionais específicos que precisariam estar disponíveis.

Até bem pouco tempo atrás, o atendimento espiritual era prestado por ministros religiosos que eram representantes de suas próprias congregações. A capelania era convencionalmente baseada na prestação de cuidados no contexto de tradições religiosas específicas. Os processos progressivos de secularização e pluralização levaram a uma paisagem religiosa multifacetada e de fronteiras pouco nítidas. O cuidado espiritual deve tornar-se cada vez mais liberto de ações baseadas em visão religiosa e cada vez mais ligado ao cuidado centrado na pessoa.

A assistência espiritual em saúde mudou gradualmente de uma atividade baseada na religião para uma atividade mais ampla de cuidar de todas as necessidades existenciais. Saiu da prestação de cuidados padronizados para um apoio espiritual mais individualizado. Hoje em dia, os capelães cuidam cada vez mais de pacientes com uma espiritualidade diferente da sua.

A espiritualidade sempre foi o foco principal dentro da capelania, mesmo quando o cuidado religioso era realizado por ministros ordenados. Em sociedades religiosamente pluralizadas, capelães frequentemente cuidam de assistidos com uma orientação de fé diferente da sua. Reconhecer essa realidade de pluralismo e diversidade é necessário para a plena integração do apoio espiritual no contexto da saúde. Essa evolução está em sintonia com mudanças socioculturais amplas que impactaram as sociedades ocidentais.

Uma grande mudança na assistência espiritual já está em curso: a evolução do oferecimento de um ministério puramente religioso para se adaptar à era secular. O que começou como um ministério cristão no contexto da saúde está se transformando em uma forma secularizada de serviço terapêutico. No entanto, alguns religiosos poderiam considerar essa mudança a deformação de uma tradição pastoral de longa data.

Os capelães são desafiados a se preparar para mudanças significativas à medida que modelos mais antigos de assistência dão lugar a outros mais adequados ao clima espiritual em mudança. Há uma distinção cada vez maior entre cuidado religioso e cuidado espiritual; essa separação representa desafios significativos para os capelães.

A complexidade da autodesignação religiosa

A prática da autodesignação religiosa permite que as pessoas expressem sua identidade em diferentes níveis[2]: um nível individual, um nível relacional, um nível de grupo pequeno e um nível de grupo grande (social). Por exemplo, algumas pessoas poderiam perceber sua identidade religiosa em termos de uma característica pessoal, enquanto outras como o pertencimento a um grupo.

O perfil de afiliações religiosas está mudando dinamicamente, com uma tendência de secularização para algumas pessoas e multiculturalismo para outras. "Espiritual, mas não religioso" parece ser uma autodesignação cada vez mais popular para indivíduos questionados sobre sua afiliação religiosa[3]. Eles formam uma população heterogênea e podem se identificar assim por terem crenças fora de padrões ou por quererem se distanciar da religião formal.

Paralelamente à pluralidade de visões de mundo e tradições espirituais, as pessoas de visão secular também estão em busca de significado em suas vidas. Esse é um paradoxo interessante, mas também desafiador, de muitas sociedades ocidentais.

Um estudo[4] mapeou o cenário religioso no Brasil por uma pesquisa *online* de abrangência nacional, representando todas as regiões do país. Os pesquisadores preferiram usar a questão "Qual é a melhor opção abaixo para definir sua afiliação religiosa atual?", em vez de simplesmente perguntar "Qual a sua religião?". O cuidado em usar os termos "melhor opção" e "atual" reflete o reconhecimento de que muitas pessoas se identificam com valores pertencentes a mais de uma denominação.

Um achado curioso desse estudo foi que agnósticos e ateus apareceram com números bem maiores do que em outras pesquisas por entrevistas presenciais. Possivelmente o anonimato da pesquisa *online* facilitou a expressão de respostas que teriam sido inibidas nas entrevistas presenciais passadas.

Uma sociedade secular e pluralista

A sociedade ocidental manifesta cada vez mais sua espiritualidade sem se basear em pilares religiosos específicos ou em visões de mundo claramente delineadas. Vários desenvolvimentos marcam o papel e a expressão da religião e da espiritualidade nos últimos anos. Uma pluralidade inédita está ocorrendo em conjunto com o aumento da diversidade étnica associada à migração global. As nações seculares democráticas são desafiadas a alcançar uma coesão social diante da crescente diversidade espiritual e cultural.

Nas últimas décadas, as sociedades ocidentais têm passado por uma progressiva secularização que tem levado a uma diminuição da religião institucionalizada. Ao mesmo tempo, processos de migração, globalização e surgimento de novas formas de espiritualidade e hibridismo levaram a uma diversidade de posições religiosas[5].

Existem muitas razões para o declínio dos papéis tradicionais das religiões; dentre elas se destacam: o crescimento das religiões minoritárias, a proteção da liberdade religiosa sob a legislação de igualdade, a integração de múltiplos valores para a formação do sistema de crenças individual, e a porcentagem de pessoas que se identificam como não seguindo alguma religião.

Com a diversidade da paisagem espiritual, o atendimento às necessidades espirituais tornou-se um processo complexo que envolve assistidos de qualquer fé ou mesmo nenhuma fé.

DESTAQUES DESTA SEÇÃO

A assistência espiritual em saúde mudou gradualmente de uma atividade baseada na religião para uma atividade mais ampla de cuidar de todas as necessidades existenciais. Em sociedades religiosamente pluralizadas, capelães frequentemente cuidam de assistidos com uma orientação de fé diferente da sua. O perfil de afiliações religiosas está mudando dinamicamente, com uma tendência de secularização para algumas pessoas e multiculturalismo para outras. Paralelamente à pluralidade de visões de mundo e tradições espirituais, as pessoas de visão secular também estão em busca de significado em suas vidas. A sociedade ocidental manifesta cada vez mais sua espiritualidade sem se basear em pilares religiosos específicos ou em visões de mundo claramente delineadas. Com a diversidade da paisagem espiritual, o atendimento às necessidades espirituais tornou-se um processo complexo que envolve assistidos de qualquer fé ou mesmo nenhuma fé.

MODELO INTERFÉ DE APOIO ESPIRITUAL

Inicialmente, vale a pena fazer um esclarecimento sobre por que o conceito de atuação interfé é mais adequado do que multifé[6]. Neste último, o prefixo "multi" indica engajamento em um diálogo respeitoso, mas cada uma das partes permanece dentro de seu conhecimento. Portanto, a atuação multifé seria uma atividade cuja dinâmica é paralela em vez de interativa, e não criaria algo novo.

Já o conceito interfé propõe uma mescla de conhecimento, concentrando-se nas verdades comuns a várias crenças, em uma atividade interativa colaborativa. Além disso, em termos conceituais, é preferível a expressão interfé a "inter-religioso", pois algumas crenças não estão dentro de religiões formais. O termo "ecumênico" é frequentemente usado como sinônimo de interfé, mas essa associação é inadequada. Ecumenismo se refere aos elementos comuns das diversas denominações cristãs, portanto não abrange todas as religiões.

Quando necessário, o apoio espiritual pode ser feito em um modelo interfé, se o ofertador for treinado para responder a necessidades universais que transcendam uma religião. O modelo interfé de cuidado espiritual representa uma prática profissional secularizada em contraste com a capelania de base religiosa. Esta última poderia continuar a ser um serviço aplicável especificamente aos pacientes com necessidades religiosas. Porém, a proposta interfé é necessária para estender o cuidado espiritual para todos os pacientes.

A grande desvantagem dos capelães genéricos é que eles não podem se juntar ao culto com pacientes de uma fé diferente da sua, nem podem usar os métodos espirituais, que uma determinada fé usaria para atender às necessidades específicas do paciente – como a absolvição para um cristão.

Formação em capelania profissional de saúde

Muitos criticam o termo "capelania interfé", alegando que a palavra "capelania" estaria ligada apenas à tradição cristã. De fato, a atividade de capelania vem do sacerdote católico que assistia os militares em batalha. Porém, ao longo do tempo, o termo "capelania" passou a ser sinônimo de apoio espiritual oferecido em qualquer religião. Assim, hoje existe a figura dos capelães judeu, muçulmano e hindu; por extensão, o apoio que independa de afiliação religiosa é a capelania interfé.

Comumente, o apoio espiritual em contexto de saúde é associado à figura do capelão, mas há diversas outras possibilidades. Capelães são praticantes de cuidados espirituais, mas nem todos os praticantes de cuidados espirituais são capelães. A capelania interfé é praticada por profissionais submetidos a um treinamento amplo para garantir que sejam capazes de cumprir um papel genérico, se solicitado.

Na América do Norte, muitos hospitais contam com capelães, que podem ser meramente clérigos designados por uma congregação religiosa. Porém, as organizações de capelania profissional locais acreditam que os capelães de saúde certificados estão mais bem preparados. Tal certificação requer um diploma de pós-graduação em teologia ou equivalente, 1.600 horas de educação pastoral clínica, o endosso de um grupo religioso, e 2 mil horas de experiência de trabalho[7]. A partir desses requisitos, as organizações têm um conjunto comum de padrões para conferir a certificação. O profissional adere ao código de ética de capelães profissionais, e deve investir em educação continuada para garantir sua recertificação periódica.

A criação de um curso de especialização em capelania interfé no Brasil seria um projeto audacioso, com incontáveis desafios. O ineditismo da ideia no país não possibilitaria o uso de outras experiências como exemplos para aprendizado, embora tenhamos referências internacionais. Inicialmente seria necessário o reconhecimento do curso por algum órgão regulador nacional de ensino.

A seleção de candidatos elegíveis a frequentá-lo seria outro impasse, já que muitas religiões não possuem uma ordenação clerical formal. O conteúdo curricular teria uma complexidade difícil de organizar e certamente estaria sujeito a polêmica. Por fim, a parte prática de um curso dessa natureza e os critérios de aprovação ou reprovação seriam os derradeiros desafios. Mas os obstáculos não são intransponíveis, de modo que esse curso permanece como um objetivo atingível.

Um capelão interfé poderia oferecer suporte independente de filiação religiosa, conectando o assistido à sua referência espiritual original. Ele teria alguma formação para atuar no ambiente de saúde, poderia registrar em prontuários, participar de visitas clínicas e discussões de caso. O capelão assim treinado poderia responder às necessidades universais que transcendem a religião. O atendimento pode ser individualizado (com privacidade e customização para um assistido por vez) ou coletivo (pequenos grupos de pessoas com características comuns).

Certos critérios mínimos devem ser atendidos, incluindo treinamento básico, compromisso com o desenvolvimento profissional contínuo e um papel de defesa para atender às necessidades práticas, como o fornecimento de culto adequado. Além disso, os apoiadores religiosos devem ter a habilidade de prestar assistência espiritual, e o serviço deve ser abrangente, transparente e responsável.

No Brasil já se desenvolveu a ideia de regulamentar a profissão de capelão cristão por lei federal (Projeto de Lei n. 6.817-A, de 2006). Porém, a inadequação do texto levou à rejeição do projeto pela Câmara dos Deputados: ele favoreceria um grupo religioso específico e se restringiria ao ecumenismo cristão. Por enquanto, em nosso país, os capelães de saúde continuam a ser ministros religiosos comissionados por uma congregação para atuar na instituição. Eles não passam por uma formação específica sobre como interagir com uma equipe multiprofissional de saúde. Muitos conseguem superar esse desafio por métodos autodidáticos e cumprem a contento sua função. Porém, o maior desafio permanece sendo cuidar do assistido independentemente de sua afiliação religiosa, em um modelo interfé.

Apoio a ateus, agnósticos e afins

O cuidado espiritual por si só não atende às necessidades mais amplas do paciente não religioso. Modelos denominacionais ou confessionais tradicionais de capelania não se encaixam na pluralidade espiritual atual. Dado que a paisagem contemporânea da crença é plural, para que qualquer definição de espiritualidade ganhe ampla aceitação, ela deve ser significativa também para crentes religiosos, espiritualistas, livres pensadores e não crentes.

Quando se pensa em recursos para o bem-estar espiritual, há uma associação automática com aqueles especificamente religiosos. Estes podem incluir o fortalecimento da oração, dos rituais sagrados e dos símbolos religiosos; ler e/ou refletir sobre escrituras religiosas ou outras leituras inspiradoras; sentir uma conexão com uma comunidade de fé; e receber aconselhamento doutrinário. Porém, algumas pessoas se consideram não religiosas e podem nutrir sua dimensão espiritual com elementos neutros, como:

- Investir em autocuidado, reflexão pessoal e escolhas de estilo de vida.
- Sentir-se conectado a algo maior, despertando para o amor incondicional.
- Estar aberto à inspiração de *insights* e sua voz interior.
- Obter apoio de visões de mundo filosóficas e humanísticas.
- Passar mais tempo com a natureza, arte e práticas contemplativas.
- Identificar o que é significativo para você e abrir espaço para isso.
- Cultivar otimismo, esperança, gratidão e bom humor.
- Buscar a grandiosidade nos pequenos milagres cotidianos.
- Praticar ações sociais com solidariedade e compaixão.
- Praticar meditação, como modalidades transcendentais ou de atenção plena.

Indo mais adiante, ateus, agnósticos e afins podem ter crenças genéricas e questões sobre significado e propósito e podem estar passando por uma crise existencial. Intervenções seculares mais específicas incluem ações por argumentos da filosofia, que poderiam construir uma "espiritualidade laica"[8]. A filosofia, ao descrever o que é uma vida boa e bem-sucedida, poderia nos ajudar a superar o que nos impediria de sermos inteiros. A filosofia propõe a salvação de nossos medos pela razão (não pela fé, diferentemente da religião). A filosofia apresenta três questões básicas: como é o mundo em que vivemos; a moral que nos permite viver juntos; qual é o sentido e propósito da vida.

Esses pacientes sem uma denominação religiosa também poderiam ser assistidos por práticas contemplativas de uma denominação não teísta. O exemplo mais conhecido é o treinamento de atenção plena (*mindfulness*), que foi secularizado e integrado a várias terapias eficazes sem referência aos ensinamentos e filosofia budistas. O modelo mais estudado cientificamente é aquele padronizado com a sigla MBSR (de *Mindfulness-Based Stress Reduction*).

Efetividade de alguns modelos

No Reino Unido, a noção de capelania multiétnica foi introduzida pela primeira vez em uma iniciativa dos anos 1980[9]. Treinados para oferecer consciência cultural, eles foram cada vez mais solicitados a ajudar a suprir as necessidades espirituais de pacientes de minorias étnicas e suas famílias. O reconhecimento de tal necessidade para o serviço posteriormente se traduziu em algumas áreas para o recrutamento de líderes religiosos preparados para doar seu tempo de forma voluntária. Esses serviços eram irregulares, muitas vezes sendo prestados por indivíduos sem treinamento adequado, ou controle de qualidade sobre os cuidados prestados. No entanto, o progresso foi sendo feito com o desenvolvimento de serviços espirituais abrangentes.

Um estudo[10] avaliou a eficácia de uma intervenção interfé sobre o transtorno de ansiedade generalizada. A intervenção foi adaptada para focar os ensinamentos básicos encontrados em sete tradições religiosas ocidentais e orientais, tornando-a aplicável a pacientes de diversas origens. As práticas foram projetadas para cultivar virtudes como bondade, amor, alegria, paz, visão, sabedoria e generosidade. A intervenção com base espiritual se saiu melhor do que a psicoterapia de apoio na diminuição da ansiedade, gravidade da doença, intolerância à incerteza e no bem-estar espiritual. Os ganhos do tratamento foram mantidos em 3 meses de acompanhamento.

Um artigo britânico[11] relata o trabalho de uma equipe de capelania interfé em um hospital geral fora de Londres. A importância da capela como espaço de culto diminuiu, e visitantes de todas as fés (ou nenhuma) agora ministram em espaços seculares em todo o hospital. Isso é um reflexo de seu trabalho se tornando mais espiritual do que religioso, no contexto de uma cultura em mudança, considerada religiosamente plural e secular.

Um estudo holandês[12] investigou se diferenças religiosas entre cuidador e assistido têm algum impacto no desenvolvimento do cuidado espiritual. Ao consultar 209 clientes e 45 capelães hospitalares, verificou-se que os encontros de fé concordante foram avaliados tão positivamente quanto os de fé discordante. Porém, vale ressaltar que a Holanda é uma sociedade multicultural, com uma população que tende a relativizar a importância da religiosidade individual.

Modelos simplificados de apoio espiritual em saúde poderiam ser um bom ponto de partida. Por exemplo, um artigo[13] descreve a formação do modelo escocês de Capelania Comunitária de Escuta. Os capelães passam por um treinamento dedicado para se tornarem ouvintes. Eles têm 4 dias intensivos de teoria e reflexão cara a cara, seguidos por 6 meses de estágio supervisionado por um mentor especialmente treinado. A supervisão é pelo menos mensal, mas depois de 6 meses, se for aprovado pelo mentor como competente, a supervisão do ouvinte reduz de mensal para trimestral, embora o suporte esteja sempre disponível, se necessário.

DESTAQUES DESTA SEÇÃO

O apoio espiritual pode ser feito em um modelo interfé, se o ofertador for treinado para responder a necessidades universais que transcendam uma religião. Um capelão interfé poderia oferecer suporte independente de filiação religiosa, conectando o assistido a sua referência espiritual original. Na América do Norte, organizações de capelania profissional certificam capelães de saúde com uma formação bem sistematizada. Tal especialização no Brasil seria um projeto audacioso, com incontáveis desafios; mas os obstáculos não são intransponíveis, de modo que o objetivo permanece atingível. Ateus, agnósticos e afins podem ter crenças genéricas e questões sobre significado e propósito e podem estar passando por uma crise existencial. Eles podem nutrir sua dimensão espiritual com elementos neutros (não religiosos), por argumentos da filosofia ou por práticas contemplativas. Vários estudos avaliaram positivamente a efetividade de alguns modelos estrangeiros de ação interfé.

APOIO INTERFÉ NA PRÁTICA

Há diversos agentes, mais ou menos óbvios, que podem e devem estar envolvidos no processo de apoio espiritual. De acordo com seu grau de sua capacitação formal e experiência, eles podem estar em grupos denominados "generalistas" ou "especialistas. O próprio profissional de saúde faz parte do primeiro grupo, pois pode fazer uma breve triagem espiritual e antecipar possíveis impactos de crenças no tratamento. Outro nesse grupo é o voluntário treinado para apoio espiritual, que, independentemente de afiliação religiosa, agirá para conectar o assistido com seu referencial espiritual.

Entre os "especialistas", encontra-se o ministro religioso da comunidade que venha ao hospital por demanda pontual. Ele pode oferecer cuidados pastorais específicos de sua tradição, como sacramentos, se essa for a demanda do assistido. Também nessa categoria está o capelão com vínculo institucional que tenha educação pastoral clínica. Diferentemente do anterior, ele tem condições de criar um plano de cuidado, anotá-lo em prontuário e discuti-lo com a equipe multiprofissional de saúde.

Os generalistas podem conduzir uma triagem espiritual, e os especialistas podem realizar uma avaliação espiritual[14]. Na triagem, pergunta-se pela importância da fé e/ou da comunidade; qual é a necessidade de assistência; e de quais recursos o paciente dispõe. O objetivo da triagem é coletar dados sobre necessidades e recursos espirituais. Na avaliação, pergunta-se quais questões transcendentais mais preocupam o paciente, objetivando a elaboração de um plano de intervenções.

Ofertadores de apoio espiritual devem ser treinados para operar com pessoas de todas as fés e também com aquelas sem uma fé. Esse trabalho é possível quando se atua dentro do próprio sistema de crença do paciente, em vez de impor respostas ou soluções. A tarefa é avaliar os pontos fortes e fracos dos próprios recursos espirituais do paciente e ajudá-lo a explorar isso a serviço de sua cura. Essa estratégia é paralela àquela usada por profissionais de saúde mental que trabalham e fortalecem os mecanismos de enfrentamento existentes do paciente, em vez de impor mecanismos estranhos[15]. A denominação pessoal do paciente entrará em jogo apenas quando rituais religiosos específicos forem necessários. Nesse ponto, o serviço precisa ter uma lista de clérigos de várias denominações religiosas disponíveis para proverem a demanda.

Os termos usados devem ser estrategicamente escolhidos para estender o oferecimento do apoio espiritual em saúde contornando os desafios da modernidade. "Capelania hospitalar" é substituído por "serviço de cuidado espiritual", no domínio secular da biomedicina e do pluralismo do serviço de saúde. "Espiritual" torna-se um rótulo ao "sistema de crenças" de qualquer paciente, independentemente de sua afiliação religiosa. A linguagem "teológica" é reformulada como uma ferramenta para conceituar a "lente espiritual"[16].

O Quadro 1 lista as principais características que poderiam nortear o oferecimento de um apoio espiritual interfé. O conteúdo foi adaptado de uma publicação anterior dos presentes autores[17].

QUADRO 1 As principais características que poderiam nortear o apoio espiritual interfé

Objetivos

- Ajudar o assistido a:
  - Encontrar significado e propósito.
  - Cultivar a esperança e a aceitação.
  - Reconhecer suas limitações e suas forças.
  - Reafirmar sua fé, independentemente de sua crença.

Avaliação e planejamento

- Discutir e explorar as necessidades e recursos do assistido.
- Identificar valores que impactem em suas escolhas.
- Desenhar um plano para incorporar valores e necessidades ao tratamento clínico.

Ações diretas com o assistido

- Discutir seus mecanismos de enfrentamento, incentivar o autocuidado e identificar suas fontes de apoio.

Infraestrutura

- Fornecer ou encontrar itens e recursos para atender às necessidades:
  - Músicas e leituras.
  - Local calmo para contemplação, reflexão.
  - Livros sagrados; folhetos de orações.
  - Material ritualístico (p. ex., velas eletrônicas).

Ações de comunicação

- Facilitar a comunicação entre paciente ou familiar e a equipe de saúde.
- Comunicar as necessidades e preocupações do assistido a outras pessoas.
- Se necessário:
  - Esclarecer conceitos com o assistido.
  - Educar a equipe de saúde sobre diversidade.

Ações em situações gravíssimas

- Preparação para o fim da vida, tomada de decisões, planejamento de cuidados.
- Encorajar autorreflexão, revisão da vida, consertar relações rompidas.
- Propor-se a caminhar com o assistido nessa jornada, compartilhando sua angústia.

Contato com o assistido

Os ofertadores de apoio espiritual tendem a variar as formas de iniciar interações com os assistidos, usando pistas verbais e não verbais. Ao entrar em um ambiente, eles procuram ver o quadro geral, seguir as orientações dos pacientes, procurar indicativos, analisar a "energia" presente e ajustar sua linguagem corporal, mantendo posturas abertas[18]. Examinar o contexto ao se engajar em comunicação não verbal pode ajudar os ofertadores a fornecer cuidados mais sensíveis e informados.

Há basicamente duas estratégias principais que os ofertadores podem usar quando trabalham com pacientes e famílias cujas origens religiosas são diferentes das deles. Por meio de treinamento e experiência, eles podem usar a técnica da neutralização ou da troca de código[19]. Neutralizar é usar uma linguagem ampla de espiritualidade que enfatiza semelhanças em vez de diferenças. Mudar de código é usar termos, rituais e práticas das pessoas a quem eles assistem.

Ao fornecer apoio interfé a pessoas de qualquer religião, o ofertador deve equilibrar as várias normas culturais e religiosas concorrentes[20]. Ou seja, ele deve respeitar as crenças do paciente e, ao mesmo tempo, ser autêntico em sua própria tradição. Ele também deve se lembrar de que está prestando serviços espirituais em uma instituição secularizada, como um hospital. Finalmente, ele deve levar em conta outros fatores sociais e culturais conflitantes, incluindo família, etnia e comunidade.

O diálogo interfé tem cinco etapas[21]:

1. Ir além da separação e da suspeita (deixando de lado estereótipos e preconceitos).
2. Interagir mais abertamente (evitando críticas à outra cultura).
3. Compartilhar tanto as partes fáceis quanto as difíceis (não ignorando erros históricos de autoridades religiosas).
4. Ir além do território seguro (redescobrindo-se na relação com o outro).
5. Explorar as práticas espirituais de outras tradições (buscando formular um diálogo aberto).

Um profissional treinado para atender às necessidades espirituais deve ser integrado não apenas nas atividades assistenciais, mas também na educação dos profissionais de saúde. Na parte assistencial, o cuidador espiritual, como membro da equipe interdisciplinar, colabora nos planos de cuidados para os pacientes e mantém a comunicação sempre aberta. Na parte educativa à equipe de saúde, podem ser convidados a apresentar sessões de ensino sobre cuidados espirituais básicos, incluindo técnicas de autocuidado e uma reinterpretação do trauma e luto. Os cuidadores espirituais também podem fornecer apoio à equipe de modo regular ou após um evento traumático.

As intervenções religiosas e/ou espirituais podem e devem ser registradas e contabilizadas como procedimentos de saúde. A Organização Mundial da Saúde (OMS) estabeleceu uma lista de intervenções chamada "Códigos de Intervenção Espiritual", aplicável a indivíduos ou grupos, que inclui[22]:

- Avaliação espiritual: avaliação das questões de bem-estar, necessidades e recursos de um cliente. Inclui: diálogo informal para triagem imediata e/ou o uso de uma ferramenta de avaliação formal.
- Aconselhamento, orientação ou educação espiritual: revisão da jornada de vida de uma pessoa, aconselhamento familiar, consulta ética, cuidados com a vida e orientação sobre crenças, tradições, valores e práticas.
- Apoio espiritual: o ministério de presença e apoio. Inclui: acompanhamento de pessoas confrontadas com questões humanas profundas, apoio emocional e defesa, permitindo oportunidade para nutrir o bem-estar espiritual.
- Ritual espiritual: atividades formais e informais. Inclui: unção, bênção, nomeação, meditação, serviços fúnebres, oração privada, adoração pública, sacramentos, serviços em datas religiosas, casamentos.
- Intervenção de saúde aliada: cuidado espiritual (intervenção generalizada que inclui qualquer intervenção de cuidado espiritual realizada que não seja especificada ou não classificada em outro lugar).

Competência cultural na prática clínica

Na maior parte da história humana, os líderes religiosos e os provedores de saúde muitas vezes eram os mesmos indivíduos. Apenas recentemente a ciência assumiu uma abordagem técnica que resultou na separação entre medicina e religião. Esse movimento trouxe inegáveis benefícios para a objetividade do tratamento, mas também restaram alguns desafios para enxergar o ser humano integral. No embate de prioridades, os serviços de saúde podem não levar em consideração alguns valores dos pacientes e familiares durante decisões clínicas complexas. Além disso, a diversidade religiosa na população mundial traz dificuldade para o fornecimento de cuidados culturalmente competentes.

A competência cultural é a capacidade de prestar serviços de saúde que atendam às necessidades culturais, sociais e religiosas dos pacientes e suas famílias. As crenças, comportamentos e valores do paciente são moldadas por fatores como etnia, gênero, nacionalidade, religião, entre outros. Assim, a religião e a espiritualidade são fatores importantes para muitos pacientes que procuram atendimento. Os profissionais de saúde devem entender que os pacientes muitas vezes recorrem a seus valores ancestrais ao tomar decisões médicas. A ansiedade de muitos pacientes é reduzida quando eles se voltam para sua tradição durante os desafios da saúde.

Assim, é vital que os profissionais de saúde reconheçam e atendam às necessidades religiosas e espirituais do paciente. A competência cultural permite entender e integrar a inteligência cultural na prestação de cuidados de saúde. O objetivo é fornecer cuidados de qualidade consistente a todos, independentemente da origem cultural, étnica, racial ou religiosa do paciente. Profissionais e instituições de saúde devem cuidar dos pacientes como pessoas inteiras; isso inclui o corpo, a mente e o espírito. A competência cultural é um processo evolutivo que depende da autorreflexão, da autoconsciência e da aceitação das diferenças. Baseia-se na melhoria da compreensão, portanto é mais do que um mero aumento no conhecimento cultural.

As crenças religiosas geralmente dão ênfase em questões de saúde e afetam as atitudes e o comportamento do paciente. A religião e a espiritualidade podem impactar as decisões sobre dieta, medicamentos com produtos de origem animal, modéstia e o gênero preferido de seus cuidadores. Algumas religiões têm horários de oração rígidos que podem interferir no tratamento clínico. Os profissionais de saúde devem oferecer uma oportunidade para os pacientes discutirem seus valores e adaptar sua programação para atender a essas necessidades sempre que possível. Ouvir as crenças de um paciente e como elas estão ligadas a sua saúde pode ajudar a construir um relacionamento positivo. Compreender os valores e as razões para pedidos especiais irá ajudar a fornecer cuidados de saúde culturalmente sensíveis.

O conhecimento de crenças e práticas religiosas e espirituais pode resultar em diminuição de conflitos por mal entendimento. Os profissionais de saúde precisam de conhecimento e compreensão das origens e crenças desses pacientes para fornecer cuidados culturalmente sensíveis. Informações sobre religião e cultura devem ser incorporadas ao arsenal de conhecimento do profissional de saúde na comunicação com os pacientes. Ao cuidar de um paciente, é importante entender por que pode ocorrer não adesão ao tratamento devido a suas crenças religiosas. Porém, é importante lembrar que a preservação da vida se sobrepõe às diretrizes em uma situação de risco de morte, havendo restrições a medicamentos ou intervenções cirúrgicas.

As organizações de saúde precisam capacitar suas equipes com uma conscientização por treinamento sobre as religiões e seu impacto potencial no atendimento. As estratégias incluem o treinamento em competência cultural e o desenvolvimento de políticas que diminuam as barreiras para um atendimento culturalmente competente. Os profissionais de saúde devem ser capacitados com conhecimentos e habilidades para responder às necessidades dos pacientes e suas famílias em um momento de intenso estresse. O desafio de melhorar a competência cultural pode ser amenizado por meio da prestação de cuidados centrados no paciente.

Sem cuidados culturalmente competentes, o paciente pode ter baixa qualidade na interação paciente-profissional e ficar insatisfeito com o tratamento. Institutos de acreditação de qualidade em saúde demandam que as instituições incluam a acomodação de valores culturais, religiosos e espirituais dos assistidos. Por isso, os sistemas de saúde estão desenvolvendo estratégias e técnicas para responder às necessidades religiosas e espirituais dos pacientes e famílias. Outra razão é melhorar a resposta institucional à diversidade populacional e eliminar as disparidades étnicas e raciais de saúde. Estratégias para melhorar a competência cultural incluem[23]:

- Incentivar a família a participar das decisões.
- Incorporar valores da cultura na promoção da saúde.
- Oferecer treinamento de conscientização cultural.
- Permitir o acesso a curandeiros tradicionais.
- Prestação de serviços de intérprete.
- Recrutamento de funcionários minoritários.

Além disso, há algumas recomendações práticas[23]:

- Peça desculpas por eventuais erros culturais.
- Seja respeitoso e paciente; evite prejulgar ou fazer suposições.
- Esteja ciente da singularidade de cada religião e de suas necessidades.

- Reconheça como valores, comportamentos e crenças podem afetar uma pessoa.
- Pergunte como tornar a experiência mais confortável.
- Observe a linguagem corporal e facial.

Ainda há um longo caminho para a plena comunicação intercultural e para responder às necessidades do paciente, adaptando os cuidados de saúde. Na dúvida, pergunte; muitos dos problemas ao cuidar de alguém de uma crença ou cultura desconhecida podem ser resolvidos simplesmente perguntando como ele deseja ser cuidado.

Desafios

Resiste a polêmica sobre a possibilidade de uma pessoa ser treinada para oferecer apoio espiritual a pessoas de tradições diferentes da sua. Uma tese de mestrado[24] defende que o treinamento efetivamente prepara os egressos para um ministério de presença; porém, ele não os treina para funcionarem como especialistas religiosos. Para ter sucesso em uma capacidade interfé, o autor sugere que os ofertadores precisam de educação religiosa e sociocultural específica para as populações com as quais estão trabalhando.

A transição para uma plena atividade interfé está ainda em curso, e pode levar a uma "divisão da identidade profissional" do capelão[25]. Por um lado, muitos capelães ainda têm uma missão religiosa ou humanista e, nesse sentido, são representantes de uma tradição específica. Por outro lado, são "profissionais do cuidado espiritual" que contribuem para o cuidado holístico de todos os clientes. Existem posições múltiplas e muitas vezes contraditórias e conflitantes dentro e entre os capelães e que é um desafio para os capelães da saúde integrar as "velhas" e as "novas" representações da capelania.

A reorientação da identidade profissional inclui vários desafios aos capelães: a revisão do papel das próprias visões religiosas; aumentar a capacidade de cuidar de pessoas de diversas visoes e origens; e colaboração com outros profissionais de saúde no cuidado espiritual. Além disso, essa mudança levanta questões sobre as competências necessárias para uma capelania eficaz no século XXI e as formas de educar os capelães.

As salas multirreligiosas são um modelo emergente de gestão e acomodação da diversidade religiosa que se desenvolve no campo da saúde. Um artigo[26] examinou a micropolítica do *design* de espaços multirreligiosos em contextos hospitalares. O artigo mostra que as salas multirreligiosas não são conciliatórias e integrativas *per se*, mas constituem contextos de tensão e contenção. Os autores concluem que uma inerente dimensão conflituosa faz parte da natureza desse tipo de espaço e deve ser reconhecida e integrada na gestão da diversidade em contextos hospitalares.

Muitas dúvidas permanecem sem uma resposta satisfatória[27]; algumas são listadas a seguir:

- O que significaria "cuidado espiritual" quando não mais se refere apenas à experiência ou necessidade religiosa?
- O conceito de "espiritualidade" continuaria a ter validade em um contexto pluralista ou deve ser substituído?
- O termo "capelão" seria anacrônico? Em caso afirmativo, que outro título comunicaria efetivamente esse papel?
- Seria possível falar significativamente (e teologicamente) sobre cuidado espiritual usando linguagem não religiosa?
- Existe um substituto adequado para o termo "não religioso" para designar uma espiritualidade "inclusiva", enraizada na experiência humana comum?
- A capelania deveria ser conceituada menos em termos de "espiritualidade" e mais em termos das dimensões existencial, ética e estética?

DESTAQUES DESTA SEÇÃO

Entre os "generalistas", o profissional de saúde pode fazer uma triagem espiritual e antecipar impactos de crenças no tratamento. Outro nesse grupo é o voluntário treinado, que pode conectar o assistido com seu referencial espiritual. Entre os "especialistas", o ministro religioso da comunidade pode vir ao hospital para oferecer cuidados pastorais específicos de sua tradição. Também nessa categoria está o capelão institucional, que pode criar um plano de cuidado, anotá-lo em prontuário e discuti-lo com a equipe multiprofissional. Foram listadas as principais características que podem nortear o apoio espiritual interfé. Foi citado que os ofertadores de apoio espiritual podem iniciar interações com os assistidos e quais estratégias eles podem usar quando trabalham com alguém com origem religiosa diferente da sua. As organizações de saúde precisam capacitar suas equipes por treinamento sobre as religiões e seu impacto potencial no atendimento. Também foram citados os principais desafios para a promoção do apoio espiritual interfé.

CONCLUSÃO

O hospital moderno está se tornando um mundo multicultural; assim, o cuidador espiritual deve apoiar pessoas com diferentes tradições e visões de mundo. É notável que o diálogo interfé seja possível, dadas as vastas diferenças religiosas, filosóficas e culturais que existem entre os seres humanos. O diálogo interfé requer tanto um reconhecimento da pessoa como ser humano quanto uma compreensão do caminho espiritual dessa pessoa. O objetivo do diálogo interfé inclui a apreciação de todas as crenças, inclusive as não religiosas, como o humanismo secular[28].

Para finalizar, dois breves conselhos extraídos de uma publicação anterior dos presentes autores[29]:

- Uma dica secular aos profissionais de orientação religiosa: você pode manter sua fé para obter forças para enfrentar os desafios profissionais, mas lembre-se de que, na maioria das vezes, a prática clínica exige premissas fisicalistas e métodos reducionistas; você sempre pode seguir seus compromissos pessoais encaminhando o paciente para outro colega em casos delicados, como aborto ou eutanásia.
- Uma dica religiosa para profissionais de orientação secular: embora algumas interpretações religiosas possam ser prejudiciais à saúde, nosso papel é dar ao paciente a melhor informação e permitir que ele decida; o reconhecimento dos valores religiosos de um paciente é um ingrediente muito importante da sensibilidade cultural, e o respeito por tais necessidades é fundamental para uma abordagem centrada no paciente.

REFERÊNCIAS BIBLIOGRÁFICAS

1. VandeCreek L. Defining and advocating for spiritual care in the hospital. The Journal of Pastoral Care & Counseling. 2010;64(2):1-10. https://doi.org/10.1177/154230501006400205.
2. Brambilla M, Manzi C, Regalia C, Becker M, Vignoles VL. Is religious identity a social identity? Self-categorization of religious self in six countries. Psicologia Sociale. 2016;11(2):189-98. https://doi.org/10.1482/84098.
3. Wixwat M, Saucier G. Being spiritual but not religious. Current Opinion in Psychology. 2021;40:121-5. https://doi.org/10.1016/j.copsyc.2020.09.003.
4. Peres MFP, de Oliveira AB, Leão FC, Vallada H, Moreira-Almeida A, Lucchetti G. Religious landscape in Brazil: comparing different representative nationwide approaches txzs zsso obtain sensitive information in healthcare research. S.S.M. - Population Health. 2018;6:85-90. https://doi.org/10.1016/j.ssmph.2018.08.007.

5. Liefbroer AI, Ganzevoort RR, Olsman E. Addressing the spiritual domain in a plural society: what is the best mode of integrating spiritual care into healthcare? Mental Health, Religion & Culture. 2019;22(3):244-60. https://doi.org/10.1080/13674676.2019.1590806.
6. Saad M, Peres M, Bizon J, Diskin L, Fontão PCN. Coalizão inter-fé em saúde e espiritualidade: uma experiência de diálogo inter-religioso. Caminhos de Diálogo. 2017;5(7):27-34. https://doi.org/10.7213/cd.a5n7p27-34.
7. Cadge W, Fitchett G, Haythorn T, Palmer PK, Rambo S, Clevenger C, et al. Training healthcare chaplains: yesterday, today and tomorrow. Journal of Pastoral Care & Counseling. 2019;3(4):211-21. https://doi.org/10.1177/1542305019875819.
8. Ferry L. A brief history of thought: a philosophical guide to living. Harper Perennial; 2011.
9. Gatrad AR, Sadiq R, Sheikh A. Multifaith chaplaincy. Lancet (London, England). 2003;362(9385):748. https://doi.org/10.1016/S0140-6736(03)14219-5.
10. Koszycki D, Bilodeau C, Raab-Mayo K, Bradwejn J. A multifaith spiritually based intervention versus supportive therapy for generalized anxiety disorder: a pilot randomized controlled trial. Journal of Clinical Psychology. 2014;70(6):489-509. https://doi.org/10.1002/jclp.22052
11. Eccles JB. The chaplaincy experience: negotiating (multi-faith) time and space in a Northern English general hospital. The Journal of Pastoral Care & Counseling: JPCC. 2014;68(3):1-12. https://doi.org/10.1177/154230501406800305.
12. Liefbroer AI, Nagel I. Does faith concordance matter? A comparison of clients' perceptions in same versus interfaith spiritual care encounters with chaplains in hospitals. Pastoral Psychol. 2021;70:349-77. https://doi.org/10.1007/s11089-021-00947-4.
13. Snowden A, Telfer I, Vandenhoeck A, Verhoef J, Gibbon A. Chaplains work in primary care. Journal of Health Care Chaplaincy. 2022; p.1-19. Advance online publication. https://doi.org/10.1080/08854726.2022.2077555.
14. Shields M, Kestenbaum A, Dunn LB. Spiritual aim and the work of the chaplain: a model for assessing spiritual needs and outcomes in relationship. Palliative & Supportive Care. 2015;13(1):75-89. https://doi.org/10.1017/S1478951513001120.
15. Handzo GF. Best practices in professional pastoral care. Southern Medical Journal. 2006;99(6):663-4. https://doi.org/10.1097/01.smj.0000222481.70129.7d.
16. Lee SJ. In a secular spirit: strategies of clinical pastoral education. Health Care Analysis – Journal of Health Philosophy and Policy. 2002;10(4):339-56. https://doi.org/10.1023/A:1023423125939.
17. Saad M, de Medeiros R, Peres MFP. Assistência religiosa-espiritual hospitalar: os "porquês" e os "comos". HU Revista. 2020;44(4):499-505. https://doi.org/10.34019/1982-8047.2018.v44.16964.
18. Klitzman R, Di Sapia Natarelli G, Sinnappan S, Garbuzova E, Al-Hashimi J. "Reading" the room: healthcare chaplains' challenges, insights and variations in entering rooms and engaging with patients and families. Journal of Health Care Chaplaincy. 2023; p.1-15. Advance online publication. https://doi.org/10.1080/08854726.2023.2210029.
19. Cadge W, Sigalow E. Negotiating religious differences: the strategies of interfaith chaplains in healthcare. Journal for the Scientific Study of Religion. 2013;52(1):146-58. https://doi.org/10.1111/jssr.12008.
20. Youngblood P. Interfaith chaplaincy as interpretive hospitality. Religions. 2019;10(3):226. https://doi.org/10.3390/rel10030226.
21. Kopel J, Mackenzie D, Gorga C, Wunsch Ii DC. Interfaith dialogue in medicine. Proceedings (Baylor University. Medical Center). 2019;33(1):140-3. https://doi.org/10.1080/08998280.2019.1670029.
22. Carey LB, Hodgson TJ. Chaplaincy, spiritual care and moral injury: considerations regarding screening and treatment. Frontiers in Psychiatry. 2018;9:619. https://doi.org/10.3389/fpsyt.2018.00619.
23. Swihart DL, Yarrarapu SNS, Martin RL. Cultural Religious Competence In Clinical Practice. [Updated 2022 Nov 14). In: StatPearls [Internet). Treasure Island (FL): StatPearls Publishing; 2022 Jan-. Disponível em: https://www.ncbi.nlm.nih.gov/books/NBK493216/

24. Ritter L. (2018). Place-based chaplaincy: an interfaith approach to chaplaincy training [master thesis]. University of Hawaii at Manoa. Disponível em: https://core.ac.uk/download/pdf/211329256.pdf. Acesso em: 22 fev. 2024.
25. Jacobs G, Schuhmann C, Wierstra I. Healthcare chaplains' conflicting and ambivalent positions regarding meaning in life and worldview. Journal of Health Care Chaplaincy. 2023; p.1-15. Advance online publication. https://doi.org/10.1080/08854726.2023.2210026.
26. Clot-Garrell A, Griera M. Las salas multiconfesionales en el contexto hospitalario catalán: negociaciones y tensiones en la gestión de la diversidad [Multifaith rooms in the Catalan hospital context: negotiations and tensions in the management of religious diversity]. Salud Colectiva. 2018;14(2):289-304. https://doi.org/10.18294/sc.2018.1534.
27. Nolan S. Religious, spiritual, pastoral… and secular? Where next for chaplaincy?. Health and Social Care Chaplaincy. 2021;9(1):1-10. https://doi.org/10.1558/hscc.42735.
28. Beardsley C. "In need of further tuning": using a US patient satisfaction with chaplaincy instrument in a UK multi-faith setting, including the bereaved. Clinical Medicine (London, England). 2009;9(1):53-8. https://doi.org/10.7861/clinmedicine.9-1-53.
29. Saad M, de Medeiros R. (2021). Spirituality and healthcare: common grounds for the secular and religious worlds and its clinical implications. Religions. 2021;12(1):22. https://doi.org/10.3390/rel12010022.

8

O apoio espiritual em algumas situações especiais

Felipe Moraes Toledo Pereira

INTRODUÇÃO

O ser humano responde naturalmente a um chamado à transcendência. Ao longo da caminhada de cada indivíduo persiste sempre, de forma irresistível, um questionamento profundo sobre o propósito da existência e dos fatos que se sucedem. Ainda que a técnica e a ciência esclareçam cada vez mais a materialidade do mundo, mantém-se sempre em aberto a resposta sobre o princípio fundante do ser, particularmente diante de situações que envolvam a fragilidade e a terminalidade da vida, criando, assim, um campo de interseção entre os cuidados de saúde e a espiritualidade[1].

O conceito de espiritualidade aplicado à saúde explicita essa procura permanente de sentido. Para Harold Koenig[2], a espiritualidade distingue-se de outras coisas, como humanismo, valores, moral e saúde mental, por sua conexão com o que é sagrado, o transcendente. Já para Christina Puchaslki[3], a espiritualidade é tida como um aspecto humano relacionado à maneira como o indivíduo vê e expressa significado e propósito e à forma como ele vivencia sua conexão com o momento, com si próprio, com os outros, com a natureza e com o sagrado.

Nessa procura, o ser humano codifica sua relação com o transcendente por meio de atitudes, palavras, símbolos, comportamentos e rituais que, uma vez unidos por princípios e fundamentos comuns, constituem uma religião. Trata-se, assim, a tradição religiosa de um constructo multifacetado derivado da associação de práticas e crenças surgidas e amadurecidas no seio de uma comunidade ao longo do tempo, da qual o indivíduo se sente parte e que por sua vez o influencia no que tange a sua própria espiritualidade, ou seja, espiritualidade e religião são conceitos diferentes, mas que compartilham um núcleo comum de preocupações no que se refere à ética, à moral e à fé do, o que faz com que estabeleçam relações de interdependência e reciprocidade.

E, já que é parte do ser humano em sua perspectiva holística, o cuidado espiritual não é uma opção, é um pressuposto ético. Ao longo da vida o indivíduo constrói uma trajetória baseada nas relações que estabelece consigo, com a sociedade, com a natureza e com o transcendente. A saúde, entendida como o estado de pleno bem-estar, e não apenas como ausência de doença, depende da qualidade desses relacionamentos. Os vínculos que o indivíduo constrói, permitindo-lhe articular sua existência dentro de um plano maior, têm papel central na percepção do próprio eu e seu significado, influindo diretamente no processo saúde-doença.

Assim, se o alvo de toda a atenção do que cuida é a saúde do ser humano, em benefício da qual deverá agir com o máximo de zelo e o melhor de sua capacidade profissional, há um dever ético e moral de que a espiritualidade seja inserida no atendimento integral aos pacientes. Não se trata, portanto, de encarar a espiritualidade como uma área de cuidado opcional, dissociada do conjunto da assistência, mas como parte visceral das metas propostas ao restabelecimento da saúde das pessoas.

Outro ponto importante é que esse cuidado espiritual deve ser independente da subjetividade, do interesse ou da formação religiosa dos indivíduos envolvidos no atendimento. Os protocolos de ação devem ser institucionais e centrados no paciente, em sua trajetória, em suas demandas, em suas reais necessidades e na maneira como lida com elas. Ainda que seja impossível haver cuidado espiritual imparcial, ou seja, totalmente isento das características da espiritualidade daquele que cuida, deve-se eticamente reduzir ao máximo essa influência.

Portanto, o cuidado espiritual compõe parte fundamental da assistência em saúde, particularmente em cenários nos quais um modelo holístico de cuidado se faz necessário. Embora os profissionais de saúde estejam cada vez mais atentos a essa demanda, oferecer suporte espiritual continua a ser um desafio devido a diversas barreiras pessoais, institucionais e estruturais. Além das dificuldades inerentes ao modo, local e momento de abordar a espiritualidade, existe também uma enorme heterogeneidade de situações clínicas que podem tornar ainda mais desafiador esse tipo de assistência.

PACIENTE SEM AUTONOMIA DECISÓRIA EM SITUAÇÕES DE FASE FINAL DE VIDA

A vontade de sentido é inerente a todos os seres humanos e conduz o indivíduo em direção a uma busca única e própria, permeada por seus componentes biográficos e experienciais. Esse sentido a ser encontrado não é dado pronto, e sim descoberto e constituído a partir da elaboração do que se viveu e foi interiorizado. Na falta de sentido, desenvolve-se a frustração existencial, talvez a grande ferida dos tempos hodiernos[4].

Para a logoterapia, há a possibilidade de buscar o sentido a partir do sofrimento, o que envolve a tríade trágica: dor, culpa e morte, que são os elementos principais que estimulam a busca do sentido da vida, proporcionando as transformações necessárias para enfrentar a frustração, o desespero, o desamparo, a solidão e o abandono.

O sofrimento de uma pessoa lhe pertence, assim como vivências e experiências; não se pode encontrar o sentido para o outro, mas se pode colaborar para que que ela o encontre. Evidentemente, esse "caminhar junto" demanda que o indivíduo esteja em posse de sua razão e vontade, ou seja, que seja capaz de exercer sua liberdade nessa jornada, o que pode não ocorrer em determinadas situações do cuidado em saúde, particularmente diante de condições clínicas graves e de proximidade ao processo de morte.

Quando prejudicada a autonomia decisória do paciente em virtude de agravamento de saúde, o primeiro elemento a ser buscado para a estruturação de um cuidado espiritual são registros de demandas espirituais e/ou religiosas previamente estabelecidas. No cenário brasileiro, essa não é uma prática comum, e são raras as situações nas quais o suporte espiritual para a fase final de vida tenha sido predeterminado, excetuando-se situações muito específicas, como no caso de membros de ordens religiosas.

Na maior parte das vezes será a família, ou, na sua ausência, o núcleo de amigos mais próximos que fornecerá as informações necessárias para estruturação do suporte em espiritualidade, esclarecendo aspectos biográficos sobre religiosidade, práticas espirituais e ritos próprios que possam compor um mosaico do que, mais provavelmente, pudesse ser de interesse do indivíduo diante do processo de morte. Em serviços de saúde nos quais a espiritualidade componha um aspecto rotineiro de cuidados ambulatoriais, é pivotal que haja uma preocupação redobrada com a documentação dessas demandas de forma antecipada, permitindo a valorização da autonomia do paciente até seus momentos finais[5].

Essa autonomia encontrará dificuldade em ser respeitada caso haja divergências muito grandes entre os valores espirituais e religiosos do paciente e de sua família. Mas, ao mesmo tempo que essa dualidade pode ser desafiadora, ela poderá ser uma oportunidade única de mútuo aprendizado, pois pode permitir o intercâmbio de valores, de virtudes e de desejos de paz e felicidade entre os envolvidos.

A equipe de saúde deverá atuar como um embaixador, aplicando toda a diplomacia possível para que sejam vivenciadas as experiências espirituais e religiosas de todos os envolvidos, mesmo que, eventualmente, isso não se dê no mesmo local e com todos ao mesmo tempo. A clareza de que o hospital é um espaço interreligioso e propício à espiritualidade permitirá que se exerçam com liberdade os ditames espirituais pessoais e coletivos de forma não conflitante.

DESTAQUES DESTA SEÇÃO

Quando a autonomia decisória está prejudicada, na falta de registros de demandas previamente estabelecidas em documentos, a família ou amigos do paciente podem fornecer informações biográficas sobre sua religiosidade, práticas e ritos. Mesmo que haja divergências muito grandes entre os valores religioso-espirituais de paciente e seus representantes, esta situação ainda pode ser oportunidade de mútuo aprendizado e intercâmbio de valores. A equipe de saúde pode atuar como um embaixador, aplicando toda a diplomacia possível.

PERSPECTIVAS IRREAIS E ESPERA POR UM MILAGRE

O conceito de milagre é complexo e bastante heterogêneo dentro das diversas tradições religiosas. Em uma tentativa etimológica de definição, milagre vem do latim "miraculum" – "algo diante de que se deve ficar maravilhado", ou seja, um termo frequentemente aplicado a eventos que são inesperados, extraordinários ou maravilhosos.

Partindo de uma premissa mais metafísica, pode-se dizer que o milagre se realiza a partir de uma intervenção do transcendente, do sagrado, do numinoso em uma realidade natural. Na busca de uma interface entre essas definições e o mundo da saúde, pode-se apontar algumas premissas para a identificação de um milagre.

Primeiramente um milagre deve ser um evento individual, real, cuja ocorrência deve ser, ao menos a princípio, suscetível de verificação empírica. O evento milagroso deve ser extremamente não usual ou historicamente sem precedentes a partir da perspectiva do conhecimento científico empírico atual. O evento milagroso deve invocar um generalizado vislumbre, independentemente do repertório biográfico do observador.

Teologicamente um milagre se distingue de um evento puramente mágico, pois trata-se de algo que deve ser livremente dado por Deus e que não pode ser conjurado por aquele que o anseia. E, por fim, o milagre deve ser entendido como um sinal especial de Deus que transcende a materialidade, comunicando uma mensagem espiritual pessoal ou comunitária[6].

Por mais céticos que os profissionais de saúde possam ser em relação à ocorrência de milagres, 80% dos pacientes acreditam que eles ocorrem de fato. Trata-se, portanto, de uma demanda assistencial que não pode ser menosprezada. Na maior parte das vezes, particularmente diante de situações graves de adoecimento, pacientes, familiares e equipe de saúde estão razoavelmente alinhados diante da perspectiva de um milagre, ainda que cada qual partindo de seus próprios pressupostos religiosos e espirituais, porém existem situações especiais nas quais ocorre um desarranjo desse alinhamento, levando a conflitos que podem impactar de maneira bastante significativa o plano de cuidados proposto pelo time assistencial.

Os milagres passam a gerar conflito quando estão no centro da discussão sobre expectativas e definição de cuidados pela equipe multidisciplinar. O paciente ou seu familiar, o clamante pelo milagre, pode apresentar-se de forma vacilante, ou seja, possuir a intenção de uma solução milagrosa, mas ela nasce de estrutura espiritual e religiosa difusa, pouco estruturada. O clamor é oriundo de uma crise existencial ou trágica. Nesses casos o suporte espiritual deve estar centrado na promoção de uma autorreflexão e em um cuidado que passa pelas esferas psíquicas e afetivas. A crise diante da expectativa do milagre é, nesse caso, sintoma de uma desagregação interior mais ampla, não sua causa. Essas situações raramente necessitam de autoridade religiosa propriamente dita, pois o evento milagroso em si não está baseado ou estratificado em regras canônicas preestabelecidas.

Uma situação bastante distinta é a do clamante resoluto, ou inabalável. Nesse caso a perspectiva diante do milagre é ferrenha e irá se opor de forma enérgica a qualquer argumentação racional que possa vir do time multidisciplinar, tornando bastante complexa a obtenção de um desfecho harmonioso para todos os envolvidos.

Para o resoluto, os princípios que norteiam a ocorrência do milagre esperado estão no coração da própria existência, nos pilares da fé que cultivou ao longo de sua biografia junto a sua comunidade religiosa. Trata-se aqui de uma forma própria de ver o mundo e as leis que o regem; a expectativa é a de que o milagre irá acontecer, pois a maneira com o Divino configurou a existência o fará ocorrer de forma inevitável.

Por vezes essa crença inabalável dá-se em concordância factual com a fé da comunidade religiosa; porém, em situações ainda mais desafiadoras, ela se apresenta como uma estratégia de manipulação das condutas da equipe de saúde, desapegada do que realmente dizem as autoridades religiosas e textos sagrados.

O primeiro passo para lidar com conflitos diante de milagres é reforçar os valores do paciente e familiares no processo, deixando claro que toda a equipe os compreende e que os respeitará dentro do que é possível no ambiente e no contexto do cuidado de saúde.

Em situações gravemente conflitivas, será fundamental a presença de autoridades religiosas reconhecidas pelo paciente, pois elas terão o papel de mediação e apaziguamento, promovendo a confluência de interesses em prol do bem maior a todos os envolvidos. Caso essas personalidades religiosas tenham treinamento em capelania, esse diálogo poderá ser ainda mais frutuoso e profícuo.

No cotidiano deverão ser promovidas reuniões familiares periódicas para nomear e identificar os pontos de tensão de forma clara e respeitosa, pois o clima de mútua compreensão de compartilhamento de responsabilidades é necessário à construção de uma atmosfera amena e minimamente confortável aos envolvidos[7,8]. O Quadro 1 apresenta uma classificação sugerida das diversas formas com que a perspectiva do milagre pode apresentar-se nas situações clínicas.

QUADRO 1 Classificação sugerida das diversas formas com que a perspectiva do milagre pode apresentar-se nas situações clínicas

Tipo de clamante	Características gerais	Classificação do clamor	Descrição
Vacilante	A doença influenciou a forma de ver o mundo. O modo de ver da comunidade não tem autoridade.	Existencial	Usa a linguagem do milagre enquanto luta para entender Deus, a natureza e a si mesmo.
		Trágico	Perde a dimensão de si mesmo enquanto luta para entender os milagres.
Inabalável (resoluto)	A doença não influenciou a forma de ver o mundo. O suporte da comunidade é importante.	Integrado	Longa relação com a comunidade religiosa e acredita previamente em milagres.
		Estratégico	Usa argumentos da comunidade para influenciar decisões médicas.

Fonte: adaptado de Bibler et al.[7]

DESTAQUES DESTA SEÇÃO

Profissionais de saúde podem ser céticos em relação à ocorrência de milagres, mas a grande maioria dos pacientes acredita que eles possam ocorrer de fato. Tal crença passa a gerar conflito quando as expectativas do paciente ou familiares interferem com as tomadas de decisões clínicas. Por vezes, o clamor pelo milagre é oriundo de uma crise existencial trágica; nestes casos, o suporte espiritual deve estar centrado na autorreflexão e na abordagem psíquica e afetiva. Outra situação distinta é a do clamante resoluto e inabalável, que irá se opor energicamente a qualquer argumentação racional. Nestes casos, sem criticar ou desrespeitar os valores do clamante, pode ser necessária a presença de uma autoridade religiosa reconhecida por ele.

CATÁSTROFES PESSOAIS E COLETIVAS E A ASSISTÊNCIA EM GRUPOS COM NECESSIDADES EM COMUM

O ser humano é um ser social. Esta é uma verdade tão fundante da experiência humana que é possível ver seus reflexos em todas as dimensões do ser, incluindo, é claro, a espiritualidade. Trata-se de uma relação mutual, na qual a espiritualidade e a religião influenciam a sociedade, mas também são fortemente influenciadas por ela.

Exemplo dessa relação é que, em uma sociedade cada vez mais individualista, movimentos espirituais contemporâneos têm buscado cultivar uma espiritualidade cada vez mais individual e personalista, buscando certa independência de repertórios religiosos históricos. Esse é um processo relativamente recente e que só poderá ser analisado plenamente no futuro, a partir dos frutos que deixar, mas há nele algo problemático, pois a espiritualidade em seu pleno desenvolvimento necessita de uma expressão coletiva.

Nesse sentido, as catástrofes, sejam elas pessoais ou coletivas, insistem em lembrar a todos do papel da espiritualidade no âmbito coletivo como canal para a significação das tragédias que acometem, periódica e invariavelmente, a precária existência humana.

As catástrofes funcionam como uma espécie de catalisador da solidariedade e da compaixão, forçando os indivíduos direta ou indiretamente relacionados a elas a manifestar-se em prol do outro, com o melhor de si e de seus valores, material e imaterialmente.

E é interessante perceber que, mesmo em sociedades bastante sectárias e intolerantes, pessoas de credos profundamente distintos possam encontrar veredas pelas quais possam caminhar juntos em prol de algo maior. Evidentemente não se trata da abolição transitória das verdades que regem as diversas religiões, o que seria temerário, mas sim de certa trégua no debate entre elas, para que se possa pregar juntos o que faz sentido para determinado momento de dor[9].

Mas de que maneira confluem o mundo da saúde e da espiritualidade diante do sofrimento que rompe a teia da realidade, frustrando o homem em sua ânsia de realização plena e felicidade? Essa não é uma pergunta simples de ser respondida, e certamente não há experiência empírica acumulada que possa dar um detalhamento dos passos necessários a uma harmonização entre cuidados espirituais e de saúde diante das catástrofes. Mas se a vocação primeira do profissional de saúde é cuidar, assim irá arvorar-se em todos os recursos necessários a tanto, e são inegáveis os benefícios que a espiritualidade poderá trazer ao suporte prestado a pacientes e familiares[10].

Nas catástrofes pessoais, no qual ocorre a perda súbita da integridade da saúde do ser, seja de forma definitiva (morte) ou parcial (sequela grave), o passo inicial é um profundo senso de escuta e acolhimento de todos os que foram afetados, um ouvir sincero que permita acesso às dores, sofrimentos, angústias, dúvidas e crises que brotam das fissuras deixadas pelo evento trágico.

Somente a partir dessa anamnese, que pode dar-se de forma espontânea ou estruturada por meio de instrumentos validados, é que se pode desenvolver um plano de ação e de cuidado espiritual. Para além do cuidado pessoal da capelania, elemento base da assistência religiosa e espiritual, deverão ser promovidos momentos e símbolos que propiciem uma significação do sofrimento vivido, seja a partir de elementos de legado, seja a partir de conteúdos da própria fé do paciente e seus familiares.

É de vital importância que sintam seus valores acolhidos e ecoados entre a equipe, que também se beneficia desse despertar da espiritualidade em um sentido, inclusive, de autocuidado, pois o trágico toca também a interioridade dos que cuidam, também ameaçados diante da visão da fragilidade humana. Não é incomum que em situações de crise, como a morte de alguma criança em acidente doméstico ou de algum jovem em situações de violência, ecoe nos times assistenciais um profundo senso de impotência de tristeza que pode comprometer até mesmo os resultados assistenciais. As instituições de saúde devem estar atentas a esses cenários, e a promoção de espaços conjuntos de espiritualidade, seja ela denominacional ou não, é uma ferramenta indispensável para cuidar de quem cuida[11].

As catástrofes coletivas, nas quais estão presentes muitas vítimas ou enormes perdas materiais de comunidades inteiras, despertam, comumente, comoção de diversos setores da sociedade, ainda que sejam os profissionais da saúde a linha de frente assistencial. Há, portanto, mais atores sociais envolvidos, permitindo a mobilização de maiores recursos, porém exigindo maior coordenação dos vetores de força envolvidos.

Como exemplo, tem-se a grande catástrofe coletiva dos tempos hodiernos: a pandemia do vírus covid-19. Nunca na história houve tamanha exposição midiática da impermanência e da impotência humana diante de uma doença, números e cifras de mortos em espetáculos diários misturados ao sofrimento diário de famílias e profissionais de saúde que assistiram a tudo isso sob o medo de também serem vitimados.

Paradoxalmente, também se assistiu ao melhor do ser humano. Não faltaram exemplos de abnegados que entregaram a vida, por vezes literalmente, para cuidar do outro, para demonstrar carinho, para levar uma palavra de fé e esperança. Capelães se reinventaram nos meios digitais, canais religiosos bateram picos de audiência, igrejas, mesmo fechadas, fervilhavam na internet com cultos, pregações, grupos de oração e de intercessão: a espiritualidade abundou para completar o vácuo deixado pela dor, pela impotência.

Os caminhos do cuidado espiritual foram muito diversos para serem reunidos e classificados, mas deixaram pistas para nortear ações diante de catástrofes:

- Utilizar a espiritualidade como elemento fonte de significado e propósito, superando a tragédia material e colocando o homem diante de seu valor transcendente, inclusive diante da morte.
- Coadunar diferentes caminhos religiosos por meio do diálogo e de eventos religiosos conjuntos de tal forma a criar um esperançar comum, capaz de olhar para além da tragédia, em busca de um horizonte de imersão em um propósito maior.
- Estimular a criatividade em encontrar caminhos para a vivência espiritual/religiosa dentro do ambiente hospitalar, seja no âmbito coletivo ou no pessoal.
- Promover o cuidado de quem cuida por meio de um programa permanente de atenção à espiritualidade dos agentes de saúde, a ser intensificado diante de circunstâncias que possam exacerbar a carga de sofrimento a que estejam expostos.
- Produzir conteúdo que possa valorizar o legado das vítimas, promovendo senso de memória e valor humano de cada indivíduo.

Evidentemente as realidades particulares de cada catástrofe irão ampliar ou reduzir o leque de atitudes disponíveis dentro do planejamento de cada grupo de cuidado espiritual, que deverá se reunir periodicamente para a avaliação do que já foi feito e das oportunidades de melhorias[12].

DESTAQUES DESTA SEÇÃO

As catástrofes funcionam como um catalizador de solidariedade e compaixão que força os indivíduos a manifestarem-se em prol do outro. Nas catástrofes pessoais, a escuta e o acolhimento formam o primeiro passo para o cuidado espiritual. Sobre as catástrofes coletivas, aprendemos muito com a pandemia de covid-19: em contraste com o cenário de destruição, não faltaram exemplos de abnegação. A realidade particular de cada catástrofe irá ditar o planejamento do cuidado, por ampliar ou reduzir o leque de atitudes disponíveis. Necessário lembrar que toda tragédia também toca o íntimo dos profissionais de saúde, portanto as instituições devem criar condições de cuidar também de quem cuida.

DOR CRÔNICA E SOFRIMENTO ESPIRITUAL

A dor, enquanto experiência sensorial e emocional desagradável associada com dano tecidual real ou potencial[13], comporta em sua definição uma importante subjetividade. E, se há espaço para a emoção como componente da percepção da dor, há um vasto universo de memórias, conceitos, crenças e sentimentos que podem influenciá-la.

Pioneira na compreensão da "dor total", Cicely Saunders associou quatro campos de bem-estar à dor: físico, psicológico, social e espiritual[14]. No âmbito da espiritualidade há questões a serem abordadas adequadamente, tais como sofrimento, significado da dor, religiosidade, transcendência, esperança e incerteza. Nessa perspectiva, a espiritualidade insere-se como um fator decisivo no tratamento, pois condiciona e significa a dor.

Do ponto de vista neuroquímico, Ronald Melzack et al. publicaram, em 1965, um estudo impactante que sugeriu a existência de um mecanismo de portal (*gate control system*) que modula a aferência sensorial da dor[15]. Sob essa óptica, os estímulos dolorosos estão submetidos à regulação do sistema nervoso central, que atua por meio de circuitos neuronais específicos, que podem ser direta ou indiretamente influenciados por outras áreas do cérebro, por exemplo, os centros relacionados com o bem-estar.

Ampliando essa discussão para uma abordagem mais interdisciplinar, encontra-se os trabalhos de George L. Engel, que, já em 1977, destacou a necessidade de um novo modelo de assistência à saúde a partir de uma construção biopsicossocial[16]. Em consonância com o pensamento de Cicely Saunders, o autor propôs uma revisão da biomedicina sobre seus meios e metas, desbravando horizontes que, mais tardiamente, permitiram a inclusão da espiritualidade como componente do indivíduo, uma vez que não pode ser separada do aspecto psicológico e social humano.

À luz dessas reflexões, diversos estudos buscaram identificar de que forma a espiritualidade pode atuar sobre a dor, esclarecendo a relação que estabelecem para poderem discutir e programar intervenções. Tomando por base as contribuições de Eric J. Cassell[17], há uma interseção entre a dor e a espiritualidade no âmbito do sofrimento. Segundo esse autor, o sofrimento é a percepção de uma ameaça à integridade do ser, em seu sentido mais íntimo e profundo, e, se aqui adentra-se a dimensão do propósito e significado, necessariamente, insere-se a questão espiritual.

Para Betty Ferrell[18], o sofrimento não é sinônimo de dor, embora esteja intimamente ligado a ela. É a dor que persiste sem significado que se torna sofrimento, pois diante da dor persistente o ser humano se vê como verdadeiramente é: frágil, impotente e finito. A maneira como lida, minimizando ou amplificando, com o sofrimento oriundo da dor está intimamente relacionada com o sentido que dá à sua própria vida, ou seja, está ligada a sua experiência do transcendente, do Sagrado, do que lhe dá propósito.

Em seu livro *Em busca de sentido*, o psiquiatra austríaco e fundador da logoterapia Viktor E. Frankl debate com profundidade esse tema a partir de uma experiência autobiográfica em um campo de extermínio nazista. Frankl elabora uma frutuosa reflexão sobre o papel do sentido diante de situações limítrofes de dor, angústia e sofrimento. Afirma: "a vida não se torna insuportável pelas circunstâncias, mas pela falta de sentido e de propósito"[4].

Particularmente diante de circunstâncias de sofrimento em virtude de dor, comunicação adequada e abordagem espiritual são aspectos indissociáveis. É impossível cuidar da espiritualidade do paciente sem uma comunicação empática e eficaz. Pesquisas com pacientes portadores de doenças graves revelam que eles desejam conversar sobre espiritualidade com seus médicos[19]. Porém, em um mundo onde o desenvolvimento tecnológico e a ciência cada vez mais tendem a despersonalizar a assistência, esses mesmos pacientes não esperam do médico essa abordagem, diante de tão pouco conhecimento do tema.

Promover a comunicação empática permite a formação de um vínculo de confiança, o que facilita a abordagem dos aspectos espirituais do paciente. Esse diálogo, não raramente, envolve informações com dois tipos de conteúdo: cognitivo e emocional. Reconhecer o lado emocional é uma estratégia que pode iniciar o estabelecimento do vínculo de empatia, fundamental para uma anamnese que possa adentrar a espiritualidade.

Existem diversas ferramentas validadas que permitem a avaliação inicial da espiritualidade, padronizando os dados obtidos, o que é bastante útil, particularmente no contexto de pesquisa clínica. Dentre esses questionários um dos mais utilizados, por sua praticidade e brevidade, é o Fica[3]. Por meio de perguntas objetivas, essa avaliação acessa a espiritualidade sob quatro perspectivas:

1. Fé (*faith*): o quanto o paciente se considera religioso ou espiritualizado. Utiliza perguntas como: "Você se considera espiritualizado ou religioso?" / "Você tem crenças que o ajudam a lidar com o estresse?".
2. Importância (*importance*): o quanto o paciente considera relevante esse tema na vida. Utiliza perguntas como: "Qual a importância da espiritualidade em sua vida"? / "Essas crenças influenciam na forma como enfrenta a doença?" / "Qual a importância dessas crenças em relação à sua saúde?".
3. Comunidade (*community*): o quanto há vivência comunitária da espiritualidade. Utiliza perguntas como: "Você faz parte de alguma comunidade religiosa?" / "Existe algum grupo importante para você?".
4. Abordagem (*address*): o quanto o paciente quer que esse tema seja abordado. Utiliza perguntas como: "Você gostaria que eu incluísse essas questões em seu cuidado à saúde?".

Esse instrumento serve como introdução ao tema, mas não é capaz de detectar transtornos da espiritualidade. O diagnóstico do sofrimento espiritual é demorado e exige uma imensa empatia do paciente com a equipe assistente. Convém destacar que, habitualmente, esse tema vem à tona nas conversas com os profissionais que mais tempo interagem com o doente, com os enfermeiros e psicólogos. No entanto, as queixas sobre problemas espirituais podem ser expressas a qualquer membro do grupo clínico, que deve saber como encaminhá-las eticamente àqueles que possam abordá-las e tratá-las.

Os diagnósticos mais habituais são: sentimento de culpa, desesperança, preocupações com as consequências dos atos no após-vida, perda da fé, conflito com o sistema de crenças, crise na relação com o Sagrado, afastamento da comunidade, conflitos com rituais religiosos e afastamento da comunidade. Evidentemente, outros problemas podem ser detectados e podem ocorrer de forma concomitante. Nessa avaliação, a individualização da atenção é fundamental, observando de que forma esses conflitos se relacionam com o quadro álgico subjacente.

Note-se, portanto, que o cuidado espiritual deve ser centrado nas necessidades reais e concretas dos pacientes. Cada indivíduo apresenta características próprias em seu relacionamento com o transcendente, manifestando suas inquietações de formas distintas e particulares. Não se deve impor nenhum tipo de suporte espiritual que não esteja direcionado para as dificuldades individuais daquele que sofre, sob o risco de gerar maior desconforto ou suscitar dúvidas e questionamentos impróprios ao momento. Destaca-se, ainda, a importância da confidencialidade no trato do sofrimento espiritual, pois não raramente os temas nessa área envolvem questões familiares, sentimento de culpa, tabus e memórias que nem sempre podem ser partilhados fora de um vínculo profissional de cumplicidade e sigilo absoluto[20].

As formas pelas quais se pode estimular a espiritualidade para canalizá-la à construção de sentido no contexto de dor são as mais diversas. Deve-se, sempre que possível e requisitado, envolver a capelania especializada e própria da religiosidade do indivíduo, promovendo o intercâmbio com o capelão da equipe para evitar anacronismos e iatrogenias. Fora de uma dimensão religiosa propriamente dita, existem outras opções que estão ao alcance da equipe assistencial, desde que organizada, treinada e motivada para tanto. Entre outras sugestões, citam-se[21]:

- Estimular momentos de oração e interioridade.
- Fomentar a presença da comunidade religiosa ou de outras pessoas que possam orar junto com o paciente.
- Promover espaços propícios à meditação, associada ou não com técnicas de respiração.
- Facilitar o acesso a livros sagrados para as diferentes religiões.
- Disponibilizar portfólio de músicas que se associem com a emoção e a transcendência, tais como música clássica, religiosa e mantras.
- Abordar esse tema, com o adequado preparo, nas conversas e anamneses diárias, pois mesmo o simples falar sobre espiritualidade é, em si, terapêutico.

Por fim, um número crescente de estudos[22] vem evidenciando a importância da espiritualidade no tratamento da dor crônica, particularmente na oncológica, tratando-a como um componente fundamental do manejo desses pacientes. Nesse sentido, diversos centros têm ampliado e melhorado a qualidade de suas pesquisas, com o objetivo de otimizar os métodos de avaliação e as intervenções terapêuticas.

DESTAQUES DESTA SEÇÃO

No âmbito da "dor total", a dimensão da espiritualidade faz aflorar questões como significado, transcendência e esperança. O sofrimento não é sinônimo da dor, já que o sofrimento pode ser minimizado ou amplificado de acordo com a interpretação que o paciente dá a sua dor. Diversas são as formas pelas quais é possível estimular a espiritualidade para canalizá-la na construção de sentido na abordagem da dor crônica. Um número crescente de estudos vem evidenciando a importância da espiritualidade no tratamento desta condição.

CONCLUSÃO

Há, atualmente, um robusto arcabouço teórico no que tange aos benefícios do cuidado espiritual na saúde humana[23], porém ainda são modestos os trabalhos, projetos e pessoas que conseguem construir ou reconstruir pontes profícuas entre fé e ciência. A esperança reside no fato de que há um certo crescente em iniciativas nesse sentido, e é justamente a estas que este capítulo, assim como talvez toda esta obra, se dirige. Não com respostas prontas, mas como experiências compartilhadas que podem revelar novos horizontes.

REFERÊNCIAS BIBLIOGRÁFICAS

1. Rahner K. Curso fundamental da fé: introdução ao conceito de cristianismo. Costa A (trad.). 4.ed. São Paulo: Paulus; 2008.
2. Koenig HG, King DE, Carson VB. Handbook of religion and health. 2.ed. New York: Oxford University Press; 2012.
3. Puchalski CM, Ferrell B, Virani R, Ottis-Green S, Baird P, Bull J, et al. Improving the quality of spiritual care as a dimension of palliative care. J Palliat Med. 2009 Oct;12(10):885-904. http://dx.doi.org/10.1089/jpm.2009.0142.
4. Frankl VE. Em busca do sentido: um psicólogo no campo de concentração. Rio de Janeiro: Vozes; 2016.
5. Abuatiq A. Spiritual care for critical care patients. Int J Nurs Clin Pract. 2015;2:128. http://dx.doi.org/10.15344/2394-4978/2015/128.
6. Sulmasy DP. What is a miracle. Southern Medical Journal. 2008;100(12):1223-8. http://dx.doi.org/10.1097/SMJ.0b013e31815a9784.

7. Bibler TM, Shinall MC, Jr, Stahl D. Responding to those who hope for a miracle: practices for clinical bioethicists. The American Journal of Bioethics – AJOB. 2018;18(5):40-51. https://doi.org/10.1080/15265161.2018.1431702.
8. Savioli RM. Como lidar com milagres? In: Branco TP, Pereira FMT, Braghetta CC, Andrade PAS (eds.). Tratado de espiritualidade e saúde: teoria e prática do cuidado em espiritualidade na área da saúde. Rio de Janeiro: Atheneu; 2021.
9. Pereira FMTP. As tradições religiosas e sua influência sobre a espiritualidade no adoecimento. In: Pereira FMTP, et al. (ed.). Espiritualidade e oncologia: conceitos e prática. Rio de Janeiro: Atheneu; 2018.
10. Safra G. A espiritualidade no adoecimento e na terminalidade. In: Pereira FMTP (ed.). Espiritualidade e oncologia: conceitos e prática. Rio de Janeiro: Atheneu; 2018.
11. Saporetti LA. A espiritualidade do profissional de saúde. In: Branco TP, Pereira FMT, Braghetta CC, Andrade PAS (eds.). Tratado de espiritualidade e saúde: teoria e prática do cuidado em espiritualidade na área da saúde. Rio de Janeiro: Atheneu; 2021.
12. Counted V, Pargament KI, Bechara AO, Joynt S, Cowden RG. Hope and well-being in vulnerable contexts during the Covid-19 pandemic: Does religious coping matter? The Journal of Positive Psychology. 2022;17(1):70-81. https://doi.org/10.1080/17439760.2020.1832247.
13. International Association for the Study of Pain. IASP Task Force on Taxonomy [Internet]. In: Merskey H, Bogduk N (eds.). Part III: Pain terms, a current list with definitions and notes on usage. 2.ed. Seattle: IASP Press; 1994. Disponível em: http://www.iasp-pain.org/Taxonomy?navItemNumber=576#Pain. Acesso em: 28 abr. 2017.
14. Ferrell BR, Coyle N. The nature of suffering and the goals of nursing. Oncol Nurs Forum. 2008 Mar;35(2):241-7. https://doi.org/10.1188/08.ONF.241-247.
15. Melzack R, Wall PD. Pain mechanisms: a new theory. Science (New York, NY). 1965;150(3699):971-9. https://doi.org/10.1126/science.150.3699.971.
16. Engel GL. The need for a new medical model: a challenge for biomedicine. Science (New York, NY). 1977;196(4286):129-36. https://doi.org/10.1126/science.847460.
17. Cassel EJ. The nature of suffering and the goals of medicine. The New England Journal of Medicine. 1982;306(11):639-45. https://doi.org/10.1056/NEJM198203183061104.
18. Ferrell B, Del Ferraro C. Suffering. In: Cobb M, Puchalski CM, Rumbold B (eds.). Oxford textbook of spirituality in healthcare. New York: Oxford University Press; 2014. p.158-62.
19. Back A, Arnold R, Tulsky J. Mastering communication with seriously ill patients: balancing honesty with empathy and hope. New York: Cambridge University Press; 2009.
20. Sulmasy DP. Ethical principles for spiritual care. In: Cobb M, Puchalski CM, Rumbold B (eds.). Oxford textbook of spirituality in healthcare. New York: Oxford University Press; 2014. p.465-70
21. National Comprehensive Cancer Network. Finding comfort in spirituality [Internet]. Disponível em: https://www.nccn.org/patients/resources/life_with_cancer/spirituality.aspx. Acesso em: 28 abr. 2017.
22. Siddall PJ, Lovell M, MacLeod R. Spirituality: what is its role in pain medicine? Pain Medicine. 2015 Jan;16(1):51-60. https://doi.org/10.1111/pme.12511. Epub 2014 Aug 26.
23. Koenig, H. Medicine, religion and health: where science and spirituality meet. Templeton Press; 2008.

9

Bioética clínica, espiritualidade e cuidado ético

Mary Rute Gomes Esperandio
Renato Soleiman Franco

INTRODUÇÃO

Ivan Ilitch era um homem comum, com uma vida ordinária. Seu sonho e propósito de vida era galgar uma boa posição no trabalho, com bom salário, ser socialmente reconhecido e ter uma família.

Formou-se em direito e trabalhava como funcionário público, exercendo, com maestria, o cargo de juiz no Ministério da Justiça. Orgulhava-se de sua forma de conduzir os processos criminais, tendo "consciência da sua força, que permitia aniquilar quem ele quisesse", sendo também admirado por seus pares, subalternos e superiores. Casou e teve diversos filhos, mas apenas um casal sobreviveu. O trabalho de Ivan Ilitch "lhe dava prazer e enchia seus dias", fazendo sua vida "agradável e digna" (p.15-16). Porém, começou a pensar que deveria lutar por um salário mais robusto, a fim de ter uma vida financeiramente mais confortável. Tirou férias para espairecer a cabeça, e pela primeira vez, sem a ocupação laboral, sentiu o gosto amargo do tédio e uma insuportável angústia. Chegou a ter alteração no sono por conta desse estado. A solução, com certeza, era conseguir um salário melhor.

Conseguiu. Foi transferido para outra cidade, pôde comprar uma casa nova, mobiliá-la como desejava, e, ao subir em uma escada para arrumar uma cortina, escorregou e bateu de lado na moldura da janela. Foi a partir daí que tudo mudou. Uma dor no local da batida foi aumentando significativamente, a ponto de ter de buscar um médico especialista. Passou por vários médicos sem sucesso. A medicina não conseguiu fechar um diagnóstico. Seu estado de saúde estava visivelmente comprometido, tendo perdido muito peso, e o nível intenso das dores impactou sua *performance* laboral, fazendo-o afastar-se do trabalho. Consultou as "celebridades da Medicina", mas seu estado só fazia se agravar, assim como a percepção de suas dores físicas, que aumentavam na mesma intensidade com a qual sentia suas crises de sentido e experienciava a raiva pela situação na qual se encontrava. Os médicos não sabiam mais o que fazer. Ivan foi abandonado com seus sintomas sem controle: dor física intensa e dor moral, vômito, diarreia, perda de peso, apetite e sono, crise existencial e conflitos espirituais, sem energia física, emocional e espiritual. E, quanto mais tentava dar conta de sua própria crise, fosse por meio da evitação pela ocupação mental, ou por se ver sozinho com elas sem conseguir solução, mais agravamento das dores, da raiva, irritação, dificuldade respiratória e de todos os outros sintomas. Ivan morreu aos 45 anos. Sua enfermidade durou 3 meses. Nos 3 últimos dias passou "gritando de dor, sem parar um minuto", com exceção dos seus últimos 15 minutos, quando conseguiu despedir-se de sua família, perdoar, perdoar-se e aceitar, agora sem medo, a morte que lhe chegou[1].

O caso narrado acima é uma síntese de uma novela russa, escrita por Liev Tolstói, publicada em 1886, sob o título *A morte de Ivan Ilitch*. Essa narrativa serve-nos como ponto de partida para a reflexão que será desenvolvida neste capítulo sobre os aspectos teórico-práticos do apoio espiritual no contexto da saúde, na perspectiva da bioética clínica e do cuidado Ético. O capítulo inicia com uma reflexão sobre o lugar da espiritualidade na bioética clínica, incluindo as leis que asseguram o apoio religioso. Em seguida, o cuidado ético será abordado para pensar as questões que envolvem a dimensão espiritual. Para tornar a reflexão mais clara, apresenta-se na sequência um modelo prático de cuidado espiritual assentado na perspectiva teórica abordada, denominado "Modelo Diamante" de cuidado espiritual, articulando-o com a narrativa de Tolstói.

BIOÉTICA CLÍNICA E ESPIRITUALIDADE

O campo de conhecimento da bioética caracteriza-se por se ocupar de questões éticas da vida como um todo. A bioética clínica, por sua vez, pode ser compreendida como um recorte dentro do conceito mais amplo de bioética, e tem um caráter essencialmente relacional, pois, conforme definida pelo bioeticista José Roberto Goldim, a bioética clínica diz respeito "à identificação, análise e resolução de problemas ou dilemas morais que surgem no cuidado individual de pacientes"[2].

A resolução de problemas morais na bioética clínica decorre de tomadas de decisão em que responsabilidades são compartilhadas entre profissionais das várias áreas da saúde (equipe multidisciplinar) e pacientes e familiares. A bioética clínica surge com a preocupação de combinar as técnicas de cuidado em saúde advindas do progresso científico com o cuidado ético. Nesse sentido, os valores ético-morais trazidos pela pessoa enferma e sua família são considerados nas tomadas de decisão, incluindo, certamente, suas crenças religiosas e vivências espirituais.

Importante destacar o modo como estamos utilizando o conceito de espiritualidade nessa reflexão. Seguimos o conceito de espiritualidade resultante da conferência internacional de consenso, em 2014, sobre o uso do termo no contexto da saúde (em especial nos cuidados paliativos). O consenso internacional[3] estabeleceu uma definição de espiritualidade como "um aspecto dinâmico e intrínseco da humanidade através do qual as pessoas buscam sentido, propósito e transcendência, e experienciam o relacionamento consigo mesmas, com a família, com outros, com a comunidade, com a sociedade, com a natureza e com o significante ou sagrado. A espiritualidade se expressa por meio de crenças, valores, tradições e práticas" (p.646).

Ao assumir esse conceito, estamos indicando que entendemos espiritualidade como uma noção mais ampla que religiosidade. Nesse sentido, independentemente de a pessoa enferma ter ou não alguma pertença religiosa identitária, importam, basicamente, duas questões: sentido e conexão. Uma boa prática no cuidado em saúde não pode desconsiderar o modo como a pessoa enferma busca sentido, propósito e transcendência e o modo como ela se conecta consigo mesma, com os outros, com a natureza etc. Depreende-se ainda, que religiosidade pode ser uma expressão da espiritualidade quando o indivíduo que se considera religioso vive sua espiritualidade segundo certas crenças, práticas e valores ético-morais ligados a uma religião instituída (ou mais).

Olhar o conceito de espiritualidade nessa perspectiva torna mais evidente a relação da espiritualidade com os cuidados de saúde e a bioética "em termos da necessidade e dos esforços das pessoas para dar sentido às suas vidas diante de doenças, lesões ou morte iminente"[4]. Os bioeticistas Hossne e Pessini já defendiam essa noção de espiritualidade como um dos referenciais da bioética clínica, argumentando que, enquanto referencial bioético, espiritualidade tem um espaço próprio, mas também se articula com outros referenciais bioéticos, como alteridade, altruísmo, autonomia, equidade, beneficência, entre outros[5].

Na bioética clínica temos a clara consciência de que os cuidados de saúde não se reduzem a um corpo que sofre de dor e outros sintomas físicos, como na história narrada no início deste capítulo. Responder ao sofrimento da pessoa como um todo, e até o seu último suspiro, é praticar um cuidado que afirma a dignidade humana. São as histórias de vida das pessoas, suas narrativas de sentido, que nos dão um fio condutor no exercício de cuidado, pois são elas que nos ajudam a melhor compreender os sentidos da doença, o sofrimento que ela traz e as tomadas de decisão possíveis nesse contexto narrativo trazido pela pessoa que está à nossa frente, diante da qual nos tornamos responsáveis.

DESTAQUES DESTA SEÇÃO

A espiritualidade é um referencial intrínseco e articulador de outros referenciais da bioética clínica e diz respeito à dimensão humana que busca por sentido e conexão. Os cuidados holísticos em saúde necessariamente incluem a dimensão espiritual, haja vista que é nessa dimensão que se constroem as narrativas de sentido, e de onde emergem os recursos internos tanto para enfrentamento de situações relacionadas à saúde-doença quanto para fundamentar, ainda que de forma inconsciente, as tomadas de decisão ético-morais em saúde.

O APOIO ESPIRITUAL/RELIGIOSO COMO UM DIREITO – DAS LEIS AO CUIDADO

A liberdade religiosa é um direito e um dever das instituições quanto a sua garantia. A Constituição Federal de 1988 e outras leis reforçam a liberdade religiosa. Essa liberdade não é restrita aos hospitais, mas a toda a União, estados e municípios. Assim, é vedado "estabelecer cultos religiosos ou igrejas, subvencioná-los, embaraçar-lhes o funcionamento ou manter com eles ou seus representantes relações de dependência ou aliança"[6]. Numa perspectiva histórica, o Decreto n. 119-A/1890, conhecido como "Lei de Separação da Igreja do Estado", oficializou a separação entre a Igreja Católica e o Estado brasileiro, extinguindo os privilégios religiosos e estabelecendo a liberdade religiosa[7].

O próprio Código Penal, já em 1940, no seu artigo 208, prevê pena de detenção de um mês a um ano, ou multa, para quem "escarnecer de alguém publicamente, por motivo de crença ou função religiosa"[8]. Nesse mesmo sentido, a Lei n. 7.716/1989 (artigo 20, inciso I; artigo 20-A, inciso I) trata dos crimes resultantes de preconceito de raça ou de cor e de intolerância religiosa e prevê punição para a prática de discriminação ou preconceito devido à religião[9].

Essas leis e dispositivos legais visam assegurar a laicidade do Estado brasileiro, garantindo a liberdade de crença e protegendo os cidadãos de práticas discriminatórias ou de favorecimento religioso por parte das instituições governamentais. A integração da espiritualidade e da religiosidade no sistema de saúde pública brasileiro tem sido um desafio complexo, apesar dos avanços regulatórios e políticos. O compromisso do Estado em oferecer um sistema de saúde público universal é regulamentado por lei, mas a implementação das diretrizes em todos os níveis de atendimento requer políticas públicas eficazes.

A Saúde Pública no Brasil passou por várias fases políticas e mudanças significativas ao longo do século XX. A Constituição Federal de 1988 traz a saúde como um direito de todos, o que foi marcante para a criação do Sistema Único de Saúde (SUS), garantindo o acesso universal e integral à saúde, como explicitado no artigo 196[6]. Leis subsequentes asseguraram a assistência religiosa em hospitais, unidades prisionais, entidades civis e militares, bem como em direitos específicos, como os da criança, adolescente, pessoa idosa e povos indígenas. Algumas das normativas que reconhecem a importância da dimensão espiritual na abordagem da saúde e visam assegurar que pacientes tenham acesso ao apoio religioso de acordo com suas crenças incluem:

- Lei n. 9.982/2000: essa lei assegura aos religiosos de todas as confissões o acesso aos hospitais da rede pública ou privada, bem como aos estabelecimentos prisionais civis ou militares, para dar atendimento religioso aos internados, desde que em comum acordo com estes ou com seus familiares, no caso de doentes que já não estejam no gozo de suas faculdades mentais[10].
- Constituição Federal de 1988 (artigo 5º, inciso VII): a Constituição Federal assegura, nos termos da lei, a prestação de assistência religiosa nas entidades civis e militares de internação coletiva[6].
- Estatuto da Criança e do Adolescente (Lei n. 8.069/1990, artigo 3º): o Estatuto da Criança e do Adolescente estabelece que a criança e o adolescente têm direito ao desenvolvimento físico, mental, moral, espiritual e social, assegurando-lhes todas as oportunidades e facilidades para alcançar esse desenvolvimento[11].

- Estatuto da Pessoa Idosa (Lei n. 10.741/2003, artigo 2º): o Estatuto da Pessoa Idosa assegura à pessoa idosa todas as oportunidades e facilidades para preservação de sua saúde física e mental, bem como seu aperfeiçoamento moral, intelectual, espiritual e social, em condições de liberdade e dignidade[12].
- Leis municipais: além das leis federais, diversos municípios brasileiros têm criado legislação específica para garantir a assistência religiosa em instituições de saúde, asilos e estabelecimentos prisionais. Um exemplo é a Lei municipal n. 10.816/2003 de Curitiba, que assegura o direito à assistência religiosa aos enfermos internados na rede hospitalar pública ou privada, civil ou militar[13].
- Política Nacional de Práticas Integrativas e Complementares em Saúde (PNPIC): embora não seja uma lei específica, a PNPIC reconhece a importância da dimensão espiritual na abordagem da saúde e prevê a oferta de práticas integrativas e complementares que considerem essa dimensão, como ayurveda, yoga e outras terapias[14].

É importante destacar que essas leis visam garantir o direito à assistência religiosa, respeitando a diversidade de crenças e a liberdade religiosa dos pacientes. Dessa forma, os profissionais de saúde devem estar cientes dessas leis e ser sensíveis às necessidades espirituais dos pacientes, assegurando que recebam o apoio religioso adequado durante o tratamento no sistema de saúde. Salienta-se, nesse aspecto do direito, que a Declaração Universal sobre Bioética e Direitos Humanos da Unesco já em sua introdução sublinha a espiritualidade como dimensão humana que compõe, juntamente com as dimensões biológicas, psicológicas, sociais, culturais, a identidade de um indivíduo[15].

Apesar dos avanços, a integração da espiritualidade ainda enfrenta desafios na prática clínica. A formação de profissionais de saúde raramente aborda essa dimensão, e muitos profissionais não a integram naturalmente em seus cuidados. No entanto, a espiritualidade é um recurso valioso para muitos pacientes, e sua integração é considerada vital em áreas como os cuidados paliativos[16,17].

Em síntese, embora haja reconhecimento e avanços regulatórios em relação à integração da religiosidade e espiritualidade nas políticas públicas de saúde no Brasil, ainda existem desafios na implementação efetiva dessa abordagem.

DESTAQUES DESTA SEÇÃO

No Brasil, a liberdade religiosa é garantida como um direito e um dever das instituições, respaldada pela Constituição Federal de 1988 e outras leis. Essa liberdade abrange não apenas os hospitais, mas também toda a União, estados e municípios. Dispositivos legais proíbem o estabelecimento de cultos religiosos financiados pelo Estado e mantêm a separação entre igrejas e instituições governamentais. A integração da espiritualidade ao sistema de saúde enfrenta obstáculos, pois a formação dos profissionais raramente aborda esse aspecto, no entanto a espiritualidade tem tido destaque em algumas áreas da medicina, por exemplo, os cuidados paliativos. Assim, há leis e regulamentos que buscam garantir a laicidade do Estado e combater a discriminação religiosa. No entanto, apesar dos avanços, a implementação eficaz de políticas públicas que integrem a espiritualidade ainda é um desafio complexo.

O CONFLITO ENTRE ESPIRITUALIDADE/RELIGIOSIDADE E PROCEDIMENTOS OU INTERVENÇÕES CLÍNICAS: TESTAMENTO VITAL E DIRETIVAS ANTECIPADAS DE VONTADE

A integração entre espiritualidade/religiosidade com o cuidado inclui alguns conflitos, entre eles os limites da autoridade sobre o próprio corpo e a negação de tratamento por motivação religiosa. Valores religiosos e crenças espirituais podem confrontar-se com a definição ou suspensão de tratamentos ou procedimentos na área da saúde. Nesse sentido os limites entre a autonomia sobre a decisão sobre o próprio corpo e os códigos de ética profissionais e a legislação são postos à prova. Essa é uma interface complexa e dispõe sobre questões jurídico-assistenciais.

O Conselho Federal de Medicina, na Resolução n. 2.232/2019, destaca a autonomia de pacientes quanto à objeção diante de algum tratamento; assim, é um direito do paciente requerer esses limites de intervenção[18]. A resolução é um avanço, no entanto não se pode parar por aí; é preciso caminhar com o debate, estudar como a resolução tem sido aplicada na prática e, além disso, aprofundar a reflexão sobre a existência de limites da resolução como no caso de situações que ameacem a vida e a terminalidade[19].

A garantia de uma morte compassiva e ética, na perspectiva da subjetividade de cada pessoa e família, pode se confrontar com tratamentos ou procedimentos médicos vigentes. O termo "ortotanásia" tenta contemplar essa situação no sentido de estar ligado a uma morte "normal" ou "correta" e tem sido bastante utilizado em situações nas quais se tenta evitar um prolongamento do sofrimento. Assim, medidas de suporte que evitem o excesso de intervenções desnecessárias e promovam reflexões sobre quais melhores medidas a serem tomadas com foco no cuidado, bem-estar e menor sofrimento visam promover a ortotanásia. Desse modo, a ortotanásia seria uma morte sem excesso de intervenções, prolongamentos de sofrimento e digna – busca respeitar o processo natural de morrer, proporcionando cuidados adequados para aliviar o sofrimento com respeito à autonomia, valores e crenças dos pacientes e na busca pelo bem-estar e qualidade de vida até o fim[20].

O testamento vital e as diretivas antecipadas de vontade (DAV) surgem como alternativas para promover um cuidado mais digno e centrado nas necessidades de pacientes e familiares. A religiosidade e a espiritualidade podem tanto ser facilitadores quanto trazer dificuldades nesse processo. Diante de seus valores religiosos e espirituais algumas pessoas têm mais claro como desejam vivenciar esse processo e têm oportunidade de refletir e registrar. Por outro lado, se a morte acaba sendo encarada como um tabu ou uma exclusividade da religião, dos líderes religiosos ou do sagrado, é possível que a reflexão sobre essa parte da vida e a autonomia de escolha sobre esse processo se perca. Assim, para além de estimular a realização de DAV ou testamentos vitais, é essencial conhecer o contexto e aqueles que recebem o cuidado.

A Resolução n. 1995/2012 do CFM trouxe à luz a discussão sobre as DAV no Brasil. Ela estabelece que qualquer pessoa capaz pode expressar suas vontades antecipadas em relação aos cuidados médicos que deseja ou não receber, caso esteja em um estado de saúde que a impossibilite de expressar essas vontades. Essa regulamentação oferece um alicerce para a manifestação da autonomia do paciente e suas escolhas de tratamento, que devem ser registradas em prontuário[21].

Não cabe neste capítulo discutir diferenças ou semelhanças entre DAV e testamento vital, mas sim reforçar que instrumentos que possam registar as vontades dos pacientes, seus valores, crenças, aspectos culturais e relacionados ao cuidado são essenciais. Esse registro vai além de apresentar o que os pacientes aceitam ou não realizar, optam ou não; eles devem incluir uma descrição pormenorizada de quem é aquela pessoa, sua cultura, sua espiritualidade/religiosidade, valores e crenças, como tem vivido sua vida, a trajetória de sua enfermidade e como tem lidado com ela; enfim, é essencial contextualizar sobre quem é aquele documento. Segue-se então a apresentação das diretivas ou ações que são autorizadas, estados de saúde-doença ao qual o documento se refere e a nomeação de procuradoras(es) para determinados fins. Um modelo muito útil e bem estruturado é aquele proposto por Dadalto et al., que incluiu os seguintes itens: valores e desejos, decisões sobre o fim da vida, procurador para cuidados de saúde no fim da vida, outras disposições, diretrizes para a equipe de saúde que me atenderá, e revogação[19].

A mensagem é que a espiritualidade e a religiosidade podem ser ponte para ações capazes de amenizar o sofrimento e ajudar as pessoas a lidar com situações de vida que incluem o processo de morte – testamento vital e DAV fazem parte dessas ações. A espiritualidade como fundamento para o núcleo de sentido da vida e da existência é também um pilar para o processo de morte e deve ser incluída na reflexão, em conjunto com pacientes e familiares, sobre como melhor auxiliar as pessoas envolvidas nesse processo.

Religiosidade, espiritualidade e a promoção de direitos e deveres na prática clínica poderiam tomar uma esfera impessoal e legalista. Nesse sentido, o cuidado ético numa compreensão de um cuidar relacional, provido de sentido e compaixão, amplia o olhar para a pessoa/família que sofre e para quem cuida.

DESTAQUES DESTA SEÇÃO

A integração da espiritualidade e da religiosidade com o cuidado médico inclui a autonomia sobre o próprio corpo e a recusa de tratamentos por motivações religiosas. Valores religiosos podem colidir com decisões médicas, desafiando a interseção entre a autonomia do paciente e os códigos éticos e legais. A Resolução n. 2.232/2019 do Conselho Federal de Medicina reconhece a autonomia do paciente, permitindo objeção a tratamentos, mas é necessário continuar avaliando sua aplicação e limites. É essencial que as crenças e valores sejam considerados em face de facilitar uma ortotanásia, buscando uma morte digna e compassiva, com o alívio do sofrimento e sem excessos terapêuticos. O testamento vital e as diretivas antecipadas de vontade (DAV) emergem como ferramentas. Neles, cultura, espiritualidade, religiosidade e ética se alinham a partir das necessidades e desejos de pacientes e familiares. Lidar com a complexidade da autonomia, incluindo espiritualidade e religiosidade, é uma arte delicada que vai além do respeito às leis e precisa de um cuidado ético em vista da dignidade e do respeito a pessoa.

BREVES CONSIDERAÇÕES SOBRE CUIDADO ÉTICO E ESPIRITUALIDADE

O cuidado ético deve ser considerado um campo essencialmente interdisciplinar, onde as várias disciplinas colaboram mutuamente no processo de uma prática de cuidado voltada para o bem de todas as pessoas envolvidas, visando ao fortalecimento da teia de sustentação da vida. Conforme pesquisadores holandeses[22], essa visão de cuidado ético começa com a prática e os complexos entrelaçamentos que a constituem: experiências detalhadas, corporificadas, que emergem da vida social e política cotidiana.

No cuidado ético, o cuidado é visto tanto como uma prática social quanto política, pois as práticas de cuidado contribuem intrinsecamente e são determinadas pela forma como a sociedade está organizada. O cuidado é uma prática social porque é inerentemente relacional e coconstituído por cuidadores e receptores de cuidados. E é também uma prática política porque é coconstitutivo da convivência das pessoas em uma comunidade organizada[22].

Assim, cuidar na perspectiva do cuidado ético está inserido numa prática relacional (de, pelo menos, três vias – quem recebe, quem realiza e o contexto). Como bem observa Walker, uma *scholar* de referência nesse campo, o cuidado ético "afirma a dignidade e a profunda importância dos nossos esforços para satisfazer as necessidades humanas, sobretudo aquelas que estão em jogo em condições de vulnerabilidade que ameaçam a sobrevivência ou em relações de dependência das quais dependem a sobrevivência e a saúde"[23]. Para a autora, sem esses valores nenhuma visao ética é adequada ou, mais fortemente, huma namente sã.

O contexto, os valores sociais, a moralidade e a ética (incluindo a ética profissional e a legislação) foram apontados neste capítulo e integram o campo de cuidado; mas o cuidar não se restringe a isso. A pessoa que cuida e a que recebe o cuidado interagem de forma dinâmica interdependente e carregam uma história que participa e traz o enredo (narrativa) desse processo. Por mais que existam limites (ou limitadores) institucionais, legais e profissionais, não se pode esquecer que são pelo menos duas pessoas, duas histórias de vida e, por que não, duas identidades a se relacionar.

Podemos considerar identidade como o modo como cada pessoa se reconhece; interpreta e interage com o mundo, consigo, com as outras pessoas; seus valores e crenças, e como um elemento essencial – como e o que dá sentido, significado e propósito para sua existência. Essa compreensão de identidade e espiritualidade aproxima esses dois aspectos de cada pessoa. Assim, no cuidado há pelo menos dois núcleos de sentido/significado e propósito interagindo – o cuidado, dessa forma, transcende as regras ou conveniências, e pode-se dizer que o cuidado ético acontece numa dimensão espiritual[24].

O cuidado ético chama a atenção para a conexão entre quem somos (nossa identidade), quem somos enquanto profissionais cuidadores (identidade profissional) e a pessoa/família que necessita de cuidado. Sem dúvida se deve considerar que há outros aspectos envolvidos, como os limites da atuação profissional, a necessidade de desenvolver mecanismos pessoais e institucionais para suporte e auxílio aos profissionais para lidar com a difícil arte de cuidar. Todas as pessoas têm limites, e reconhecer/respeitar esses limites e apoiar quem cuida é essencial. No entanto, até mesmo nesse aspecto a conexão consigo mesmo, sua identidade e propósito auxiliam na prática clínica. Sem essa conexão o cuidado pode se tornar impessoal, tanto para quem recebe quanto para quem cuida. A seguir, com base em um modelo de cuidado espiritual, será apresentada uma reflexão sobre aspectos do cuidado que poderiam ampliar a prática clínica e promover uma (re)conexão entre quem cuida e quem recebe cuidado.

DESTAQUES DESTA SEÇÃO

O cuidado ético transcende a esfera técnica, sendo uma prática interdisciplinar que entrelaça valores sociais, moralidade e ética. Surge da interação dinâmica entre cuidadores e receptores, moldada pela identidade, valores e experiências de cada indivíduo. Essa abordagem reconhece a dimensão relacional e política do cuidado, tendo em vista a dignidade e a importância das necessidades humanas, especialmente em contextos de vulnerabilidade. O cuidado ético é relacional e acontece na interface entre pessoas e suas identidades. Identidade e espiritualidade têm em comum conterem em seus pilares sentido e propósito da existência. Assim, o cuidado ético envolve uma esfera espiritual de sentidos, e mergulhar nessa perspectiva de cuidado exige uma conexão genuína entre cuidador e receptor e um processo de cuidado alinhado com esse propósito.

DA "SONDAGEM" DA ESPIRITUALIDADE À PRÁTICA DO CUIDADO ESPIRITUAL: O MODELO DIAMANTE

A oferta de apoio espiritual a pacientes e famílias no curso do tratamento em saúde passa, necessariamente, pela sondagem dos valores e crenças religiosas e espirituais. Porém, a abordagem da dimensão espiritual é sempre uma questão sensível a profissionais de saúde. Os quatro modelos apresentados no Quadro 1 têm como propósito oferecer alternativas concisas, flexíveis, de fácil memorização, confiáveis, centradas no paciente e que sejam, efetivamente, um roteiro semiestruturado de conversa, e não uma "caixa de seleção". Profissionais podem se sentir mais à vontade com um ou outro modelo, escolhendo aquele com o qual mais se identificam. O Fica é, porém, o único instrumento já validado.

QUADRO 1 Quatro modelos de anamnese espiritual

Modelo I: Fica	**Modelo II: Três questões de Mount Vernon**	**Modelo III: Hope**	**Modelo IV: *SPIRITual History***
F – Fé Qual é a sua tradição de fé? Você se considera espiritual/ religioso? Você tem crenças E/R que o ajudam a lidar com a situação-problema de saúde que está enfrentando agora? Se o paciente responde "não", pode-se perguntar: O que dá significado à sua vida? O paciente pode dar respostas diversas, mas é importante perguntar o que dá sentido à vida, mesmo que o paciente tenha já identificado a espiritualidade.	**Recurso:** O que te ajuda?	**H – Hope** (Esperança): Fontes de Esperança (envolvem esperança; sentido, conforto; força, paz; amor e conexão). Quais as suas fontes de esperança, força, conforto e paz? Em que você se agarra em tempos difíceis?	**S: Sistema** de crenças espirituais

(continua)

QUADRO 1 Quatro modelos de anamnese espiritual *(continuação)*

Modelo I: Fica	**Modelo II: Três questões de Mount Vernon**	**Modelo III: Hope**	**Modelo IV: *SPIRITual History***
I – Importância Qual a importância da sua fé/espiritualidade para você? Sua espiritualidade influencia no modo como você se cuida nesse contexto de doença? Como suas crenças afetam sua doença?	**Suporte:** Quem te ajuda?	**O:** Religião **Organizada** Você se considera parte de uma religião organizada? Até que ponto ela é importante e útil para você?	**P:** Espiritualidade **Pessoal**
C – Comunidade Você tem uma comunidade religiosa ou pessoas que te dão apoio nesse tempo de enfermidade?	**Sentido:** Que sentido tem essa experiência para você?	**P:** Prática **Pessoal**, ou, Espiritualidade Pessoal Você tem crenças pessoais independentemente de sua religião organizada?	**I: Integração** com a comunidade espiritual/religiosa
A – Atender/Aplicar Como podemos atender às suas necessidades espirituais?		**E: Efeitos** sobre os cuidados médicos ou sobre as questões relativas ao final de vida	**R: Ritos** e práticas (e restrições religiosas)
			I: Implicações nos cuidados médicos
			T: Eventos **Terminais**, Planejamento para o Término da vida

E/R: relativo à religiosidade e à espiritualidade.
Fonte: adaptado de Blaber et al.[25]

Embora os modelos acima auxiliem no levantamento de dados importantes a serem utilizados no apoio espiritual, profissionais da saúde, incluindo capelães, frequentemente apontam a dificuldade de realizar o cuidado espiritual na prática. Assim, com base na perspectiva do cuidado ético e da bioética clínica, apresentamos o Modelo Diamante de cuidado espiritual[26], criado pelo pesquisador holandês Carlo Leget, titular da cadeira de Cuidado Ético na University of Humanistic Studies em Utrecht, na Holanda. Conquanto esse modelo tenha nascido no contexto dos cuidados paliativos, como "arte de morrer" e "arte de viver", sua aplicação extrapola esse cenário, pois a proposta aplica-se a diversos outros contextos de saúde e até mesmo de cultura, haja vista que seus fundamentos estão em um quadro de referência antropológico. O Modelo Diamante foi inspirado na tradição medieval conhecida como *Ars Moriendi* (Arte de Morrer), que foi bastante usado no século XIV, no período da "peste negra", como uma preparação para a morte, quando a Europa ocidental teve mais 60% da população devastada. O autor ressignificou a proposta da Arte de Morrer daquele período, propondo esse modelo de cuidado espiritual que é tanto uma "arte de morrer bem" quanto uma arte de bem viver[26]. Para maiores detalhes teóricos e práticos do Modelo Diamante, recomenda-se a leitura do livro do autor.

O centro e o ponto de partida do Modelo Diamante de cuidado espiritual: o espaço interior

Nas seções anteriores, vimos que cuidado ético e bioética clínica têm como fundamentos os aspectos da relacionalidade, dignidade e responsabilidade. Em outras palavras, trata-se de um modo de estar diante do outro. Por isso, o Modelo Diamante tem como centro e ponto de partida o "espaço interior". Espaço interior é uma metáfora usada pelo autor do modelo para designar uma atitude de mente e coração abertos, uma atitude composta de elementos cognitivos e emocionais que emergem no/do encontro entre seres humanos.

Leget nos mostra que o conceito de espaço interior não é uma questão exclusiva de quem exerce o cuidado, ainda que "bons cuidadores e cuidadoras" estejam familiarizados com essa noção e reconheçam seu significado com facilidade. O autor pontua que pode acontecer de "receptores do cuidado" (ou seja, pacientes ou familiares) terem um espaço interior mais amplo do que a pessoa que presta o cuidado. Nesse sentido, por ter impacto positivo na comunicação, o conceito está no centro da relação entre pacientes, cuidadores e familiares[26].

É possível estabelecer um paralelo entre essa noção de espaço interior do Modelo Diamante de cuidado espiritual e a noção winicottiana de espaço potencial tal como apresentada pelo psiquiatra, psicanalista e pediatra britânico Donald Winnicott[27]. Para esse autor, entre eu-e-o-outro, ou, entre o sujeito e a cultura, está o espaço potencial, e é justamente aí que o amadurecimento e as transformações subjetivas ocorrem. É o espaço da relacionalidade, do cuidado simultâneo de si e do outro. Winnicott enfatiza o aspecto relacional na constitutiva da subjetividade humana. Ele traz a ideia, inclusive, de que é preciso ser primeiramente dois (mãe-e-bebê) para depois ser um (um ser individual). No Modelo Diamante, o cuidado espiritual não prescinde de um trabalho de abertura no próprio espaço interior de quem provê cuidado; pelo contrário, é dele dependente, ao mesmo tempo que não se limita a ele. Por isso, tanto o espaço interior de quem cuida quanto de quem recebe o cuidado são impactados pela "abertura", pela "amplitude" do espaço interior de seus envolvidos, o "chão" onde o cuidado ocorre. O cuidado ético aí acontece por meio de uma atitude de responsabilidade perante o outro, buscando a afirmação e a promoção da dignidade humana nessa relação de cuidado.

Na narrativa apresentada na abertura deste capítulo observa-se o quanto um espaço interior restrito, e sem ajuda para sua ampliação impacta na percepção dos sintomas e no aumento do sofrimento decorrente de uma enfermidade grave, progressiva e que leva à morte. O espaço interior do paciente Ivan Ilitch (assim como o de sua família) parecia ter os limites das formas dominantes de subjetivação (criação de modos de existência) dos tempos modernos, qual seja, uma produção subjetiva que tem como ideal o "ter" ou "parecer ter", acima do "ser", sendo mais importante o "parecer ser". O espaço interior não pareceu ter sido considerado (muito menos ampliado) na assistência à saúde de Ivan, pois em momento algum questões de fora dos sintomas físicos da doença pareceram ter lugar na comunicação entre as partes envolvidas, impedindo a oferta de um cuidado holístico e mais compassivo.

Uma melhor compreensão do Modelo Diamante pode ser vista na representação gráfica com o espaço interior no centro do modelo, na Figura 1, copiada de Esperandio e Leget[28]. A figura apresenta cinco temas que expressam suas polaridades próprias, representando as tensões no processo de morrer[26]. Em cada um desses temas são sugeridas algumas perguntas-chave para guiar uma conversa com vista ao cuidado espiritual/existencial:

1. Autonomia: "Quem eu sou e o que realmente quero?".
   Polaridade: Eu & o Outro.
2. Sofrimento: "Como lido com a dor e o sofrimento?".
   Polaridade: Fazer algo & Passar por algo.
3. Apego/Relações: "Como eu digo adeus?".
   Polaridade: Segurar & Desapegar.

4. Questões Pendentes: "Como vejo minha própria história até aqui?". Polaridade: Lembrar & Esquecer.
5. Esperança: "Em que posso colocar a minha esperança?". Polaridade: Saber & Crer.

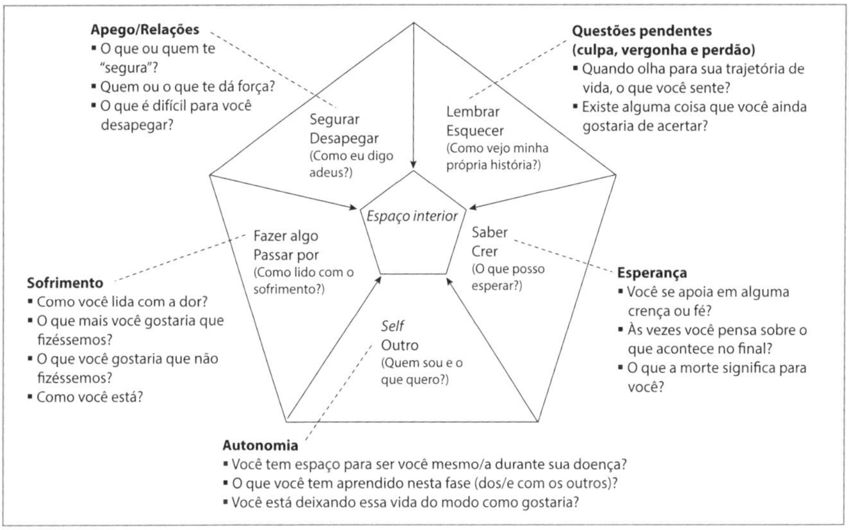

FIGURA 1 Modelo Diamante.

As tensões representadas nas polaridades de cada dimensão tanto indicam as diferenças com as quais cada pessoa, com sua singularidade própria, responde a tais tensões quanto mostram que não há uma resposta ideal a ser alcançada ou imposta.

Uma aplicação possível do Modelo Diamante no apoio espiritual a Ivan Ilitch

Pode-se ver possibilidades de aplicação desse modelo na narrativa sobre a vida e morte de Ivan Ilitch, apresentada na abertura deste capítulo. Essas possibilidades serão exploradas nas subseções a seguir.

A dimensão da autonomia: "Quem sou eu e o que realmente eu quero?"

Embora autonomia signifique a capacidade humana de se governar e de tomar as próprias decisões, tais decisões não são feitas sem a consideração aos outros. A autonomia é um processo complexo que ocorre entre os polos do "si mesmo" e dos "outros", influenciando-se mutuamente. A narrativa mostra que Ivan Ilitch busca uma diversidade de médicos e tratamentos (incluindo homeopatia), e sugere que essa dimensão não foi considerada para a tomada de decisões compartilhadas. A autonomia do paciente foi ignorada a tal ponto que este chega a considerar, em sua solitude, a busca de "curas por ícone milagroso"[1] (p.25), toma remédios "receitados de um homeopata" "às escondidas", e, em geral, demonstra baixa adesão ao tratamento (p.25-6).

Em uma situação ideal, uma atitude de espaço interior seria aquela em que o médico, abrindo a mente e o coração de Ivan Ilitch, pudesse ouvir seus medos, numa comunicação efetiva de sua situação real, em que as tomadas de decisão sobre tratamentos possíveis pudessem ser apresentadas, para que este pudesse começar a descobrir o que realmente desejava. Toslstói descreve um homem solitário, com a consciência de que sua vida "estava envenenada e que envenenava a vida dos outros", e, apesar de "rolar insone a maior parte da noite, tomava a decisão de se levantar de manhã e ir para o trabalho", pois isso era preferível a ter de enfrentar "a tortura de ficar em casa". Tolstói[1] narra:

> "Os colegas subalternos viam, espantados e desgostosos, que ele, um juiz brilhante e sutil, confundia-se, claudicava. Ele se mexia, esforçando-se para se dominar, levava de qualquer maneira a sessão até o fim e regressava a casa com a dolorosa certeza de que suas funções de magistrado não podiam mais esconder, como outrora, aquilo que não desejava ver, nem tinham mérito bastante para pô-lo a salvo dela [da morte] (p.32). [...] Sozinho tinha de viver assim à beira do abismo, sem ninguém que o compreendesse e tivesse pena dele" (p.27).

Uma escuta de Ivan, com espaço interior em que coubessem os seus medos, poderia ajudá-lo a exercitar sua autonomia, vivendo sua identidade com autenticidade, sem que essa identidade social se tornasse fonte de sofrimento, e assim pudesse decidir com autonomia "quem era e o que realmente queria".

O controle da dor: "Como lido com o sofrimento?"

Cicely Saunders, precursora dos cuidados paliativos, trouxe o conceito de "dor total" para designar a percepção da dor que nenhum opioide mostra-se potente para aliviar. A autora define a dor total como aquela que inclui sintomas físicos, sofrimento mental, problemas sociais e sofrimentos emocionais[29].

Tolstói descreve a experiência de dor e sofrimentos de Ivan, destacando que o sofrimento se exacerbava à medida que se dava conta da solidão em que vivia e da falta de sentido que fora sua vida.

A tensão desse polo do sofrimento, entre o fazer algo e passar por algo, mostra que temos à nossa frente o desafio de encontrar um equilíbrio entre o polo ativo do fazer (intervenção médica e de excessos de procedimentos inúteis e fúteis, conhecidos na bioética pelo termo "distanásia") e o polo passivo do sofrer (abstenção de tratamento adicional). Ambos os polos podem ser bons e/ou ruins e pode-se, até mesmo, distinguir as dimensões física, psicossocial e espiritual dos cuidados paliativos, em que o equilíbrio entre intervenção ativa e passiva pode diferir em cada área. Mas pode-se chegar a um ponto em que o tratamento adicional de manutenção da vida se torne inútil, ao mesmo tempo que a necessidade de apoio espiritual aumenta ainda mais. Em todas essas áreas é necessário um esforço constante para evitar o subtratamento, de um lado, e a "obstinação terapêutica" (distanásia), de outro lado.

A ortotanásia (morte no tempo certo), complementada com a kalotanásia, que significa "morte com sentido"[30], representariam um equilíbrio entre os dois polos nessa dimensão.

Ivan Ilitch "dormia cada vez menos. Davam-lhe ópio por via oral e injeções hipodérmicas de morfina, sem que o aliviassem"[1] (p.34). Novamente, é a atitude do espaço interior que poderia ajudar a encontrar o equilíbrio certo, entre aceitar o inevitável e a procura de novas soluções. Definir os polos ativo e passivo como um quadro de escolha pode proteger a arte de morrer do imperativo tecnológico tão frequentemente encontrado nos cuidados de fim de vida num ambiente hospitalar.

As relações de apego: "Como eu digo adeus?"

Despedir-se dos entes queridos e da própria vida, pelo encerramento da biografia, não é um processo simples. Implica renunciar a tudo que temos: nosso corpo, nossos entes queridos, nossas posses, tudo o que construímos na vida. Como "soltar", "abrir mão" de todas essas coisas? Como dizer adeus? Leget aponta que o pensamento de ter sido amado na vida e de que os outros continuarão com as coisas que lhe são caras e cuidarão uns dos outros pode facilitar a renúncia e o desapego da vida. Na tensão entre os polos do "segurar" e o "desapegar" está o desafio do equilíbrio. Ivan Ilitch sentia como se o empurrassem "dolorosamente para dentro de um saco preto, estreito e fundo; forçam-no, mas não consegue passar pela boca do saco; está apavorado, porém quer cair lá dentro, como para se livrar da terrível dor que sente; luta, luta, cooperando, e, de repente, o saco se rompe, ele cai e torna à realidade"1 (p.44).

A lembrança da meninice trazia a Ivan Ilitch "certas coisas verdadeiramente prazenteiras, que gostaria que se repetissem se pudesse viver outra vez. Mas aquele menino estava morto, era como a reminiscência de outra pessoa" (p.45). O trabalho, que era, antes, uma fonte de sentido e prazer, já não trazia o mesmo sentido, pois "perante a opinião pública [assim pensa Ilitch], eu subia, mas na verdade, afundava. E agora cheguei ao fim – a sepultura me espera". Mais uma vez, a arte de morrer parece ser uma arte de cronometrar e equilibrar os dois polos que são relevantes, e o espaço interior desempenha um papel fundamental, porque a consciência do apego às coisas boas da vida – incluindo as relações sociais importantes – é um pré-requisito importante para dizer adeus.

Questões pendentes: "Como vejo minha própria história até aqui?"

Tolstói nos conta que Ilitch repassou mentalmente os melhores momentos da sua vida. Contudo, estranhava o fato de que "tais momentos não lhe pareciam agora tão agradáveis como cuidava que fossem, salvo as primeiras recordações de infância". Dava-se conta de que "o período que gerara o atual Ivan Ilitch, tudo o que lhe parecia ser alegria se desmoronava ante seus olhos", fazendo surgir um pensamento de que a vida não podia ser assim "tão sem sentido e nojenta!". E expressava sua crise do seguinte modo: "Mas, se ela [a vida] foi tão nojenta e sem sentido, por que devo eu morrer e morrer sofrendo? Alguma coisa, positivamente, está errada!"[1] (p.45), e chega a pensar que "talvez não tenha vivido como deveria" (p.45).

Na arte contemporânea de morrer, a retrospectiva da própria vida pode ser feita com espaço interior. Toda vida humana é uma mistura de coisas pelas quais agradecer e coisas pelas quais se arrepender. Ivan Ilitch, já em seus últimos momentos de vida, em profunda dor e sofrimento, sente culpa por ser um peso à família. Esta fora alertada pelo médico de que "as coisas iam mal e só lhe restava o recurso do ópio". Ivan Ilitch por sua vez, sentia que "as dores morais eram infinitamente maiores do que as físicas", e indagava-se: "e se toda a minha vida, a minha vida consciente, tivesse sido realmente errada?" (p.48). E, ao perceber que poderia estar saindo da vida "com a plena consciência de ter destruído tudo o que [lhe] foi concedido, e "se a perda era irreparável", perguntou-se o que iria fazer. Ilitch "quis dizer o que sentia, porém não teve força. [...] Com um olhar à mulher indicou o filho e falou: Leve-o daqui... Tenho pena dele... E de você também... Tentou acrescentar: "Perdoe-me", [...] esboçou um gesto com a mão, sabendo que "Aquele a quem se entregava devia compreendê-lo" (p.51).

A atitude do espaço interior é uma ajuda importante quando se trata de decidir se devemos perdoar ou esquecer. O abrir-se à aceitação dos aspectos ruins, mesquinhos e feios da alma humana ajuda a desenvolver um sentimento de culpa adequado que permita a reconciliação consigo mesmo, com o próximo ou mesmo com Deus (para aqueles que acreditam). Leget observa que o espaço interior ajudará a olhar a própria história de vida com compaixão, e também com responsabilidade, como uma pessoa livre. O equilíbrio entre lembrar e esquecer pode ser um grande conforto e apoio no encerramento da biografia.

Esperança. Entre o saber e o crer: "Em que posso colocar a minha esperança?"

O polo do saber representa aquelas coisas das quais temos certeza com base em evidências. O polo da crença diz respeito às questões espirituais que não podem ser respondidas pela ciência, mas que se tornam convincentes em face do sofrimento e da morte. O autor do modelo observa que, em alguns casos, as pessoas se apegam tanto ao polo da crença que chegam a perder o contato com a realidade. Em outros casos, as pessoas estão tão fixadas no polo do saber que perdem a capacidade de abertura às dimensões da vida que estão para além do conhecimento científico, mas que são importantes como fonte de inspiração. Assim, a atitude do espaço interior pode ajudar a viver com uma atitude de mente aberta que permite viver com incertezas, dúvidas, esperanças e, por vezes, medos.

O empregado, Gerássim, que exercia a função de enfermeiro, trazia sensação de bem-estar a Ivan Ilitch, pelo modo compassivo como prestava seus cuidados. Diz o escritor russo: "Guerássim era o único que não mentia e tudo indicava que também era o único a compreender plenamente o que se passava e não considerava necessário ocultá-lo"[1] (p. 37).

Por vezes, Ivan Ilitch sentia necessidade de ser "tratado como se fosse uma criança doente, carinhado, mimado, beijado, tal como se faz com as crianças". Contudo, Ilitch punha uma "máscara de seriedade", e falava do trabalho como se fosse o assunto mais importante de sua vida. Ao pensar sobre a morte, sofria ao responder a si mesmo que a razão de tanto sofrimento era "para nada" e que, "além disso, não há nada". Ilitch dividia-se "em dois estados de espírito, opostos e alternados: ora desespero e expectativa de uma morte absurda e atroz, da qual nada o salvaria, ora esperança e acurada observação de seus órgãos, que se recusavam a funcionar regularmente". E, quanto mais progredia a doença, "mais ilusórias e fantásticas eram as suas esperanças no rim e no ceco, e mais real o sentimento da morte iminente".

O autor do modelo destaca que a busca do equilíbrio entre os polos do saber e crer tem a ver com a individualidade de cada ser humano. O espaço interior pode ajudar a pessoa a perceber-se como parte de um mistério maior, que não tem como ser totalmente compreendido por meio de uma mente humana limitada. A pergunta "o que posso esperar?" pode ser um grande apoio na arte de morrer, quando vivida com abertura e espaço interior plenos de compaixão e humildade.

DESTAQUES DESTA SEÇÃO

As cinco polaridades do Modelo Diamante estão inter-relacionadas, e facilmente se pode ver em que direção o processo espiritual de um paciente está se desenvolvendo. Em especial no cenário dos cuidados paliativos, as diferentes disciplinas proporcionam um ponto de partida comum que recoloca a dimensão espiritual no centro do cuidado. Tanto a sociedade como a medicina, em geral, podem se beneficiar da tradição da "arte de morrer", pois esta oferece uma preparação ativa e orientada positivamente para o nosso destino comum como criaturas mortais. Como afirma o criador do Modelo Diamante, a arte de morrer bem (*ars moriendi*) nada mais é que uma versão particular da arte de bem viver.

REFERÊNCIAS BIBLIOGRÁFICAS

1. Tolstoy L. A morte de Ivan Ilitch. São Paulo: Editora 34; 2006.
2. Goldim JR. Bioética clínica [Internet]. Disponível em: https://www.ufrgs.br/bioetica/bioclin.htm. Acesso em: 22 fev. 2024.
3. Puchalski CM, Vitillo R, Hull SK, Reller N. Improving the Spiritual dimension of whole person care: reaching national and international consensus. Journal of Palliative Medicine. 2014 Jun;17(6):642-56.
4. Muldoon M, King N. Spirituality, health care, and bioethics. J Relig Health. 1995 Dec;34(4):329-50.
5. Hossne WS, Pessini L. Dos referenciais da bioética: a espiritualidade. Rev Bioethikos. 2014 Mar 31;8(1):11-30.
6. Brasil. Constituição da República Federativa do Brasil: promulgada em 5 de outubro de 1988. [Internet]. Brasília: Senado Federal; 1988. Disponível em: https://www.planalto.gov.br/ccivil_03/constituicao/constituicao.htm. Acesso em: 22 fev. 2024.
7. Brasil. Decreto n. 119-A, de 7 de janeiro de 1890. Prohibe a intervenção da autoridade federal e dos Estados federados em materia religiosa, consagra a plena liberdade de cultos, extingue o padroado

e estabelece outras providencias. [Internet]. Brasília, DF: Presidência da República; 1890. Disponível em: https://www.planalto.gov.br/ccivil_03/decreto/1851-1899/d119-a.htm. Acesso em: 22 fev. 2024.

8. Brasil. Código Penal. Decreto-lei n. 2.848, de 7 de dezembro de 1940. Art. 208. [Internet]. Brasília, DF: Diário Oficial da União; 1940. Disponível em: https://repositorio.cgu.gov.br/handle/1/33618. Acesso em: 22 fev. 2024.
9. Brasil. Lei n. 7.716, de 5 de janeiro de 1989. Define os crimes resultantes de preconceito de raça ou de cor [Internet]. Brasília: Diário Oficial da União; 1989. Disponível em: https://www.planalto.gov.br/ccivil_03/leis/l7716.htm. Acesso em: 26 ago. 2023.
10. Brasil. Lei n. 9.982, de 14 de julho de 2000. Dispõe sobre a prestação de assistência religiosa nas entidades hospitalares públicas e privadas, bem como nos estabelecimentos prisionais civis e militares. Brasília, DF: Diário Oficial da União; 2000.
11. Brasil. Lei n. 8.069, de 13 de julho de 1990. Dispõe sobre o Estatuto da Criança e do Adolescente e dá outras providências [Internet]. Brasília, DF: Diário Oficial da União; 1990. Disponível em: https://www.planalto.gov.br/ccivil_03/leis/l8069.htm. Acesso em: 22 fev. 2024.
12. Brasil. Lei n. 10.741, de 1º de outubro de 2003. Dispõe sobre o Estatuto da Pessoa Idosa e dá outras providências. [Internet]. Brasília, DF: Diário Oficial da União; 2003. Disponível em: http://www.planalto.gov.br/ccivil_03/leis/2003/l10.741.htm. Acesso em: 22 fev. 2024.
13. Curitiba. Lei n. 10.816, de 21 de outubro de 2003. Dispõe sobre o direito de assistência religiosa em hospitais civis e militares e demais entidades de internação coletiva e dá outras providências. Diário Oficial do Município de Curitiba; 2003.
14. Brasil. Ministério da Saúde. Portaria n. 971, de 3 de maio de 2006. Aprova a Política Nacional de Práticas Integrativas e Complementares (PNPIC) no Sistema Único de Saúde (SUS) [Internet]. Brasília, DF: Ministério da Saúde; 2006. Disponível em: https://bvsms.saude.gov.br/bvs/saudelegis/gm/2006/prt0971_03_05_2006.html. Acesso em: 22 fev. 2024.
15. Organização das Nações Unidas para a Educação, a Ciência e a Cultura. Declaração Universal sobre Bioética e Direitos Humanos [Internet]. Genebra: Unesco; 2005. Disponível em: https://unesdoc.unesco.org/ark:/48223/pf0000146180_por. Acesso em: 22 fev. 2024.
16. Oliveira RA de. Saúde e espiritualidade na formação profissional em saúde, um diálogo necessário. Rev Fac Ciênc Méd Sorocaba. 2017 Jun 26;19(2):54-5.
17. Esperandio MRG, de Souza YQ, Nadalin O, Hefti R. Spirituality in clinical practice: the perspective of Brazilian medical students. J Relig Health. 2021 Jun;60(3):2154-69.
18. Conselho Federal de Medicina (CFM). Resolução CFM n. 2.232, de 17 de julho de 2019. Estabelece normas éticas para a recusa terapêutica por pacientes e objeção de consciência na relação médico-paciente. [Internet]. Brasília: Diário Oficial da União; 2019. Disponível em: https://www.in.gov.br/en/web/dou/-/resolucao-n-2.232-de-17-de-julho-de-2019-216318370. Acesso em: 22 fev. 2024.
19. Dadalto L, Tupinambás U, Greco DB. Diretivas antecipadas de vontade: um modelo brasileiro. Rev Bioét. 2013 Dec;21(3):463-76.
20. Felix ZC, Costa SFG da, Alves AMP de M, Andrade CG de, Duarte MCS, Brito FM de. Eutanásia, distanásia e ortotanásia: revisão integrativa da literatura. Ciênc Saúde Coletiva. 2013 Sep;18(9):2733-46.
21. Conselho Federal de Medicina (CFM). Resolução CFM n. 1995, de 9 de agosto de 2012. Dispõe sobre as diretivas antecipadas de vontade dos pacientes. Diário Oficial da União. Brasília, DF: Diário Oficial da União; 2012.
22. van Reenen E, van Nistelrooij I. A spoonful of care ethics: the challenges of enriching medical education. Nurs Ethics. 2019 Jun;26(4):1160-71.
23. Walker M. The curious case of care and restorative justice in the U.S. context. Socializing Care: Feminist Ethics and Public Issues [Internet]. 2006 Jan 1; Disponível em: https://epublications.marquette.edu/phil_fac/171. Acesso em: 22 fev. 2024.

24. Schutijser D. Opening Possibilities for a meaningful life narrative identity in service of existential health and spiritual care. J Pastoral Care Counsel. 2021 Dec 1;75(4):251-8.
25. Blaber M, Jone J, Willis D. Spiritual care: which is the best assessment tool for palliative settings? International Journal of Palliative Nursing. 2015 Sep 2;21(9):430-8.
26. Leget C. Art of living, art of dying: spiritual care for a good death. London; Philadelphia: Jessica Kingsley Publishers; 2017.
27. Winnicott DW. O brincar & a realidade. v.1. Rio de Janeiro: Imago; 1975.
28. Esperandio MRG, Leget C. Opening a hermeneutic space for spiritual care practices: Horizonte – Revista de Estudos de Teologia e Ciências da Religião. 2022;e206204-e206204.
29. Saunders C. The evolution of palliative care. Patient Education and Counseling. 2000 Aug;41(1): 7-13.
30. Floriani CA. Moderno movimento hospice: kalotanásia e o revivalismo estético da boa morte. Rev Bioét. 2013 Dec;21:397-404.

10

Barreiras: mitos, preconceitos e desconhecimento

Mario Fernando Prieto Peres
Georgia Kleinschmitt Westenhofen

INTRODUÇÃO

A espiritualidade integra uma das dimensões humanas que devem ser abordadas no cuidado multidimensional. Uma das principais barreiras para a implementação na prática da atenção à espiritualidade da pessoa que busca por serviços de saúde está relacionada com a falta de uma descrição clara e unificada do que é espiritualidade, além de alegações por parte dos profissionais de falta de treinamento para abordar essa questão e falta de tempo, uma vez que as consultas tendem a ser rápidas e a majoritariamente priorizar outros assuntos.

Embora a importância do cuidado espiritual nos cuidados de saúde seja reconhecida, inúmeras barreiras continuam a impedir sua realização. Essas barreiras englobam tanto desafios sistêmicos na estrutura de serviços de saúde quanto barreiras pessoais que surgem de crenças e desconfortos individuais. Ultrapassar essas barreiras requer uma abordagem múltipla que envolve mudanças na educação, apoio institucional e modificação nas atitudes culturais em direção à integração da espiritualidade no cenário da saúde. Ao lidar com essas barreiras, os profissionais de saúde podem cultivar uma relação mais acolhedora e centrada no paciente, que reconhece a interconexão das dimensões física, emocional e espiritual.

O objetivo desse cuidado é entender as crenças, identificar aspectos que podem interferir nos cuidados de saúde do paciente, avaliar o enfrentamento espiritual individual/social/familiar que lhe permitirá lidar com a doença, oferecer empatia e suporte, ajudando-o a encontrar aceitação e, talvez, significados. Além do mais, falar sobre a falta de treinamento na atenção para a espiritualidade significa identificar situações de conflito que exigirão treinamento profissional e ético.

Existem diversas maneiras de abordar o tema – o mais importante é fazê-lo de forma sensível, não impor ou promover qualquer crença e tampouco aplicar orações ou práticas religiosas se isso não for uma ação cotidiana da pessoa e que lhe traga benefícios. A religião não deve ser forçada ou encorajada, para não acrescentar culpa a um possível fardo provocado pela doença. A espiritualidade pode ser desenvolvida a partir do bom senso, que deve ser usado como regra[1].

O desconhecimento pode levar a incompreensões sobre o que é abordado ao investigar e considerar as expressões e interesses espirituais dos pacientes. De fato, as atividades e crenças religiosas relacionam-se com melhor qualidade de vida e saúde e, quando abordadas por profissionais, podem promover empatia e um vínculo seguro. Estudos expõem que grande parte dos pacientes apreciaria que seus médicos abordassem questões sobre espiritualidade e sobre religiosidade[1]. Dessa forma, este capítulo investiga as várias barreiras que os profissionais de saúde encontram ao tentar integrar o cuidado espiritual em sua prática, esclarecendo as complexidades desse processo e propondo conceitos para atravessar esses obstáculos.

FALTA DE PRIVACIDADE E DE TEMPO

O cuidado espiritual é um processo dinâmico e, quando positivo, psicologicamente integrador[2]. O auxílio dos conceitos e práticas espirituais para lidar e encontrar significados/repostas em situações de perigo já está evidenciado. Para abordar esse tema com os pacientes é necessário estar confortável com os tópicos que podem surgir, bem como com a importância e influência da fé para aquela pessoa, se faz parte de uma comunidade espiritual ou religiosa e até mesmo se é praticante e possui crenças intrínsecas que podem colocar limites nos tratamentos medicamentosos[3]. O cuidado espiritual depende da capacidade de estabelecer uma conexão efetiva com o paciente e respeitar sua confidencialidade e privacidade, determinando as informações que a equipe que presta os cuidados ou os membros específicos devem saber, protegendo detalhes que possam violar a confiança ou confidencialidade do paciente.

As necessidades espirituais muitas vezes não são atendidas tanto por barreira interpessoais quanto intrapessoais[4,5]. Um resumo pode ser visto no Quadro 1.

QUADRO 1 Barreiras interpessoais e intrapessoais de profissionais da saúde no cuidado espiritual

Barreiras interpessoais	Barreiras intrapessoais
Dificuldades na comunicação	Tempo curto para anamnese
Crenças e valores individuais	Falta de conhecimento sobre espiritualidade
Dúvidas em como relatar necessidade de cuidados espirituais	Cansaço pela carga de trabalho, que acarreta desinteresse e falta de motivação
Desconforto com o tema	Falta de um espaço privado

A comunicação pode ser considerada um obstáculo por si só, pois demanda entendimento sobre mensagens verbais e não verbais, como a linguagem corporal ao abordar assuntos intimistas, e que se relacionam com propósito e sentido da vida. Ao precisar abordar assuntos relacionados à espiritualidade em um curto período, esse empecilho pode ficar ainda mais notável. A falta de competências para abordar de forma eficaz o tema e como lidar com dificuldades na compreensão dos significados que o paciente declara a partir de suas ideologias fica clara. A falta de tempo notavelmente, por si só, é uma das principais razões para a adversidade e a dificuldade de os profissionais buscarem o histórico espiritual em atendimento. A indispensabilidade de atender às demandas clínicas pode, precipitadamente, deixar o cuidado espiritual à margem, contribuindo para uma experiência segmentada do paciente.

Ter um momento de profunda vasculha e compreensão do enfrentamento espiritual talvez não seja possível em todos os encontros, no entanto a questão cronológica pode passar a ser uma desculpa para não dar a devida atenção ao paciente quando ele claramente demonstra a relevância desse assunto[6].

Em casos de relação terapêutica contínua e estável com o paciente, é provável que este se sinta mais confortável em expressar sua espiritualidade, até mesmo apontando o que lhe falta, como ausência de significados, necessidade de acolhimento e de compreensão. Em atendimentos esporádicos, aprofundar essas questões talvez realmente nao seja possível. Porém, fazer um simples questionamento para estar a par da contribuição ou não da dimensão espiritual leva menos de cinco minutos. Se o assunto gerar movimentação e o paciente demonstrar necessidades que levem mais tempo e que não poderão ser supridas no momento, é primordial o trabalho em equipe. Assim, o paciente terá a possibilidade de passar com outros profissionais tempo suficiente para construir uma relação de confiança e se sentir seguro para expor tais questões.

Um estudo[5] investigou quais eram os maiores dificultadores para enfermeiros estarem aptos para oferecer apoio espiritual. Eles elencaram o cansaço e a falta de tempo como sendo os principais pontos. Além do mais, nesse mesmo estudo, mencionaram a falta que sentiram de um espaço privado e próprio para a realização de práticas espirituais e religiosas. A urgência de cuidado ao abordar a espiritualidade fica ainda mais explícita quando se trata de pacientes em grande sofrimento e com diagnósticos sem possibilidade de cura, demonstrando que as necessidades espirituais podem se associar com fatores como o momento diagnóstico e o estágio da doença. Nesses casos, questionamentos sobre o tema deveriam estar no início da consulta, para localizar se há sofrimento espiritual e tomar as devidas providências, como encaminhamento para equipe multiprofissional. Isso elucida a necessidade de uma abordagem personalizada ao cuidado espiritual. Essa abordagem é especialmente relevante para pacientes que lidam com doenças crônicas com grande potencial de sofrimento. No entanto, é crucial notar que os pacientes que enfrentam condições agudas e eventualmente fatais também apresentam necessidades espirituais que merecem reconhecimento e uma resposta qualificada.

Para atender às necessidades espirituais dentro de uma estrutura de saúde, torna-se imperativo reconhecer a importância desse aspecto. Os indivíduos encontram exigências profundas e diversas na vida, moldadas por suas circunstâncias pessoais distintas. Notavelmente, durante o curso da doença, as necessidades psicossociais e espirituais tendem a ganhar destaque. Os dados existentes apontam para um descuido prevalente no Brasil, onde os pacientes frequentemente não recebem avaliação e muito menos validação quanto a sua religiosidade e espiritualidade. Em numerosos casos, os profissionais de saúde permanecem desinformados sobre as afiliações religiosas e os princípios espirituais de um paciente, resultando potencialmente em angústia espiritual e apoio inadequado[7,8].

DESTAQUES DESTA SEÇÃO

Desafios interpessoais e intrapessoais e normas seculares são fatores contribuintes para a relutância de profissionais da saúde envolverem o histórico espiritual do paciente na consulta. As restrições de tempo e a falta de habilidades comunicativas dificultam a abordagem espiritual. Sugerem-se vínculos seguros para que tanto o profissional quanto o paciente se sintam confortáveis com o assunto, além do treinamento adequado. O reconhecimento precoce do sofrimento espiritual, mesmo em casos agudos, pode promover melhor qualidade no atendimento multidisciplinar.

O PROFISSIONAL NÃO RECEBEU FORMAÇÃO ESPECÍFICA

Existem variados problemas com a falta de formação específica do profissional, iniciando com a dificuldade de uma definição clara sobre espiritualidade, muitas vezes sendo tratada como irrelevante, de forma simplista ou diretamente relacionada à religião. Logo após essa barreira inicial, há muitas vezes o desconhecimento sobre como coletar a história espiritual. Os profissionais não foram apresentados a ferramentas e escalas validadas que podem auxiliar na escuta ativa sobre essa dimensão, bem como um questionário que aborde a espiritualidade sem relacioná-la com crenças religiosas[9].

Pode haver diferentes situações relacionadas à falta de formação do profissional:

- Não saber como coletar a história espiritual durante a consulta.
- Considerar o tema sem utilidade ou se aprofundar indevidamente, visto que o paciente deixou claro que o assunto não é importante para si.
- Não estar ciente dos benefícios e malefícios que religião e espiritualidade podem proporcionar – bem como a existência de crenças punitivas.
- Não respeitar a fé demostrada pelo paciente e não saber lidar com essa diferença.
- Pensar que, como não pode providenciar respostas teológicas ao paciente e sanar suas dúvidas e anseios, não há nada mais a fazer. Ou seja, não pratica o devido acolhimento e não pensa na possibilidade de encaminhamento.

Os limites na relação profissional se fazem necessários para proteção tanto do paciente quanto de quem está lhe atendendo, ainda mais quando o profissional não apresenta recursos suficientes para uma busca profunda dentro da temática aqui tratada. O que se chama de "contratransferência" nada mais é do que a percepção que o profissional da saúde passa a ter do paciente como alguém que apresenta suas próprias necessidades emocionais, sendo que projeta suas questões no ambiente terapêutico, podendo conceber as resoluções dos próprios problemas como ideias para o outro. Nesse sentido, deve-se tomar precauções para não espelhar suas soluções, crenças ou a falta delas no outro.

Integrar o cuidado espiritual exige que os profissionais de saúde naveguem em convicções e preconceitos pessoais. Alguns podem se sentir desconfortáveis ao discutir assuntos espirituais devido a suas próprias dúvidas, visões de mundo divergentes ou falta de base espiritual pessoal. Tal desconforto pode dificultar a comunicação efetiva com os pacientes que buscam apoio espiritual, criando uma barreira entre o profissional de saúde e o paciente.

Em média, apenas 11% dos médicos brasileiros abordam esse assunto frequentemente ou sempre, e 96% relatam não ter treinamento suficiente para abordar questões espirituais[10]. O treinamento prévio para estudantes sobre como abordar espiritualidade e religiosidade foi associado a maior propensão de sentir-se confortável para indagar e discutir o tema. Nesse sentido, o ensino dessas habilidades para a prática profissional deve obter notável atenção, visto que o impacto das devidas instruções reduz as barreiras para a abordagem do assunto[11].

Quando o cenário passa a apresentar claros sinais de necessidades espirituais e se percebem limites próprios para lidar com isso, deve-se encaminhar o paciente para um profissional adequado ou acionar cuidados multiprofissionais que saberão abordar tais questões. Negligenciar essa necessidade não é uma opção, e acompanhar a trajetória do paciente com esses outros cuidados também é necessário. A dificuldade de colaboração multiprofissional também pode ser uma barreira, visto que nem todos têm acesso a uma rede com diferentes áreas atuantes. Nesses momentos é indicado buscar profissionais de referência em centros e serviços de confiança que possam acolher e melhor atender às necessidades do paciente em conjunto.

Uma estrutura proposta para o cuidado espiritual, executada por profissionais competentes, envolve a realização de uma avaliação espiritual direcionada e a identificação de necessidades latentes, considerando os limites culturais e os valores pessoais dos pacientes e de seus familiares. Essa abordagem é apresentada como uma forma de atender às necessidades específicas dos indivíduos.

A formação de profissionais de saúde no âmbito do cuidado espiritual apresenta-se como um caminho promissor para a adoção de uma abordagem multidimensional. Integrar o cuidado espiritual à educação contínua dos profissionais pode trazer vantagens para uma gama mais ampla de pacientes que não têm acesso a profissionais especializados, capazes de atender às suas necessidades espirituais.

DESTAQUES DESTA SEÇÃO

Foram discutidos os desafios que os profissionais de saúde enfrentam na abordagem das necessidades espirituais, incluindo dificuldades na definição de espiritualidade e a falta de conhecimento sobre ferramentas para coletar o histórico espiritual. A hesitação é atribuída a fatores como incerteza no manejo de discussões e "contratransferência", enfatizando a importância de evitar a projeção de crenças pessoais nos pacientes. Há a necessidade de os profissionais navegarem pelos seus próprios preconceitos, e sugere-se que o desconforto ao discutir a espiritualidade pode resultar de visões de mundo conflitantes ou da falta de base espiritual pessoal. A colaboração interdisciplinar é de extrema importância na abordagem das necessidades espirituais, bem como a proposta de cada vez mais implementar na grade curricular das áreas da saúde os cuidados espirituais.

MEDO DE EXTRAPOLAR SUA ÁREA DE ATUAÇÃO

Questionar o paciente sobre seus valores religiosos para melhor atendê-lo deve ser considerado algo cotidiano nos atendimentos, principalmente no momento do primeiro contato e avaliação. O medo de cruzar limites da própria atuação pode postergar ou anular a investigação religiosa e espiritual, que poderia servir como auxílio na compreensão do histórico de vida e trajeto pessoal do paciente. O receio relaciona-se com diferentes questões, bem como com a sensação de inadequação, o medo de ofender involuntariamente o paciente, a incompreensão da relevância do tema e até mesmo barreiras culturais por consequência de diferentes crenças, promovendo hesitação em discutir esses tópicos.

Em situações específicas de saúde mental, o receio pode estar atrelado à dificuldade de compreensão do que se demonstra como um transtorno e o que poderia ser considerado uma experiência espiritual, e no caso desta última não saber como se conduzir. Experiências espirituais não patológicas tendem a não apresentar sofrimento, prejuízo funcional ou ocupacional e comorbidades psiquiátricas, além de relacionar-se com o crescimento pessoal ao longo do tempo[12]. Essa apreensão e hostilidade ao indagar sobre a espiritualidade pode resultar em oportunidades perdidas de proporcionar conforto emocional e consolo aos pacientes.

A resolução desse problema acontecerá ao passo que treinamentos sólidos passarem a ser promovidos pelas instituições, tendo o cuidado de sempre abordar o enfrentamento espiritual positivo, que pode promover esperança, senso de pertencimento e identificação, e o negativo, que pode ser atrelado à falta de sentido, sentimento de desconexão e revolta. Além do mais, estar ciente das convicções que o paciente possui e até mesmo se segue uma doutrina e qual é a sua fé é imprescindível, para não haver riscos de intolerância com as concepções do outro. Promover questionamentos que irão despertar a autonomia do paciente para clarear suas questões sobre o assunto e não tentar resolver as dúvidas a partir de sua visão doutrinária podem ser considerados primeiros passos ideais.

Uma estratégia positiva é adentrar nessa dimensão logo após perguntas relacionadas ao convívio social, rede de apoio e familiar, demonstrando a naturalidade da questão para a própria pessoa que está sendo atendida. Nesse momento, é necessário e adequado um breve entendimento da história espiritual e religiosa, saber se está filiado a alguma religião e se as práticas e crenças desta lhe proporcionam conforto em meio a crises e meios de enfrentamento positivos. Como escreveu Koenig em 2005[13]: "O que parece ser o impedimento maior das perguntas sobre assuntos religiosos é o desconforto pessoal em relação ao tema. O treino e a prática em comentar assuntos religiosos é a única forma de superar tais ansiedades".

Há diferenças entre cuidado espiritual, suporte espiritual e o que se pode chamar de conforto espiritual. Este último diz respeito ao sentimento de alívio e tranquilidade no contexto físico, psíquico, social, ambiental e espiritual, fatos que podem ser atendidos sem extremo preparo, exigindo presença, passar segurança durante a sessão, sanar as dúvidas, falar abertamente e, se o paciente demonstrar esperança, não a invalidar.

Para quem não tem familiaridade com o tema, pensar em abordar a espiritualidade em cenários de sofrimento pode parecer uma ideia ilusória de bem-estar contínuo em contextos de diagnósticos e adoecimento, ou até mesmo buscar fugas ilusórias nas crenças pessoais. O objetivo não é esse, mas sim ampliar o entendimento de que, antes de cuidar de qualquer adoecimento, profissionais da saúde cuidam de pessoas. Para muitas delas o sofrimento espiritual irá existir, e essa será uma das oportunidades de cuidado a serem ofertados por meio de um conjunto de competências. Isso permitirá detectar sofrimento espiritual vivenciado durante a doença, saber reconhecer e abordar mecanismos negativos do enfrentamento espiritual ou religioso, integrar considerações espirituais na estrutura dos cuidados e adotar recursos que aprimorem a prática diária, como *e-books* e diretrizes no contexto de atividades diárias de cuidado.

DESTAQUES DESTA SEÇÃO

O medo de ultrapassar as fronteiras profissionais muitas vezes impede a exploração da história espiritual dos pacientes, e a relutância pode resultar de preocupações em causar ofensa ou diferenças culturais. Atravessar esses desafios requer uma formação robusta, abordando mecanismos de resposta espiritual positivos e negativos, sem impor crenças pessoais. Incentivar a autonomia do paciente e abster-se de impor perspectivas é crucial. Abordar a espiritualidade durante o sofrimento não se trata de criar um falso bem-estar, mas de reconhecer que os profissionais de saúde atendem os indivíduos, incluindo suas dimensões espirituais, por meio de uma gama de competências para um cuidado integral.

PRECONCEITO VINDO DE COLEGAS OU GESTORES

No cenário dinâmico dos atendimentos relacionados à saúde, no qual se entrelaçam a compaixão e a objetividade, surge uma questão muitas vezes negligenciada, apesar de difundida: a presença de preconceito entre os profissionais de saúde em relação à espiritualidade.

Abordar o histórico espiritual/religioso do paciente pode ser uma tarefa considerada difícil, complicada e até mesmo imprópria por muitos profissionais da saúde. De fato, caso haja desprezo e antipatia com o assunto, será uma tarefa desafiadora. O preconceito a respeito dessa abordagem pode advir a partir de diferentes pontos, como o desconhecimento da amplitude do assunto e consequentemente pensar que o objetivo seria induzir o paciente a crenças que o próprio profissional possui, ou até mesmo condenar quem não demonstra as mesmas convicções.

Para essas situações é necessário esclarecer os reais motivos da preocupação e atenção a essas extensões, bem como as significativas associações entre aspectos religiosos (afiliação religiosa, frequência a atividades religiosas organizadas ou privadas) ou espirituais (tendência a otimismo e gratidão, emoções positivas)[1]. Mais de 90% da população brasileira tem alguma filiação religiosa e considera a religião importante na vida[14]; desprezar esse dado não pode ser uma opção.

A orientação religiosa intrínseca está relacionada com a importância que o indivíduo atribui à religião em sua vida e ao foco na percepção da espiritualidade em sua prática religiosa. Pessoas intrinsecamente religiosas focalizam a religião como um meio/veículo de estabelecer uma conexão espiritual com

Deus. Já uma orientação religiosa extrínseca apresenta ênfase nos benefícios secundários da religião, bem como nas atividades religiosas em que se estabelecem e se mantêm relacionamentos sociais[15].

Na literatura há um vasto número de estudos evidenciando a importância da religião e/ou espiritualidade no enfrentamento de problemas que englobam a saúde humana. Apesar de que nem todo comportamento de enfrentamento é necessariamente religioso, é inegável a possibilidade de enfrentamento e questões relacionadas à religião ou espiritualidade se fundirem, e indivíduos com orientações religiosas e/ou espirituais recorrem a práticas como oração, meditação, voluntariado/caridade e apoio comunitário em momentos desafiadores[16,17].

Tais práticas e o enfrentamento espiritual se utilizando das crenças e comportamentos espirituais para lidar e compreender os desafios, muitas vezes estressantes, apresentados em vida já foram investigadas como benéficas em situações que envolvem desde dor crônica[18] até a ressignificação a respeito do processo de luto e diferentes olhares sobre a morte[19]. Para alguns pacientes, realizá-las durante o tratamento é importante. Clínicos e equipe devem estar preparados para permitir os rituais, bem como comunicar de forma respeitosa caso alguma das práticas não seja possível no contexto, evitando conflitos e preservando o bem-estar do paciente, dos cuidadores e da equipe.

A espiritualidade muitas vezes se cruza com questões existenciais em torno da vida. Negligenciar esses aspectos profundos da experiência humana dentro da ciência médica simplifica demais dilemas éticos complexos e lutas emocionais. Os profissionais de saúde devem estar preparados para navegar em conversas sobre espiritualidade durante o gerenciamento de doenças crônicas e outros cenários críticos em que as preocupações existenciais são primordiais. Claramente, nem todas as consequências decorrentes de influências religiosas são positivas, e é crucial para prestadores de serviços de saúde permanecerem cientes dos casos em que as convicções espirituais ou religiosas podem exacerbar os problemas ou entrar em conflito com os cuidados apropriados. A rigidez de certos quadros espirituais ou religiosos pode resultar em restrições e limitações excessivas.

O envolvimento superficial com a espiritualidade limita a profundidade do cuidado focado no paciente, e não na doença. Os profissionais de saúde que não exploram as crenças e necessidades espirituais de um paciente podem perder informações cruciais que podem afetar o tratamento e a recuperação. Conversas genuínas sobre espiritualidade apresentam grandes chances de promover a confiança e permitem que os profissionais de saúde adaptem sua abordagem à perspectiva única de cada paciente, facilitando um atendimento personalizado e eficaz.

Os praticantes de cuidado espiritual com foco geral devem possuir treinamento fundamental em cuidado espiritual. Isso os equipará para identificar com eficácia instâncias de crises ou necessidades espirituais, conduzir avaliações espirituais preliminares e implementar intervenções básicas de cuidado espiritual – como oferecer presença compassiva, ouvir ativamente ou fazer encaminhamentos para alguém com devido treinamento em cuidado espiritual. É significativo que os membros da equipe tenham autoconsciência e capacidade de discernir situações em que o envolvimento de um especialista em cuidado espiritual se torna imperativo.

Nos casos em que os profissionais de cuidados espirituais gerais encontram situações de angústia espiritual ligadas a sistemas de crenças conflitantes, crenças que afetam os processos de tomada de decisão, erosão da fé, indagações sobre o significado e propósito da vida, conflitos com doutrinas ou princípios religiosos, sentimentos de culpa, medo, abandono ou ressentimento em relação a um poder superior, bem como preocupações sobre aspirações, valores ou necessidade de serviços religiosos, é essencial contratar um especialista ou profissional de cuidado espiritual[20].

Uma figura especializada em cuidado espiritual, muitas vezes chamada de capelão, é um indivíduo que passou por treinamento especializado. Eles conduzem avaliações aprofundadas dos requisitos espirituais e recursos disponíveis, formulando uma estratégia de cuidado abrangente que incorpora intervenções espirituais. Dentro da equipe, o especialista em cuidado espiritual profissional assume responsabilidades e privilégios equivalentes aos demais membros da equipe. Isso abrange garantir sua aptidão profissional, acesso a registros médicos, remuneração equitativa e oportunidades contínuas de desenvolvimento profissional. Esse membro da equipe tem a responsabilidade de supervisionar a integração do cuidado espiritual geral e a formulação, execução e documentação de uma estratégia de cuidado espiritual sob medida para casos mais complexos.

Caso seja inviável a inclusão de um profissional de cuidado espiritual dedicado na equipe, um membro desta treinado para prestar cuidados espirituais fundamentais pode suprir temporariamente a necessidade e assumir a coordenação dos esforços de cuidado espiritual. O responsável pelo cuidado espiritual deve promover parcerias e associações colaborativas com organizações e/ou outros especialistas, lembrando da relevância do trabalho em equipe.

Reconhecer a complexidade da espiritualidade requer uma mudança de paradigma na ciência médica. A espiritualidade na prática clínica está longe de ser um tema irrelevante ou superficial. Seu profundo impacto no bem-estar do paciente, considerações éticas e esforços de pesquisa requerem uma compreensão abrangente. Ao abraçar a complexidade da espiritualidade e sua influência multifacetada na saúde, a ciência médica pode evoluir para fornecer cuidados integrativos e multidisciplinares, alinhando-se com a essência do cuidado de todo o indivíduo.

DESTAQUES DESTA SEÇÃO

É clara a necessidade de que prestadores de cuidados de saúde naveguem nas conversas sobre espiritualidade em vários cenários críticos de saúde, principalmente em momentos de grande sofrimento e na gestão de doenças crônicas. Incentivar os profissionais a fomentar a confiança e a oferecer atendimento personalizado, servindo às necessidades espirituais dos pacientes, é primordial. São propostos programas de formação e iniciativas educativas para dotar os profissionais com as competências necessárias para abordar questões espirituais de forma sensível e eficaz.

ANTECEDENTE DE SERVIÇO MAL PRESTADO

Quando se fala sobre serviços de saúde prestados às pessoas, espera-se que o profissional tenha o conhecimento necessário para promover melhorias e prevenir danos. Ao adentrar na dimensão de cuidado espirituais e religiosos, isso se intensifica ainda mais, pelo fato de ser uma das esferas humanas que se relacionam com convicções, valores e formas de compreender a existência humana.

Como a abordagem espiritual é raramente tratada na grade dos profissionais da saúde, a educação e discussões sobre a espiritualidade e seu impacto na saúde, bem como o que fazer e o que não fazer em atendimentos que integram esse cuidado, podem deixar a desejar e inclusive causar prejuízos. Por vezes, é necessário lembrar que a espiritualidade ou a religiosidade podem fomentar tendências à alienação ou à exclusão. Além disso, essas dimensões têm o potencial de nutrir uma predisposição para o pensamento mágico, levando os indivíduos a suplicar por curas como se uma divindade benevolente fosse uma pronta concessora de todos os desejos humanos. Em cenários onde a recuperação física instantânea não se materializa, a desilusão e o ressentimento podem se instalar. As pessoas podem afirmar que suas súplicas permanecem sem resposta e que prevalece um sentimento de indiferença divina, ou, em casos mais angustiantes, que uma aflição representa um castigo divino vingativo. Lamentavelmente, essas aplicações da religião não são incomuns no âmbito da saúde, gerando estresse e potencialmente exercendo uma influência adversa tanto nas experiências de doença quanto na eficácia das intervenções médicas[13].

Apesar dos possíveis efeitos negativos, é primordial que os profissionais de saúde compreendam a importância da espiritualidade/religiosidade, reconheçam e valorizem os aspectos culturais e respeitem as crenças e esperanças. Essa atitude, aparentemente simples, apresenta maiores possibilidades da obtenção de sucesso no tratamento de pacientes com evidente carga de sofrimento, pois essa realidade tende a ser mais confortável quando em conjunto com otimismo, perseverança e fé[1].

A seguir são apresentadas algumas estratégias e necessidades para enfrentar as barreiras na abordagem espiritual por profissionais da saúde e assim poder prevenir serviços precários:

- Treinamento abrangente: integrar a educação em cuidado espiritual aos currículos das graduações da área da saúde, principalmente na área médica e nos programas de desenvolvimento profissional contínuo. Equipar os profissionais de saúde com o conhecimento, habilidades e sensibilidade necessários para atender às necessidades espirituais dos pacientes.
- Avaliação de necessidades espirituais e intervenções de cuidado: implementar coleta padronizada de histórico espiritual e ferramentas de triagem de acordo com o contexto local. Reconhecer as necessidades espirituais nas diferentes fases da vida (crianças, adolescentes, adultos e pessoas idosas) e incluí-los no plano de cuidados, ao passo que as necessidades dos pacientes sejam respeitadas, como oração, práticas espirituais e celebrações de datas significativas.
- Cultivar a autoconsciência: incentivar os profissionais de saúde a refletir sobre suas próprias crenças e preconceitos. Ao promover a autoconsciência, eles podem gerenciar melhor o desconforto pessoal e se envolver efetivamente em conversas sobre espiritualidade. Reconhecer o esgotamento

e a fadiga por compaixão, buscando recursos de prevenção e autocuidado quando necessário.

- Apoio institucional: as instituições de saúde devem reconhecer e endossar a importância do cuidado espiritual no bem-estar do paciente. Fornecer recursos, diretrizes e horários designados para os profissionais de saúde discutirem assuntos espirituais com os pacientes e entre a equipe.
- Comunicação interdisciplinar: facilitar o diálogo aberto entre profissionais de saúde de várias disciplinas. Incentivar uma abordagem colaborativa que reconheça as diversas contribuições que cada membro da equipe pode fazer para atender às necessidades integrais dos pacientes. Desenvolver o claro entendimento do papel de cada membro da equipe, compreendendo os limites profissionais e a importância do encaminhamento para atendimento especializado quando apropriado. Estabelecer contato com entidades espirituais e religiosas como recursos válidos a serem considerados quando necessário.
- Medidas de resultado: buscar desenvolver ferramentas de avaliação para mensurar o impacto do cuidado espiritual nos resultados do paciente. Ao quantificar seus benefícios, os sistemas de saúde podem reconhecer o cuidado espiritual como um componente valioso do atendimento integral ao paciente. Implementar histórico espiritual padronizado e ferramentas de triagem de acordo com o contexto local.

DESTAQUES DESTA SEÇÃO

Na área da saúde, espera-se que os profissionais tenham conhecimentos para poderem prestar um serviço competente. Tal responsabilidade também ocorre nos cuidados espirituais e religiosos devido a seus vínculos com crenças e valores humanos. Muitas vezes negligenciadas, as abordagens espirituais nos cuidados de saúde carecem de educação, podendo causar danos. Compreender que a espiritualidade pode levar ao isolamento e a pensamentos irreais é essencial. Apesar das possíveis desvantagens, compreender o significado da espiritualidade é vital para os profissionais de saúde. Reconhecer os aspectos culturais e respeitar as crenças são cruciais. Essa abordagem potencializa o tratamento do paciente quando relevante, principalmente em casos de sofrimento, quando aliada ao otimismo e à fé. No geral, abraçar a importância da espiritualidade promove cuidados de saúde compassivos.

"ESPIRITUAL" É UM CONCEITO MUITO ABERTO E FLUIDO

A discussão sobre a relevância da espiritualidade se faz presente no meio das ciências da saúde. Apesar disso, o entendimento de suas implicações e até mesmo do que o termo "espiritual" abrange acaba por gerar desafios. Possíveis razões para isso acontecer são o uso de diferentes definições e diferentes formas de mensurar essa dimensão, o que muitas vezes impossibilita a comparação dos dados entre uma pesquisa e outra[2]. Certamente chegar a um conceito único do que é espiritualidade envolve considerar diversas culturas e contextos, sendo complexo generalizar algo particular. Porém, essa é uma tarefa necessária para diretrizes mais claras e com menor potencial confundidor.

A associação mais comum é a da espiritualidade com crenças religiosas, o que gera controvérsias. Ao fazer essa associação e dizer que essa dimensão faz parte da experiência humana, pode-se presumir que quem não tem religião ou não se considere alguém espiritual não seria humano. Soluções para isso com definições abrangentes já existem, bem como a de que espiritualidade diz respeito à busca de significado e propósito nas relações com outros, consigo mesmo e em todo o resto que a pessoa considere valioso. Para a Sociedade Brasileira de Cardiologia, "Espiritualidade é um conjunto de valores morais, mentais e emocionais que norteiam pensamentos, comportamentos e atitudes nas circunstâncias da vida de relacionamentos intra e interpessoais, e com o aspecto de ser motivado pela vontade e passível de observação e de mensuração"[1]. Definições como essa, que não incluam necessariamente elementos religiosos, acabam por englobar aspectos que dão sentido à vida de pessoas religiosas e seculares. Isso torna possível até mesmo a inserção de pessoas não religiosas nas pesquisas sobre espiritualidade e saúde sem correr riscos de erros nas aferições por conta de má definição dos termos[2].

A espiritualidade cultiva-se na busca de direção, harmonia, equilíbrio, poder pessoal e propósito. Faz parte do sistema de orientação geral dos seres humanos e pode contribuir com a compreensão dos indivíduos perante o mundo. O cuidado com o espiritual integra o sistema de crenças e valores de um indivíduo e pode influenciar o conhecimento e atitudes sobre sua própria saúde, doença e recuperação. Pode ser tanto uma fonte de conforto e força quanto algo que promova mais questionamentos e objeções nas transições ou momentos de crise. Considera-se agregação espiritual positiva quando práticas e experiências espirituais são organizadas e compreendidas em um todo coerente, sendo imprescindível a flexibilidade para mudança de significados que pode surgir a partir das vivências humanas. Para incorporar a dimensão espiritual ao cuidado, em que os enfrentamentos positivo e negativo serão considerados, é necessária a abordagem individualizada no cuidado ao paciente.

A dor espiritual existe e é tão real quanto a física e a emocional, sendo a assistência essencial. Mais pesquisas na população clínica que assimilem aspectos culturais, religioso e espiritual, estilos de apego (seguro ou inseguro), qualidade de vida, histórico de adoecimento, além de ensaios controlados com práticas espirituais, promoverão lucidez e melhores estratégias de como abranger o entendimento e aprimoramento da espiritualidade nos cuidados de saúde, além de nos permitir desmistificar o enfrentamento espiritual e mensurar de forma ideal os possíveis benefícios dessa extensão humana.

DESTAQUES DESTA SEÇÃO

As definições seguem ambíguas, apesar das constantes declarações e publicações que relatam as complicações de relacionar religiosidade e espiritualidade como se ambas fossem a mesma coisa e remetessem a um mesmo sentido. Ao dar espaço para o paciente falar sobre sua espiritualidade, deve-se explicitar que não se esperam assimilações religiosas, apesar de isso poder ser relatado igualitariamente, mas sim explanações do contexto de significado, propósito e paz de sua própria existência. A complexidade da espiritualidade no contexto da saúde e do cuidado enfatiza a importância de definições abrangentes, sensibilidade cultural e abordagens individualizadas para atender às necessidades espirituais de cada um. Enquanto os desafios persistem, abordar a espiritualidade de maneira inclusiva e sensível pode enriquecer os cuidados de saúde e promover o bem-estar geral dos pacientes. Por meio do diálogo aberto, da pesquisa rigorosa e de uma abordagem humanizada, os profissionais de saúde poderão melhor compreender e atender às necessidades espirituais dos seus pacientes.

REFERÊNCIAS BIBLIOGRÁFICAS

1. Nobre F, Esporcatte R, Brandao AA, Avezum A, Feitosa ADM, Amodeo C, et al. Position statement on hypertension and spirituality – 2021. Arq Bras Cardiol. 2021;117(3):599-613.
2. Chagas C, Martins LB, Machado FR, Zangari W, Galduroz JCF. Religious and secular spirituality: methodological implications of definitions for health research. Explore (NY). 2023;19(1):6-13.
3. Lucchetti G, Granero AL, Bassi RM, Latorraca R, Nacif SAP. Espiritualidade na prática clínica: o que o clínico deve saber? Rev Bras Clin Med. 2010;8(2):4.

4 Laranjeira C, Dixe MA, Querido A. Perceived barriers to providing spiritual care in palliative care among professionals: a Portuguese cross-sectional study. Int J Environ Res Public Health. 2023;20(12).
5. Momeni G, Hashemi MS, Hemati Z. Barriers to providing spiritual care from a nurses´ perspective: a content analysis study. Iranian Journal of Nursing and Midwifery Research. 2022;27:5.
6. Rushton L. What are the barriers to spiritual care in a hospital setting? British Journal of Nursing. 2014;23:4.
7. Menegatti-Chequini MC, Maraldi ED, Peres MFP, Leao FC, Vallada H. How psychiatrists think about religious and spiritual beliefs in clinical practice: findings from a university hospital in Sao Paulo, Brazil. Braz J Psychiat. 2019;41(1):58-65.
8. Hidalgo CMT, de Freitas AJA, de Abreu LS, Santiago HR, Campolina AG. Spiritual needs among hospitalized patients at a public hospital in Brazil: a cross-sectional study. Sao Paulo Med J. 2023;141(2):125-30.
9. Lucchetti G, Lucchetti AL, de Bernardin Goncalves JP, Vallada HP. Validation of the Portuguese version of the Functional Assessment of Chronic Illness Therapy-Spiritual Well-Being scale (FACIT-Sp 12) among Brazilian psychiatric inpatients. J Relig Health. 2015;54(1):112-21.
10. Lucchetti G, Ramakrishnan P, Karimah A, Oliveira GR, Dias A, Rane A, et al. Spirituality, religiosity, and health: a comparison of physicians' attitudes in Brazil, India, and Indonesia. International Society of Behavioral Medicine. 2015;23:7.
11. Vasconcelos A, Lucchetti ALG, Cavalcanti APR, da Silva Conde SRS, Goncalves LM, do Nascimento FR, et al. Religiosity and spirituality of resident physicians and implications for clinical practice: the Sbramer multicenter study. J Gen Intern Med. 2020;35(12):3613-9.
12. Moreira-Almeida A, Cardeña E. Diagnóstico diferencial entre experiências espirituais e psicóticas não patológicas e transtornos mentais: uma contribuição de estudos latino-americanos para o CID-11. Revista Brasileira de Psiquiatria. 2011;33:7.
13. Koenig HG. Espiritualidade no cuidado com o paciente. 2.ed: FE Editora Jornalística Ltda.; 2012.
14. Peres MFP, de Oliveira AB, Leao FC, Vallada H, Moreira-Almeida A, Lucchetti G. Religious landscape in Brazil: comparing different representative nationwide approaches to obtain sensitive information in healthcare research. SSM Popul Health. 2018;6:85-90.
15. Litman L, Robinson J, Weinberger-Litman SL, Finkelstein R. Both intrinsic and extrinsic religious orientation are positively associated with attitudes toward cleanliness: exploring multiple routes from godliness to cleanliness. J Relig Health. 2019;58:11.
16. Banziger S, Uden MV, Janssen J. Praying and coping: the relation between varieties of praying and religious coping styles. Mental Health, Religion and Culture. 2008;11(1):17.
17. Plante TG. What do the Spiritual And Religious Traditions Offer The Practicing Psychologist? Pastoral Psychol. 2088;56:15.
18. Ferreira Valente A, Jarego M, Queiroz-Garcia I, Pimenta F, Costa RM, Day MA, et al. Prayer as a pain intervention: protocol of a systematic review of randomised controlled trials. BMJ Open. 2021;11(7):e047580.
19. Hall MEL, Hill P. Meaning-making, suffering, and religion: a worldview conception. Ment Health Relig Cu. 2019;22(5):467-79.
20. Espinel J, Colautti N, Reyes Donoso MM, Lopez Saca JM, Riveros Rios ME, Mazzotti U, et al. Competencies for quality spiritual care in palliative care in Latin America: from the Spirituality Commission of the Latin American Association for Palliative Care. Ann Palliat Med. 2022;11(10):3247-62.

11

Perspectivas futuras para apoio espiritual em saúde

Marcelo Saad
Roberta de Medeiros

INTRODUÇÃO

O campo do cuidado à saúde é dinâmico: novos conhecimentos podem complementar ou substituir práticas clínicas que pareciam consagradas. Da mesma forma, novas visões do ser humano podem reformular condutas por valorizar necessidades antes negligenciadas. Isso vem ocorrendo com forte intensidade nos últimos 50 anos, com o movimento de "humanização" da medicina. Terapias complementares antes proibidas foram incorporadas ao tratamento convencional; o exemplo mais marcante é o da acupuntura. Médicos passaram a tomar decisões compartilhadas considerando opiniões de equipes multiprofissionais e sobretudo valores do paciente. Hospitais deixaram de ser locais insípidos para se tornarem ambientes propícios à cura, melhorando a experiência do tratamento. A espiritualidade do paciente vem se tornando um componente cada vez mais importante de saúde e qualidade de vida. Observando esse processo evolutivo, fica claro que é impossível prever como será a prática clínica daqui a 50 anos.

Este livro contou com capítulos focados em aspectos práticos do apoio espiritual em saúde; muito se falou sobre a evolução desta atividade e sobre elementos atuais desta matéria. Porém, alguns temas seriam curtos demais para justificar um capítulo inteiro, ou não se encaixariam em um dos capítulos precedentes. Alguns itens são marginalmente contemplados no presente e demandam comentários sobre perspectivas futuras de desenvolvimento. Assim, este capítulo aborda uma sequência desses assuntos como um complemento final da discussão. O capítulo inclui:

- Ensino do assunto em faculdades da saúde.
- Interação entre clínicos e religiosos.
- Demonstração da custo-efetividade do apoio espiritual.
- Cobertura por planos de saúde e rede pública de saúde.
- Protocolos para pandemias e catástrofes.
- Nova apreciação das experiências espirituais não ordinárias.

ENSINO DO ASSUNTO EM FACULDADES DA SAÚDE

Uma das maiores barreiras para que profissionais de saúde abordem a dimensão espiritual com seus pacientes é a falta de preparo técnico. Embora esse seja um fenômeno mundial, instituições de ensino em alguns países desenvolvidos vêm tomando providências ao menos paliativas. Disciplinas obrigatórias ou optativas sobre espiritualidade e saúde vêm sendo inseridas nas grades curriculares. Provavelmente muitas delas têm carga horária insuficiente ou são matéria isolada em meio a outras que pareçam mais relevantes. Porém, qualquer contato com o assunto é melhor que contato algum, e uma disciplina já existente pode ter suas falhas corrigidas.

Uma pesquisa estadunidense[1] com 122 escolas médicas mostrou que 90% delas tinham cursos sobre espiritualidade e saúde. Porém, a realidade norte-americana é uma exceção, pois as instituições receberam financiamento da Fundação Templeton para isso. Em comparação, no Reino Unido, apenas 59% das escolas médicas tinham cursos sobre o assunto[2]. Fora desses territórios mais desenvolvidos e pesquisados, há pouca informação sobre a presença dessa matéria em faculdades da área da saúde. Uma publicação recente[3] atualizou a situação do ensino de espiritualidade e saúde nos currículos das escolas médicas brasileiras. A pesquisa, realizada em 2021 e abrangendo todas as 342 escolas médicas brasileiras, mostrou um aumento no teor desse conteúdo, de 40 para 65% nos últimos 10 anos.

O assunto espiritualidade e saúde pode ser introduzido em uma faculdade de modo não curricular, porém oficial. Os formatos para isso incluem uma liga acadêmica, um núcleo universitário, um curso anual aos acadêmicos, entre outros. Uma liga acadêmica é um projeto de iniciativa dos estudantes para complemento do currículo regular. É assentada no tripé ensino (por meio das atividades teóricas), pesquisa (ao propor projetos científicos) e assistência (por meio das atividades práticas). Toda liga é um projeto de extensão elaborado pelo acadêmico juntamente com um professor orientador. O projeto deve ser aprovado pelo departamento ao qual o docente se vincula e pelo órgão que organiza as atividades de extensão. Por ser atividade extracurricular, normalmente uma liga vincula-se à pró-reitoria de extensão. No Brasil, o grande número de ligas acadêmicas sobre espiritualidade e saúde inspirou a criação de uma entidade para congregá-las: a Associação Acadêmica de Ligas e Grupos de Estudo em Espiritualidade e Saúde (AALEGREES).

Mesmo nas faculdades com disciplinas sobre o assunto, geralmente são dirigidas a competências em relação às necessidades do paciente. Bem raramente a disciplina é voltada aos próprios alunos para estimular e explorar suas próprias vidas espirituais. Sem esse outro lado da moeda para complementar a competência profissional, o aluno poderá aprender a fazer uma anamnese espiritual de forma robotizada. Portanto, é necessário humanizar a graduação em faculdades da área da saúde com programas voltados aos acadêmicos. Um artigo[4] sugere programas de autocuidado e escolhas de estilo de vida; reflexão pessoal, busca de sentido; bem-estar e desenvolvimento integral. O texto também propõe ajudar estudantes vulneráveis nesses temas para maior atenção: perdas não pranteadas, expectativas irrealistas, perguntas não formuladas, sofrimento não explicado. Outro artigo[5] sugere melhorar a competência cultural por discussão de casos focando desafios de trabalhar com pacientes de diversas religiões. O texto sugere que clérigos e/ou pacientes de diferentes tradições poderiam falar sobre suas perspectivas.

Além disso, a faculdade deve atentar para não incutir valores nos formandos que possam minar os ideais profissionais. Por exemplo, os rigores do treinamento médico poderiam estimular em certa medida a falta de humanitarismo e a despersonalização[6]. Isso é o que se chama "currículo oculto": aquilo que não está na grade curricular, mas ajuda a moldar o desempenho do egresso. Muito do currículo oculto vem de suposições e expectativas que não são formalmente comunicadas, estabelecidas ou transmitidas no ambiente de aprendizagem. Assim, a consciência de questões curriculares ocultas torna-se uma consideração, que pode ter influências negativas ou positivas.

O assunto espiritualidade e saúde deveria idealmente continuar a ser explorado após a conclusão da graduação dos profissionais. A matéria deveria continuar presente nos cursos de pós-graduação *lato sensu*, como especializações e residências. Por fim, posicionamentos oficiais de sociedades de especialidades sobre o tema ajudam a consolidar sua importância junto aos profissionais. Destaque para o posicionamento da Associação Mundial de Psiquiatria sobre espiritualidade-religiosidade na abordagem em saúde mental[7]. Essa atitude inspirou há alguns anos a criação de mesas temáticas em várias edições do Congresso Brasileiro de Psiquiatria. Repercussão equivalente teve o posicionamento da Sociedade Brasileira de Cardiologia sobre hipertensão arterial e espiritualidade[8].

DESTAQUES DESTA SEÇÃO

Ainda há muito a fazer na introdução do ensino sobre espiritualidade e saúde nas faculdades. As escolas médicas brasileiras têm progredido muito lentamente na inserção da matéria na grade curricular. Em compensação, o interesse dos estudantes no assunto tem criado dezenas de ligas acadêmicas relacionadas. As disciplinas nas faculdades ainda precisam evoluir de mero ensino de competência profissional para formação pessoal em um modelo humanista. Finalmente, além da graduação, o assunto precisa continuar a ser explorado nos cursos de pós-graduação e nas sociedades profissionais.

INTERAÇÃO ENTRE CLÍNICOS E RELIGIOSOS

Há um crescente reconhecimento científico da relevância da religiosidade e da espiritualidade como aspectos da saúde física e mental. Nesse contexto, a integração colaborativa envolvendo clínicos e religiosos deveria estar sendo mais amplamente discutida. Porém, os profissionais de saúde ainda relutam em interagir com clérigos sobre aspectos da cultura espiritual e religiosa dos pacientes. A evitação de questões espirituais é compreensível quando um profissional com pouca formação nesse campo teme desrespeitar os limites do escopo de sua prática.

Por preconceito ou desconhecimento, alguns profissionais de saúde acham que agir afastado do clérigo é uma forma de evitar incorrer em má prática. Porém, clínicos e religiosos teriam mais poder como uma equipe do que como indivíduos para identificar e remediar uma dor existencial. Um artigo recente[9] que questiona "a quem pertence o cuidado espiritual" aponta caminhos para modelos colaborativos clínico-religiosos. O artigo sugere que devem ser desenvolvidos guias sobre os aspectos éticos da colaboração, bem como humildade cultural interdisciplinar.

Dentro do fundamento da laicidade do Estado encontram-se os direitos de liberdade de credo e de igualdade no pluralismo. A diversidade de convicções religiosas inclui a ausência de crença religiosa. Os textos protetivos de direitos humanos garantem as liberdades de pensamento, de consciência e de religião. Ao mesmo tempo, isso significa afirmar a igualdade de todos, a não discriminação e o combate à intolerância.

É preciso conhecer a diferença entre laicidade pluriconfessional e laicidade de neutralidade religiosa. Por exemplo: ao ser projetado um aeroporto, a ideia de laicidade pluriconfessional permite alocar um espaço de oração adaptado a diversos símbolos religiosos. Na ideia de laicidade de neutralidade religiosa, o tema religioso é um dado a ser evitado no espaço público estatal, dado seu potencial para gerar conflitos. Essa "separação com cooperação" da laicidade pluriconfessional pode e deve estar presente nos serviços de saúde.

Para avançar nesse assunto, novas pesquisas deverão explorar modelos de prestação de cuidados em cooperação sinérgica. O desenvolvimento dessa dinâmica de cuidado espiritual poderá fornecer cuidados eticamente apropriados e disciplinarmente integrados. Assim, relacionamentos entre clínicos e religiosos, anteriormente vistos com desconfiança e separação, poderão atender a uma necessidade expandida de cura espiritual. Evidentemente, tal modelo de cuidado espiritualmente integrado estaria restrito a pacientes selecionados, após o consentimento necessário.

DESTAQUES DESTA SEÇÃO

Os profissionais de saúde ainda relutam em interagir com clérigos sobre aspectos da cultura espiritual e religiosa dos pacientes. Porém, clínicos e religiosos teriam mais poder como uma equipe do que como indivíduos para identificar e remediar uma dor existencial. É preciso conhecer a diferença entre laicidade pluriconfessional e laicidade de neutralidade religiosa. Com novos modelos, relacionamentos entre clínicos e religiosos, anteriormente vistos com desconfiança e separação, poderão atender a uma necessidade expandida de cura espiritual.

DEMONSTRAÇÃO DA CUSTO-EFETIVIDADE DO APOIO ESPIRITUAL

Como visto em outros capítulos deste livro, a espiritualidade e a religiosidade parecem ter papel central na vida da grande maioria dos pacientes. Isso se reflete na sugestão de que a abordagem desses campos seja relevante para uma prestação de cuidados de saúde ideal. No entanto, há necessidade de explorar mais os benefícios para um sistema de saúde decorrentes da provisão de cuidados espirituais. Mais pesquisas são aguardadas para demonstrar que aquilo que os capelães estão trazendo para a beira do leito é terapeuticamente eficaz, em vez de simplesmente edificante. Indo mais além, demonstrar que o apoio espiritual não gera apenas melhores resultados de satisfação entre os pacientes e seus familiares, mas também traz benefícios econômicos, com potencial para minimizar custos.

Medir a eficácia da capelania por um ensaio clínico randomizado controlado teria implicações éticas e práticas muito difíceis de contornar. Os participantes deveriam ser distribuídos aleatoriamente em grupos, um para receber visitas regulares de um capelão e outro grupo sem essa intervenção. Isso checaria se os pacientes do grupo de intervenção do capelão tiveram desfechos significantemente melhores do que os pacientes do grupo de controle, o que poderia ser associado a menores níveis de ansiedade, por exemplo, ou eventualmente internações hospitalares mais curtas. Porém, mesmo em tal experimento, é complicado separar as diferentes variáveis e concluir que o apoio espiritual foi o maior responsável pela melhora do paciente. Como muitos profissionais estiveram envolvidas em sua recuperação, o paciente precisaria atribuir suas melhoras particularmente ao capelão.

Demonstrar a custo-efetividade do apoio espiritual é uma tarefa complexa, pois alguns benefícios seriam intangíveis por seguirem uma via indireta. Por exemplo, os capelães podem também levar cuidado espiritual aos profissionais de saúde, de modo que eles lidariam melhor com a intensidade de sua atividade. Eventualmente, isso poderia reduzir problemas decorrentes de fadiga por compaixão e esgotamento entre esses funcionários, que poderiam levar a erro profissional com repercussões litigiosas.

Felizmente, ao menos na realidade norte-americana, os gestores de saúde não atrelam suas decisões sobre apoio espiritual a sua custo-efetividade. Uma pesquisa[10] entrevistou administradores hospitalares sobre como a pandemia de covid-19 poderia afetar seus serviços de capelania. Os executivos reconheceram a importância dos capelães para administrar os efeitos danosos dos tempos de crise e tragédia. Eles não pretendiam cortar recursos financeiros para os departamentos de capelania, apesar da desafiadora realidade econômica. As interações dos capelães com a equipe, juntamente com os resultados do cuidado espiritual nos pacientes, contribuíram para a forma como as decisões de recursos eram tomadas. Apesar de dois terços dos hospitais norte-americanos terem capelães, há muita variação em como os programas de cuidado espiritual são administrados. Poucos departamentos se apoiam em dados empíricos ao tomar decisões sobre funcionários.

Um levantamento da literatura[11] mostrou que mais e melhores estudos são necessários para testar a eficácia do apoio espiritual. Os estudos anteriores não definiram adequadamente as intervenções do capelão, nem documentaram suficientemente essa prática. Segundo os autores, falta descrever quais contribuições são exclusivas dos capelães, identificar as melhores práticas para otimizar resultados e testar a eficácia desse cuidado. As pesquisas são inconclusivas sobre quais práticas são melhores para quais tipos de clientes (paciente, família) e em quais ambientes.

É imperativo usar instrumentos validados para gerar evidências quantificáveis; no entanto, há atualmente uma relativa falta de tais ferramentas. Necessitamos de ferramentas que possam rastrear angústia espiritual, avaliar necessidades e determinar o impacto das intervenções espirituais. Uma estratégia seria explorar os efeitos do apoio espiritual em um modelo agrupado baseado em episódios. Se possível, refinar essas ferramentas para atuar em vários contextos, perfis demográficos de pacientes e grupos de diagnóstico. Assim, chegará o dia em que estudos demonstrarão que o cuidado espiritual é custo-efetivo por vários motivos, como reduzir o tempo de internação ou a necessidade de medicamentos para dor.

DESTAQUES DESTA SEÇÃO

Há necessidade de explorar mais os benefícios para um sistema de saúde decorrentes da provisão de cuidados espirituais. Mais pesquisas são aguardadas para demonstrar que aquilo que os capelães estão trazendo para a beira do leito é terapeuticamente eficaz, em vez de simplesmente edificante. Indo mais além, demonstrar que apoio espiritual não apenas gera melhores resultados de satisfação entre os pacientes e seus familiares, mas também traz benefícios econômicos, com potencial para minimizar custos. Porém, demonstrar a custo-efetividade do apoio espiritual é uma tarefa complexa, pois alguns benefícios seriam intangíveis por seguirem uma via indireta.

COBERTURA POR PLANOS DE SAÚDE E REDE PÚBLICA DE SAÚDE

O cuidado espiritual em um hospital é comumente associado ao capelão como membro da equipe multiprofissional. O papel dos capelães profissionais de saúde está muito bem estruturado em alguns países desenvolvidos. No entanto, em muitos outros países, o capelão é apenas um ministro religioso baseado em uma instituição de saúde. Nesses casos, ele não tem toda a educação pastoral clínica desejável em um capelão profissional certificado. E, mesmo na América do Norte e na Europa, poucos hospitais têm uma equipe de capelães profissionais que revezam os turnos para cobrir pelo menos 40 horas por semana. Ao mesmo tempo, os serviços de saúde raramente investem em ações para atender às necessidades espirituais dos pacientes.

O cuidado espiritual é fundamental demais para depender apenas da boa vontade da instituição de saúde ou da felicidade de esta ter um capelão alocado. A relação existente entre espiritualidade e saúde foi mostrada e discutida em outros capítulos desta obra. O bem-estar religioso-espiritual está direta e positivamente associado a melhores parâmetros de saúde física e mental, qualidade de vida e longevidade. As evidências acumuladas sobre a relação entre espiritualidade e saúde permitem afirmar que esse cuidado deve ser incluído em uma abordagem integral de cuidado. O apoio espiritual deve ser considerado cuidado fundamental, já que essa dimensão é um componente chave do bem-estar geral.

Apesar da existência de leis federais que garantem a qualquer paciente o acesso ao suporte espiritual, não há regulamentação sobre como essa atividade deve ser prestada. Felizmente, existem outras formas de fornecer cuidados espirituais adequados que não dependam apenas do capelão. Embora os capelães sejam profissionais de cuidados espirituais, nem todos os profissionais de cuidados espirituais são capelães.

Nesse contexto, surge a pergunta: quem deve pagar pela prestação de cuidados espirituais em um ambiente de cuidado de saúde? Achamos que a resposta é: o serviço deveria ser pago ou reembolsado pelo seguro de saúde e/ou pelo sistema nacional de saúde. Em uma situação ideal, o cuidado espiritual seria disponibilizado aos usuários juntamente com outras intervenções conhecidas por serem benéficas como psicoterapia e fisioterapia. O autor do livro *Espiritualidade incorporada*[12] lançou algumas perguntas bastante ousadas: Se o bem-estar religioso-espiritual tem impacto na saúde, não caberia ao Estado prover cuidados nesta área? Em caso positivo, negligenciar o apoio espiritual não seria, no limite, um descaso de saúde pública? E como o Estado poderia oferecer esses cuidados sem ferir princípios da laicidade e liberdade religiosa?

Os sistemas de saúde pública consistem em todas as pessoas e ações cujo objetivo principal é melhorar a saúde. Os sistemas de saúde têm a responsabilidade não apenas de melhorar a saúde das pessoas, mas também de protegê-las contra o custo financeiro da doença e de tratá-las com dignidade. Os cuidados incluem intervenções preventivas, curativas e paliativas, sejam dirigidas a indivíduos ou populações. No Brasil, a Política Nacional de Práticas Integrativas e Complementares (PNPIC) já serviria como um precedente valioso. A PNPIC foi criada pelo Ministério da Saúde em 2006 e ampliada em 2018 para garantir o oferecimento de várias abordagens complementares de saúde. Dessa forma, o Brasil passa a oferecer, por intermédio do Sistema Único de Saúde (SUS), modalidades de inspiração espiritualista como Reiki e imposição de mãos[13].

O seguro de saúde é um mecanismo de financiamento da saúde que envolve pré-pagamento e agrupamento de riscos. Os seguros de saúde privados são financiados por meio de prêmios privados dos usuários contratantes. Os recursos devem ser usados para intervenções reconhecidamente eficazes, seguindo prioridades nacionais ou locais. No Brasil, a Agência Nacional de Saúde Suplementar regulamenta o Rol de Procedimentos e Eventos em Saúde. Trata-se da lista dos procedimentos, exames e tratamentos com cobertura obrigatória pelos planos de saúde. A lista é dinâmica, pois o rol é analisado de forma contínua pela equipe técnica da ANS e sempre há espaço para revisão. Assim, há possibilidade de que em algum momento o cuidado espiritual figure entre os elementos de cobertura obrigatória pelos planos de saúde.

DESTAQUES DESTA SEÇÃO

O cuidado espiritual deveria ser considerado intervenção fundamental, já que o bem-estar religioso-espiritual é componente importante da saúde. A lei é taxativa no direito do paciente ao cuidado espiritual, mas é omissa sobre elementos práticos operacionais dessa atividade. O cuidado espiritual deveria ter seus custos cobertos pela rede pública de saúde e pelos planos de saúde privados. O SUS já conta com um precedente importante ao oferecer práticas de inspiração espiritualista, como Reiki e imposição de mãos. Os planos de saúde devem obedecer ao rol de procedimentos obrigatórios da ANS, que algum dia poderá incluir o cuidado espiritual.

PROTOCOLOS PARA PANDEMIAS E CATÁSTROFES

A pandemia de coronavírus (covid-19) escancarou a necessidade de mudança de paradigma em diversas esferas em nível global. Governos e instituições transnacionais foram surpreendidos com o desafio de lidar com uma doença desconhecida e ameaçadora. O isolamento social obrigou a cessação de atividades comerciais e a economia global ficou em cheque. O confinamento das pessoas em suas residências suspendeu o contato humano convencional e muitas opções de lazer. Diversos países experimentaram períodos de colapso de seus sistemas de saúde, com falta de leitos hospitalares e insumos terapêuticos. Os profissionais de saúde trabalhavam em seus limites de exaustão, ao mesmo tempo enfrentando o risco de exposição ao vírus.

Porém, o mundo testemunhou uma onda de colaboração inédita, especialmente no campo técnico-científico. Por exemplo, revistas médicas disponibilizaram seus artigos que normalmente seriam acessados apenas mediante pagamento. Vacinas foram desenvolvidas em tempo recorde, e, com o tempo, a incidência de formas graves da doença diminuiu. Agora, a humanidade pode olhar retrospectivamente para seus erros e acertos e se preparar para novos desafios que surjam. O aprendizado deverá inspirar mudanças em modelos de como atender necessidades humanas em todos os níveis.

A pandemia do covid foi oportunidade de reflexões sobre a vida: sua qualidade, seu sentido e propósito e sua finitude. Para muitas pessoas em todo o mundo, as consequências para a saúde mental foram negativas. Taxas mais altas de ansiedade, depressão, transtorno de estresse pós-traumático, sofrimento psicológico e estresse foram relatadas na população em geral em muitos países[14]. Particularmente urgente seria a necessidade de cuidados espirituais para lidar com o sofrimento devido ao grau de isolamento, solidão e vulnerabilidade causados pela pandemia. O cuidado espiritual melhoraria a qualidade de vida de pacientes e familiares que enfrentam complexos cenários de vida ou morte inerentes à covid-19[15].

Um estudo[16] avaliou o uso de recursos espirituais durante a pandemia de covid-19 no Brasil. Também investigou a associação entre isso e as consequências do isolamento social para a saúde mental. Eles encontraram um alto uso de crenças religiosas e espirituais durante a pandemia, como atividades religiosas privadas e crescimento espiritual. Esse uso foi associado a melhores resultados de saúde mental: níveis mais baixos de preocupação, de medo e de tristeza.

Esses resultados destacam a importância da continuidade das atividades de religioso-espirituais durante um período tão desafiador.

Durante a pandemia de covid-19, o apoio espiritual tornou-se ainda mais importante. Há efeitos conhecidos de atitudes relacionadas à fé na fisiologia, especialmente no sistema imunológico, o que aumenta a resistência a infecções[17]. Durante esse período, o cuidado espiritual constitui um componente vital da gestão holística da saúde, especialmente em termos atitudinais. A espiritualidade é significativa nos desafios da saúde porque promove estratégias de enfrentamento, promove recuperação e resiliência e previne o *burnout*[18]. Porém, é necessário lembrar que interpretações religiosas peculiares podem resultar em desfechos negativos de saúde. Em casos particulares, alguns clérigos e congregações agiram como fontes de desinformação, promovendo medo, animosidade e riscos desnecessários[19].

Formas de assistência espiritual não presencial

A telemedicina (assistência de saúde a distância) já era uma realidade em lento andamento há algumas décadas. Estava particularmente adiantada em especialidades clínicas de pouco contato médico-paciente, como radiologia ou patologia. Também era útil para acesso a pessoas de zonas remotas ou isoladas, como áreas rurais ou embarcações marítimas. Durante a pandemia de covid-19 houve um crescimento sem precedentes dessa atividade, que muitas vezes era a única forma de oferecer assistência. Profissionais da saúde se apressaram em aprender a utilização de aplicativos de teleconferência via internet.

Com esse impulso, floresceu também outra atividade assistencial antes incipiente: o apoio espiritual a distância. A integração do apoio espiritual remoto na infraestrutura de telemedicina difere das formas anteriores de atendimento espiritual por telefone das décadas anteriores. Agora, os capelães podem usar tecnologias de telemedicina altamente integradas em toda a continuidade dos cuidados. Uma das principais desvantagens do apoio espiritual a distância é que ele não permite o princípio do "ministério da presença", uma característica da capelania. Mas novos estudos têm reforçado suas vantagens ao mesmo tempo que desfazem estereótipos. Um exemplo é um estudo[20] com pacientes ambulatoriais de oncologia, que expressaram alta satisfação com as sessões de telecapelania. Os pacientes que receberam intervenções do capelão por telefone disseram que preferiam receber serviços de capelania dessa forma.

Uma experiência brasileira[21] relatou um projeto destinado a dar assistência espiritual por chamada de voz durante a pandemia. A iniciativa conseguiu atender pessoas de diversas regiões do Brasil e além, inclusive de Portugal. Pessoas com diferentes afiliações religiosas receberam conforto espiritual durante o período de fechamento dos templos. Iniciativas relativamente simples como essa podem dar ao assistido ao menos uma orientação para que ele retome seus referenciais espirituais.

DESTAQUES DESTA SEÇÃO

A pandemia de covid-19 obrigou ao isolamento social e causou grande insegurança à população em nível global. O acesso a recursos religioso-espirituais foi limitado ao mesmo tempo que havia sérios agravos de saúde mental. Pessoas que conseguiram manter-se apoiadas por recursos religioso-espirituais tendiam a ter melhores desfechos psíquicos. A experiência escancarou a necessidade de adotar uma visão mais abrangente de saúde que inclua formas de apoio espiritual. Iniciativas de oferecimento desse serviço a distância mostraram grande potencial para a atividade de telecapelania.

NOVA APRECIAÇÃO DAS EXPERIÊNCIAS ESPIRITUAIS NÃO ORDINÁRIAS

Nos últimos 150 anos, fenômenos anômalos da consciência são relatados ocasionalmente em periódicos revisados por pares de alto impacto[22]. Alguns estudos com metodologia adequada trazem resultados que desafiam os conhecimentos convencionais das ciências biomédicas e comportamentais. Tais resultados não podem ser prontamente explicados por má qualidade do desenho, fraude, alucinação, efeito placebo ou incompetência analítica. Comumente, tais fenômenos são desdenhados pelo cientificismo materialista e chamados de paranormais ou supranaturais. Porém, a adequação dos termos é importante para que esses eventos sejam reconhecidos como naturais, embora parte dos mecanismos ainda seja desconhecida. Com o correto entendimento, o misticismo ou o charlatanismo podem ser filtrados e retirados do debate.

Neste capítulo, o termo preferido é experiência não ordinária, significando algo que não é comum ou esperado. A palavra "não ordinário" tem um significado diferente de anormal, porque o último significa uma coisa não natural ou defeituosa. E termos como "paranormal" ou "supranatural" também são inadequados, pois colocam tais eventos à margem ou mesmo fora da natureza. Alguns fenômenos têm em sua manifestação um componente espiritual e são interpretados no arcabouço cultural ou religioso do experienciador. Daí o termo completo que parece ser mais adequado a esta discussão: experiências espirituais não ordinárias.

Mesmo sem estar diretamente ligados ao apoio espiritual, os profissionais de saúde deveriam conhecer como os pacientes interpretam essas experiências. Não se trata de validar ou não a realidade dessas experiências, mas de estar aberto às experiências sagradas dos pacientes. Os profissionais não precisam subverter sua prática em função dessas experiências, mas manter a mente aberta com interesse genuíno e respeito por essas crenças e valores. É essencial fornecer um espaço seguro para que os pacientes expressem e explorem o que lhes faça sentido. Isso pode melhorar a relação paciente-profissional, pela empatia e sensibilidade que apreciam o que é significativo à pessoa.

Algumas experiências despertam interesse para este capítulo, pois têm relação com parâmetros de saúde física ou mental. Esses fenômenos serão descritos a seguir e incluem processos de cura não convencionais (técnicas de imposição de mãos; intenção de cura à distância), processos mentais peculiares que fornecem informações incomuns (comunicação com falecidos; memórias de vidas passadas) e transcendência da consciência em situações extremas (experiência de quase morte; experiências de fim de vida). Elas são descritas a seguir, acompanhadas da relevância clínica de sua melhor apreciação pelos profissionais de saúde.

Práticas de saúde por intenção de cura

Forma de interação telessomática (a suposta interferência de um organismo sobre outro) usando intenção compassiva, desejando ao assistido o bem maior. Atuaria por meio da troca ou canalização de algum princípio vital sutil, distinto das forças físico-químicas. Pode ser feita na presença do assistido (como pela imposição das mãos) ou a distância dele (como pela prece de intercessão). Relevância clínica: o passe espírita, o Johrei messiânico e as bênçãos de muitas tradições religiosas, hoje práticas de fé ou culturais, passariam a ser intervenções complementares mais respeitadas. Talvez ao lado do Reiki e do Toque Terapêutico, já presentes em alguns estabelecimentos de saúde.

Comunicação após a morte

Refere-se a informações cognitivas ou sensoriais, recebidas de modo não convencional, relacionadas a uma pessoa falecida. A experiência pode ser em primeira mão, quando é vivenciada pelos parentes ou amigos do falecido. Também pode ser intermediada, quando por exemplo um médium psicógrafo recebe uma carta supostamente escrita pelo falecido. Relevância clínica: a experiência em primeira mão é bem mais comum do que se imagina, ocorrendo em diversos contextos culturais e religiosos no mundo inteiro[23]. A comunicação recebida por mediunidade pode confortar algumas pessoas que perderam entes queridos. Tais experiências podem ser um evento gratificante e positivo para as pessoas enlutadas, que podem desenvolver um maior senso de agência e um enfrentamento mais adaptativo[24].

Memórias de supostas vidas passadas

Geralmente ocorre em crianças que, espontaneamente, começam a falar sobre lembranças da vida de outra pessoa como se fosse sua. Elas fornecem detalhes sobre a vida mundana de um falecido que lhes é desconhecido e, em alguns casos, as informações são corretas. O fenômeno ocorre no mundo todo, com alguma predominância em culturas que admitam mais abertamente a possibilidade de reencarnação. Relevância clínica: a terapia regressiva a vidas passadas pode ser uma alternativa para tratamento de casos graves de fobias, filias, comportamento incomum ou dificuldades de relacionamento[25]. Além disso, a psicoterapia deveria respeitar as realidades subjetivas do paciente, mesmo que o terapeuta não compartilhe das mesmas crenças[26].

Experiências de quase morte

Eventos mentais vivenciados geralmente durante uma parada cardíaca, quando a pessoa se encontra no limiar da morte. Muitas vezes envolve uma sensação de bem-estar e paz, desapego do corpo físico, ver outros seres espirituais e uma luz reconfortante. Relevância clínica: as crenças do paciente podem afetar a probabilidade de sofrer por medo da morte, e a ideia da imortalidade pode tornar esse medo mais tolerável[27]. Mesmo aqueles que não passaram pela experiência, mas aprenderam sobre ela, podem ter mudanças significativas na apreciação da vida, espiritualidade e entendimento da morte[28].

Experiências de fim de vida

Uma variedade de fenômenos relacionados a pacientes cuja morte é esperada para breve, incluindo visões de pessoas já falecidas, sonhos reveladores ou estranhas coincidências (como um relógio parando no momento da morte). Relevância clínica: muitos pacientes relatam que esses fenômenos são uma parte importante de seu processo de morrer, que parecem confortar os moribundos e prepará-los espiritualmente para a morte[29]. Portanto, os profissionais de saúde devem ser educados para entender esse sentido e respeitar tais ocorrências[30].

DESTAQUES DESTA SEÇÃO

Alguns pacientes podem experimentar fenômenos mentais anômalos que têm em sua manifestação um componente espiritual. Mesmo sem estar diretamente ligados ao apoio espiritual, os profissionais de saúde deveriam conhecer como os pacientes interpretam essas experiências. Isso pode melhorar a relação paciente-profissional, pela empatia e sensibilidade com que apreciam o que é significativo à pessoa. Algumas experiências despertam interesse para este capítulo, pois têm relação com parâmetros de saúde física ou mental: práticas de saúde por intenção de cura; comunicação após a morte; memórias de supostas vidas passadas; experiências de quase morte; e experiências de fim de vida.

REFERÊNCIAS BIBLIOGRÁFICAS

1. Koenig HG, Hooten EG, Lindsay-Calkins E, Meador KG. Spirituality in medical school curricula: findings from a national survey. International Journal of Psychiatry in Medicine. 2010;40(4):391-8. https://doi.org/10.2190/PM.40.4.c
2. Neely D, Minford EJ. Current status of teaching on spirituality in UK medical schools. Medical Education. 2008;42(2):176-82. https://doi.org/10.1111/j.1365-2923.2007.02980.x.
3. Lucchetti G, de Araujo Almeida PO, Martin EZ, Góes LG, Cotta KCG, Lima AC, et al. The current status of "spirituality and health" teaching in Brazilian medical schools: a nationwide survey. BMC Medical Education. 2023;23(1):172. https://doi.org/10.1186/s12909-023-04153-z.
4. Cole TR, Carlin N. The suffering of physicians. Lancet (London, England). 2009;374(9699):1414-5. https://doi.org/10.1016/s0140-6736(09)61851-1.
5. Klitzman R. Doctor, will you pray for me? Responding to patients' religious and spiritual concerns. Academic Medicine: Journal of the Association of American Medical Colleges. 2021;96(3):349-54. https://doi.org/10.1097/ACM.0000000000003765.

6. Balboni MJ, Bandini J, Mitchell C, Epstein-Peterson ZD, Amobi A, Cahill J, et al. Religion, spirituality, and the hidden curriculum: medical student and faculty reflections. Journal of Pain and Symptom Management. 2015;50(4):507-15. https://doi.org/10.1016/j.jpainsymman.2015.04.020.
7. Moreira-Almeida A, Sharma A, van Rensburg BJ, Verhagen PJ, Cook CC. WPA position statement on spirituality and religion in psychiatry. World Psychiatry: Official Journal of the World Psychiatric Association (WPA). 2016;15(1):87-8. https://doi.org/10.1002/wps.20304.
8. Nobre F, Esporcatte R, Brandão AA, Avezum Á, Jr, Feitosa ADM, Amodeo C, et al. Position statement on hypertension and spirituality – 2021. Posicionamento sobre hipertensão arterial e espiritualidade – 2021. Arquivos Brasileiros de Cardiologia. 2021;117(3):599-613. https://doi.org/10.36660/abc.20210723.
9. Harris JI, Klee A. Who owns spiritual care, and why does it matter? Psychological Services. 2023;20(1):1-5. https://doi.org/10.1037/ser0000739.
10. Antoine A, Fitchett G, Sharma V, Marin DB, Garman AN, Haythorn T, et al. How do healthcare executives understand and make decisions about spiritual care provision? Southern Medical Journal. 2021;114(4):207-12. https://doi.org/10.14423/SMJ.0000000000001230.
11. Jankowski KR, Handzo GF, Flannelly KJ. Testing the efficacy of chaplaincy care. Journal of Health Care Chaplaincy. 2011;17(3-4):100-125. http://dx.doi.org/10.1080/08854726.2011.616166.
12. Toniol R. Espiritualidade incorporada: pesquisas médicas, usos clínicos e políticas públicas na legitimação da espiritualidade como fator de saúde. Editora Zouk; 2022.
13. Brasil. Ministério da Saúde. Glossário Temático – práticas integrativas e complementares em saúde. Brasília (DF), Brasil. Portal da Secretaria de Atenção Primária à Saúde; 2018. Disponível em: https://aps.saude.gov.br/biblioteca/visualizar/MTM0Ng==. Acesso em: 23 fev. 2024.
14. Xiong J, Lipsitz O, Nasri F, Lui LMW, Gill H, Phan L, et al. Impact of covid-19 pandemic on mental health in the general population: a systematic review. Journal of Affective Disorders. 2020;277:55-64. https://doi.org/10.1016/j.jad.2020.08.001.
15. Ferrell BR, Handzo G, Picchi T, Puchalski C, Rosa WE. The urgency of spiritual care: covid-19 and the critical need for whole-person palliation. Journal of Pain and Symptom Management. 2020;60(3):e7-e11. https://doi.org/10.1016/j.jpainsymman.2020.06.034.
16. Lucchetti G, Góes LG, Amaral SG, Ganadjian GT, Andrade I, Almeida POA, et al. Spirituality, religiosity and the mental health consequences of social isolation during Covid-19 pandemic. The International Journal of Social Psychiatry. 2021;67(6):672-9. https://doi.org/10.1177/0020764020970996.
17. Koenig HG. Maintaining health and well-being by putting faith into action during the Covid-19 pandemic. Journal of Religion and Health. 2020;59(5):2205-14. https://doi.org/10.1007/s10943-020-01035-2.
18. Roman NV, Mthembu TG, Hoosen M. Spiritual care: "A deeper immunity". A response to Covid 19 pandemic. African Journal of Primary Health Care & Family Medicine. 2020;12(1):e1 e3. https://doi.org/10.4102/phcfm.v12i1.2456.
19. Levin J. The faith community and the SARS-CoV-2 outbreak: part of the problem or part of the solution? Journal of Religion and Health. 2020;59(5):2215-28. https://doi.org/10.1007/s10943-020-01048-x.
20. Sprik P, Janssen Keenan A, Boselli D, Cheeseboro S, Meadors P, Grossoehme D. Feasibility and acceptability of telephone-based chaplaincy intervention in a large, outpatient oncology center. Supportive Care in Cancer. 2020;29(3):1275-85. https://doi.org/10.1007/s00520-020-05598-4.
21. Ribeiro MRC, Damiano RF, Marujo R, Nasri F, Lucchetti G. The role of spirituality in the Covid-19 pandemic: a spiritual hotline project. Journal of Public Health (Oxford, England). 2020;42(4):855-6. https://doi.org/10.1093/pubmed/fdaa120.
22. Daher J C, Jr, Damiano RF, Lucchetti AL, Moreira-Almeida A, Lucchetti G. Research on experiences related to the possibility of consciousness beyond the brain: a bibliometric analysis of global scientific output. The Journal of Nervous and Mental Disease. 2017;205(1):37-47. https://doi.org/10.1097/NMD.0000000000000625.

23. Tressoldi P, Álvarez AA, Facchin N, Frullanti M, Liberale L, Saad M, Shiah Y-J, Testoni I. Shared death experiences: a multicultural survey. American Journal of Hospice and Palliative Medicine. First Published April 26, 2022. https://doi.org/10.1177/10499091221093270.
24. Evenden RE, Cooper CE, Mitchell G. A counseling approach to mediumship: adaptive outcomes of grief following an exceptional experience. Journal of Exceptional Experiences and Psychology. 2013;1(2):14-23. Retrieved from https://issuu.com/exceptionalpsychology/docs/jeep__2013__winter__done. Acesso em: 23 fev. 2024.
25. Simões M. Altered states of consciousness and psychotherapy a cross-cultural perspective. International Journal of Transpersonal Studies. 2002;21(1):145-52. https://doi.org/10.24972/ijts.2002.21.1.145.
26. Peres JFP. Should psychotherapy consider reincarnation? The Journal of Nervous and Mental Disease. 2012;200(2):174-9. https://doi.org/10.1097/NMD.0b013e3182439836.
27. Penson RT. Fear of death. The Oncologist. 2005;10(2):160-9. https://doi.org/10.1634/theoncologist.10-2-160.
28. Tassell-Matamua N, Lindsay N, Bennett S, Valentine H, Pahina J. Does learning about near-death experiences promote psycho-spiritual benefits in those who have not had a near-death experience? Journal of Spirituality and Mental Health. 2017;19(2):95-115. https://doi.org/10.1080/19349637.2016.1206844.
29. Fenwick P, Lovelace H, Brayne S. Comfort for the dying: five year retrospective and one year prospective studies of end of life experiences. Archives of Gerontology and Geriatrics. 2010;51(2):173-9. https://doi.org/10.1016/j.archger.2009.10.004.
30. Fenwick P, Brayne S. End-of-life experiences: reaching out for compassion, communication, and connection-meaning of deathbed visions and coincidences. American Journal of Hospice and Palliative Medicine. 2011;28(1):7-15. https://doi.org/10.1177/1049909110374301.

APÊNDICE A

História e tradições de algumas religiões

Maria José Ribeiro Devesa Silva

HINDUÍSMO

O hinduísmo, diferentemente de muitas outras religiões, não surgiu a partir de um profeta ou de uma revelação mística, mas se desenvolveu ao longo de milênios, assimilando diversas crenças de uma grande variedade de etnias que ocupavam o território indiano. Historicamente o hinduísmo passou do animismo primitivo com cultos às forças da natureza para valores éticos e regras de funcionamento, sendo que até o conceito de Deus foi se modificando. Porém, aqueles cultos à natureza da Índia Antiga permaneceram com certa força até os dias de hoje, com a sacralização de alguns animais, considerados sagrados, como a vaca, o macaco, a serpente, o rato. Ou pela personalização de deuses parte humanos parte animais, como o deus Ganesha, que se apresenta com cabeça de elefante e corpo de criança; ou o rio Ganges, representado pela divindade feminina Ganga.

O nome "hindu", referido aos seguidores do hinduísmo, não teve sua origem na Índia, mas foi dado pelos persas (atual Irã) antigos que invadiram o território indiano, para designar aqueles que habitavam a região do rio Indo. Essa região, com seus afluentes, era uma importante rota comercial, o que atraiu várias invasões. A mais importante delas foi a de um povo nômade, oriundo do sudeste da Europa e das estepes asiáticas, que se autodenominava Arya, ocorrida entre os séculos XX e XV a.C. Os drávidas, habitantes originários da região indiana, eram um povo pacífico, que se ocupavam principalmente da produção agrícola. Por essa característica cultuavam divindades femininas, relacionadas à fertilidade da terra e aos animais de pastoreio. A dominação do povo Arya ocorreu de forma gradual, por um período que provavelmente durou 15 séculos, explicando a miscigenação cultural e sua influência na religião da cultura autóctone.

Os aryas, por serem um povo guerreiro, cultuavam deuses masculinos, que foram, ao longo do tempo, mesclando-se às divindades femininas dos drávidas. A cultura Arya produziu, durante esse período, os livros sagrados chamados de Vedas, que seriam a base da religião hinduísta. A palavra Veda significa "saber" ou "conhecimento". A sabedoria contida nos Vedas era passada de geração em geração, de forma oral. Os Vedas são formados por quatro coleções de livros que foram produzidos durante aproximadamente 10 séculos. Eles contém hinos ritualísticos, cânticos e mantras; a descrição dos cerimoniais das oferendas e de como deve ser a construção de templos e dos altares de adoração; e plantas usadas em rituais e também direcionados para a cura de doenças físicas e psíquicas.

O tema essencial dos Vedas é a exaltação do valor do sacrifício ou da oferenda aos deuses, bem como da importância da casta sacerdotal. Além dos Vedas, a cultura ariana instituiu na Índia a configuração da sociedade em castas, com papéis claros de obrigações sociais de cada uma e, que persiste até os dias atuais. A casta servil não tinha permissão para acessar os Vedas ou os rituais de sacrifícios realizados nos templos. O acesso da casta servil aos instrumentos da religião foi flexibilizado ao longo do tempo, e parte dos seus deuses de adoração foi incorporada ao hinduísmo, tardiamente.

Na evolução do hinduísmo além do período védico, nasce o conceito do Deus Absoluto, Brahman, dominante sobre todas as outras divindades, que se expressa de três formas diferentes: como Brahma, responsável pelo nascimento do Universo; como Vishnu, mantenedor da ordem cósmica, e como Shiva responsável pela destruição e absorção do Universo, no final de cada era e criador do Yoga. Essa tríade era chamada de Trimurti, cada qual com sua função, mas subordinados ao Deus Absoluto, que estava e está acima de todos os outros deuses e que existe dentro de cada ser. Brahman, como o Absoluto, é ao mesmo tempo o imanente e o transcendente, a plenitude e o vazio. Era descrito nos Upanishads (textos pós-védicos) "como a Consciência Absoluta, tendo a vida como o corpo, a Luz como forma, a Verdade como concepção e a alma como espaço, contendo em Si todas as ações possíveis, todos os desejos, todos os aromas, todos os sabores, englobando todo o Universo, existindo sem designações e sem preocupações".

BUDISMO[1]

Siddhartha Gautama nasceu como um príncipe brâmane, no noroeste da Índia, sem data certa, entre os séculos V e IV a.C. Recebeu toda a influência do hinduísmo em sua formação, o que fez com que sua posterior doutrina se misturasse com as crenças daquela. Como príncipe brâmane, viveu por toda a infância e juventude circunscrito no palácio, protegido das mazelas do mundo exterior. Quando jovem adulto, decidiu sair, para conhecer o que havia, no além muro do palácio. Então se deparou pela primeira vez com a existência da fome, doenças, envelhecimento, morte e várias necessidades humanas. A partir desse momento, começaram a surgir-lhe questionamentos existenciais. Inicialmente, ele tentou um comportamento ascético com jejuns e sofrimentos físicos que, ao contrário de lhe trazer respostas, o deixava ainda mais debilitado. Concluiu por mudar sua busca e iniciou uma meditação em silêncio, sob a sombra de uma figueira, permanecendo assim por 49 dias.

Como consequência, atingiu o "nirvana", que seria um estado de plena paz e integração com o todo universal, recebendo a "iluminação", e as respostas que buscava. Isso fez com que ele mudasse seu nome para "Buddha", que significa "o desperto" ou "aquele que sabe". E assim chegou às respostas para seus questionamentos, que ficaram conhecidas como as Quatro Nobres Verdades de Buddha. Os budistas consideram as Quatro Nobres Verdades de Buddha, que apresentamos resumidamente:

1. Qual a natureza do sofrimento (Dukkha)? O apego gera sofrimento.
2. Qual a origem do sofrimento (Samudaya)? Desejos e vaidades originam sofrimento.
3. Como cessar um sofrimento (Nirodha)? Renunciando aos desejos e vaidades.
4. Qual o caminho para conseguir a cessação do sofrimento (Mãrga)? Entendimento correto, pensamento correto, linguagem correta, ação correta, modo de vida correto, esforço correto, atenção plena correta e concentração correta são os caminhos para não existir sofrimento.

Durante os 300 anos que sucederam a sua morte, o budismo foi se expandindo como religião e se harmonizando aos rituais e crenças dos povos locais. Diferentemente de outras religiões posteriores, o budismo não nasce de uma revelação mística ou sobrenatural, mas de uma prática mental, o que faz com que seja visto como uma filosofia de vida, por não envolver a ideia de um deus. Mas, como toda religião necessita de um mestre, um livro sagrado e um ritual compartilhado por uma comunidade, os seguidores de Buddha transformam seus ensinamentos (Sutra) num livro sagrado; seu mestre, o próprio Buddha; os rituais, foram assimilados dos rituais hinduístas, em função da origem religiosa do próprio Buddha. Hoje encontramos atualmente três tipos de budismo no mundo:

- Budismo Theravada, que enfatiza a prática de meditação da plena atenção, feita através da concentração na respiração e nas sensações do corpo, conhecida como meditação Ch'an. Os monges budistas seguidores dessa prática ensinam meditações sobre o amor e a compaixão. Essas práticas são encontradas principalmente em Burma, Laos, Tailândia, Cambodja e Vietnã.
- Budismo Mahayana, do Leste Asiático, derivado da China, que apresenta dois aspectos principais: Terra Pura é o que no Japão é conhecido como zen-budismo. Em ambas, os monges recitam textos espirituais, mantras e meditações específicas. A tradição da Terra Pura enfatiza a meditação pela recitação do nome de Amitabha, o Buda da Luz Infinita, como um método de irmos para a sua Terra Pura da Felicidade. No zen-budismo, por toda a influência confucionista, a ênfase está nas cerimônias aos ancestrais. Essas práticas são encontradas principalmente no leste da Ásia, Coreia e Japão.
- Budismo tibetano, que enfatiza o estudo – particularmente sobre a natureza da mente e das emoções, por meio da lógica e do debate – juntamente com a meditação intensa. Há uma grande quantidade de cânticos e rituais, geralmente com o propósito de eliminar forças negativas. Essas práticas são encontradas principalmente na Ásia Central, Tibete e Mongólia.
- Todas essas práticas são formas que possuem a mesma função. Todas fornecem métodos eficientes para superação do sofrimento e desenvolvimento do potencial de cada pessoa, principalmente o mental, estendendo-se a todo o planeta. No livro sagrado dos budistas estão descritos os principais ditames budistas, que são: não matar, não roubar, não ter má conduta sexual, não mentir e não se intoxicar com qualquer coisa que interfira na mente. O Tripitaka contém as três cestas dos Ensinamentos do Buddha:
  - Disciplina (Vinaya Pitaka - orienta principalmente a ordem dos monges e monjas).
  - Discursos e ensinamentos do Buddha (Suttra Pitaka).
  - Doutrina filosófica e psicológica (Abhidhamma Pitaka).

JUDAÍSMO

O judaísmo é considerado a mais antiga religião monoteísta existente. É uma religião repleta de simbolismos. Os judeus usam o termo D'us para se referir a Deus, pois consideram que não são dignos de falar o nome Dele. Defendem uma relação especial entre D'us e o povo judeu. É uma religião messiânica, pois a espera do Messias é uma das pedras fundamentais do judaísmo. Abraão é tido como o primeiro Patriarca do povo de Israel. Consta na escritura sagrada do povo hebreu (Tanakh) que D'us fez um uma aliança com Abraão há cerca de 3 mil anos. Nesse pacto, seus descendentes deveriam obedecer-lhe e adotar o rito da circuncisão e, em troca, D'us os protegeria e os guiaria até a terra de Israel. Esse seria um ato de fé acima da lógica, mantido através de gerações, sinônimo de recompensa dessa aliança viva e eterna entre o homem e D'us.

Abraão se estabeleceu como comerciante em Canaã, mas, quando teve problemas econômicos, mudou-se para o Egito e, quando fizesse fortuna, voltaria novamente para Canaã. Porém, em consequência de uma grande seca em Canaã, os descendentes de Abraão, se mudaram definitivamente para o Egito, sendo transformados em escravos. A história dos hebreus também se entrecruza com a história de Moisés. Ele nasceu no Egito, num momento em que o faraó Ramsés II determinou que todos os filhos hebreus do sexo masculino fossem executados. Quando ele nasceu, sua mãe o escondeu por 3 meses, até que o colocou numa cesta, próximo de onde a filha do Faraó se banhava no Nilo. Ela o encontrou e o levou para viver no palácio, como um nobre.

Aos 20 anos de idade, Moisés fugiu do Egito porque havia matado um egípcio que havia matado um judeu. Fugiu para Midian, onde se casou com Tzipora, tendo com ela dois filhos. Certo dia, já com 80 anos, pastoreando o rebanho de seu sogro aos pés do monte Sinai, o anjo de D'us se revelou a ele numa sarça (arbusto) ardente. Entre as chamas surge uma voz, identificando-se como D'us e anunciando tê-lo escolhido para libertar o povo hebreu da escravidão, que perdurava por 400 anos, no Egito, e conduzindo-os à Terra Prometida. Diante da recusa do Faraó, para libertar o povo hebreu da escravidão, D'us enviou 10 pragas, para convencê-lo. A última foi a morte de todos os primogênitos egípcios, e as casas cujas portas estivessem pintadas com sangue dos cordeiros não seriam atacadas por essa praga, evitando a morte dos primogênitos hebreus. Libertados os escravos, Moisés seguiu pelo deserto, levando seu povo, agora liberto. Mas o Faraó enviou seus soldados para recapturá-los, e, ao se aproximarem do mar Vermelho, Moisés ordenou que o mar se abrisse. Terminando a passagem dos hebreus, Moisés ordenou que o mar se fechasse novamente, tragando todos os soldados que os perseguiam.

Ao passar pelo monte Sinai, Moisés subiu no alto da montanha e recebeu de D'us a tábua com os Dez Mandamentos (a Torah escrita e oral), que determinaria as leis, regras e princípios da religião monoteísta que se estabelecia, por meio dos cinco livros: Gênese (origem do mundo), Êxodo (saída do Egito, dos hebreus escravizados), Levítico (práticas sacerdotais), Números (recenseamento) e Deuteronômio (discursos de Moisés e código das leis civis, familiares e militares).

Seguindo sua jornada rumo à Terra Prometida, caminhou no deserto pelos 40 anos seguintes e, ao avistá-la, surgiu novamente a voz de D'us, que lhe disse: "Essa é a terra que prometi a Abraão, Isaac e Jacó. Estou te mostrando essa terra, mas você não atravessará até ela" (Deuteronômio 34:4). E, assim, Moisés morreu, com 120 anos de idade, antes de atravessar as fronteiras, tendo sido sepultado no monte Nebo. Sua missão foi cumprida e modificou as bases de todas as religiões que viriam *a posteriori*.

Tradições judaicas

Shabat

É o dia de descanso, reflexão e oração. Tem início no pôr do sol da sexta-feira e termina após o pôr do sol do sábado. Nesse período, os seguidores do judaísmo se abstêm do trabalho, por exemplo, não dirigem, não cozinham, não fazem compras, intensificam o convívio familiar e as refeições festivas. É possível "comemorar" o Shabat, em casa ou na sinagoga, mas sempre em família. Shabat é o quarto dos 10 mandamentos da Torah. Os sábios do Talmud (Torah reinterpretada) consideram que a revelação, para Moisés, no monte Sinai, ocorreu em pleno Shabat. O ritual envolve roupas bonitas, comidas e louças especiais para esse dia. Em silêncio, busca-se uma conexão com D'us, refletindo sobre os acontecimentos da semana, pedindo perdão a Ele pelas falhas cometidas. Lavam-se as mãos, recita-se uma prece sobre o vinho, abençoando-o (kidush = santificação). Da mesma forma que se dão as boas-vindas ao Shabat, recita-se um texto especial na cerimônia de encerramento.

Visita à sinagoga

O judeu deve rezar três vezes ao dia: de manhã, à tarde e à noite. Pode fazê-lo sozinho ou em grupo. Sempre que o faz coletivamente, na sinagoga, é obrigatório ter um quórum (Minian) de dez ou mais homens judeus, acima de 13 anos de idade, para ter um serviço religioso completo.

Matrimônio

Para o judaísmo, o matrimônio é um mandamento divino. Cumpre o mandamento bíblico: "Frutificai e multiplicai-vos". Além da procriação, sua finalidade está no companheirismo, na autorrealização e no cumprimento da lei, ao se evitar o pecado do sexo fora do casamento. Assim, ambos os jovens se casam virgens, o rapaz em torno dos 23 anos e a moça em torno dos 20. O matrimônio também deve ser realizado, preferencialmente, entre judeus. Lembrando que alguém só pode ser considerado judeu se nascer de um ventre judeu ou se converter. No caso da conversão, ela se caracteriza por um processo na qual um não judeu adota o judaísmo como religião. Considera-se também o casamento como uma união de almas que estavam divididas em duas e, ao se unirem, voltam a ser uma só alma.

Vestimentas

Os homens observantes usam o Kipá, um tipo de chapéu que cobre o topo da cabeça, símbolo de "temor a Deus". O Talit é um acessório religioso, em forma de xale, feito de seda, lã ou linho. Ele é usado como cobertura na hora das preces. O Talit catán (pequeno), também chamado de "Tsitsit", é usado durante o dia, embaixo da camisa. Chapéu preto e terno preto são costumes que variam de região para região, usados para receber as tradições e as festas com elegância. As mulheres observantes usam saia, geralmente longa ou abaixo do joelho; blusa com manga longa ou até o cotovelo e sem decotes. As casadas cobrem os cabelos, havendo diferentes costumes para diferentes linhas do judaísmo: algumas cobrem a cabeça com lenço, enquanto outras cobrem com perucas.

Comida Kosher

Com uma história de mais de 4 mil anos, observar a kashrut (conjunto de regras alimentares estabelecidas pela lei judaica) marca a identidade do povo judeu e reforça que o judaísmo está presente em todas as atividades do dia a dia, inclusive no ato de comer. Assim, o alimento deve ser bom para o corpo e nutrir a alma. As leis que determinam a dieta Kosher (permitida) estão escritas principalmente em Levítico 11 e Deuteronômio 14, entre outros textos sagrados, e são repassadas de geração em geração pelas autoridades rabínicas. O selo Kosher na embalagem de um produto significa que todas as regras de pureza foram seguidas, portanto a empresa é certificada e cumpre rigorosos padrões de qualidade para tornar esse alimento apto para consumidores judeus.

Festas litúrgicas mais importantes

- Pessach: Páscoa judaica, comemora a libertação do povo judeu do Egito.
- Shavuot: celebra a data em que D'us outorgou a Torah ao povo judeu no monte Sinai.
- Sucot: festa para lembrar o êxodo no deserto, quando o povo judeu dormia em cabanas.
- Rosh Hashana: Ano-Novo, quando se faz uma reflexão sobre o ano anterior.
- Yom Kippur: Dia do Perdão, dia de jejuar e refletir sobre as ações.

Cabala

Método esotérico que engloba um conjunto de ensinamentos relacionados com D'us, a Torah, a criação e a origem do Universo, a criação do homem, a vida e a morte. Essa mística esotérica judaica se fundamenta na revelação de D'us a Adão e a Moisés. A Torah escrita e suas interpretações são o "corpo" do judaísmo e a Cabala é a "alma".

CRISTIANISMO

O cristianismo é uma religião monoteísta, na qual Deus é único, onisciente, onipotente e onipresente, mas que nasceu como uma seita judaica, uma vez que seu líder religioso, Jesus, nasceu, cresceu e morreu como um judeu. O termo "cristianismo" vem do grego "khristós", tradução de uma palavra hebraica que significa "o ungido". O nome Cristo foi dado a Jesus por seguidores que o consideravam "o Messias" esperado pelos judeus. Ele faria uma "nova aliança" com Deus, transcendendo as existentes, no Antigo Testamento, entre Deus e o povo judeu[2]. Na fé cristã, existem vários dogmas, por exemplo, que Jesus foi concebido pelo Espírito Santo; sua mãe, Maria, seria uma jovem virgem, e seu pai, José, um carpinteiro, casou-se com ela unicamente para protegê-la, sem nunca a ter tocado.

As principais crenças do Cristianismo estão baseadas na vida e nos ensinamentos de Jesus, desde seu nascimento até sua morte. Os relatos sobre sua vida e as histórias da convivência com seus seguidores (apóstolos) formaram o Novo Testamento. Esses relatos, elaborados a partir do século I d.C. pelos apóstolos Mateus, Marcos, Lucas e João, escritos originariamente em grego vulgar e aramaico, são considerados os únicos aceitos pelos cristãos até hoje. Esses textos, também chamados livros canônicos ou Bíblia, constituem o livro sagrado dos cristãos e são compostos por: Antigo Testamento, os 27 textos que compõem o Novo Testamento, os 4 Evangelhos, os Atos dos Apóstolos, 21 Epístolas (cartas) e o Apocalipse de João.

Segundo o historiador e teólogo Gerson Leite de Moraes (comunicação pessoal), a região do Oriente Médio, à qual pertencia a Judeia, era muito convulsionada com crises políticas e opressão dos dominadores. Meio século antes do nascimento de Jesus, a mentalidade messiânica, de que nasceria um salvador, para redimir o povo do sofrimento, já estava instalada. Jesus pregou nesse ambiente efervescente. Desde pequeno, Ele reunia pessoas e pregava nos campos e na sinagoga. Dizia ser o filho de Deus, realizava curas e milagres por onde passava. Pregava sobre sua missão de salvar a humanidade em nome de seu Pai, o perdão e a igualdade entre todos. A fonte das suas pregações era o Velho Testamento de Moisés, mas Ele trouxe a "Boa-Nova" (o Evangelho) aos homens de boa vontade[3].

Foi com as influências do misticismo oriental, messianismo judaico, politeísmo e filosofia grega e o questionamento do poderio romano que o cristianismo se formou. Com sua força agregadora e curativa, com seus questionamentos às injustiças sociais, Jesus passou a incomodar, principalmente os sacerdotes e governantes que ganhavam com a exploração dos mais humildes. Naquele tempo, próximo ao dia da Páscoa (Pessach para os judeus), os judeus deveriam ir a Jerusalém, levando um cordeiro ou novilho para ser oferecido a Deus em sacrifício. Depois de pregar por décadas em vários lugares, Jesus, como judeu, também decidiu ir a Jerusalém para essas festas. Os seguidores de Jesus tomaram emprestado um jumento para que Ele transpusesse os muros de Jerusalém montado num animal, como esperado para o Messias. O povo em festa, conhecedor de seus milagres, recebeu-o com aclamações.

O Templo de Jerusalém era considerado um lugar sagrado, e acreditava-se que o próprio Deus residia ali. Diferentemente da doçura que lhe era peculiar, ao entrar no Templo, Jesus enfureceu-se ao encontrar grande comércio de cambistas, além da venda de animais para imolação. Os evangelhos contam que Ele expulsou os comerciantes. Porém, como esse era um hábito existente havia séculos, os cristãos interpretaram esse ato de Jesus como o "cancelamento da Lei Judaica, para estabelecer a fé em Cristo, como primeira condição para entrar no Reino dos Céus"[4]. Essa atitude de Jesus chama a atenção dos guardas dos sacerdotes, dos escribas e dos soldados romanos, considerando que Ele estaria atiçando a revolta popular contra as leis religiosas e contra o Imperador, ao ser proclamado "Rei dos Judeus". O historiador Gerson Leite de Moraes (comunicação pessoal) reflete: "Para muitos, pouco adiantava Jesus enfatizar, conforme passagens bíblicas, que seu reino não era deste mundo, mas sim o da vida eterna. E que era certo dar a César o que é de César, reservando a Deus o que é de Deus. Para muitos, Jesus encarnava essa figura de líder político, ativista e agitador".

Para comemorar a Páscoa com seus discípulos, Jesus repartiu o pão entre eles, dizendo ser este o seu corpo; ao repartir o vinho, disse ser este o seu sangue, convidando todos a celebrar sua lembrança para as gerações futuras. Nesse momento, Ele também anunciou que seria traído por um de seus companheiros (apóstolo Judas), e que Pedro o negaria três vezes, causando assombro em todos. Essa comemoração de Jesus com seus apóstolos, passou a ser conhecida como a Última Ceia. Todos sabiam que Ele estava sendo procurado, e enfim Ele foi levado preso. Porém, Pôncio Pilatos, governador daquela província romana, falou para os sumos sacerdotes e a multidão: "eu não vejo nenhum motivo para condenar este homem" (Evangelho de Lucas, 23). No entanto, como a multidão gritava para crucificá-lo e os gritos aumentavam, Pilatos decidiu lavar as mãos, não se responsabilizando por sua execução.

Após a crucificação, José, um nobre do Conselho, pediu a Pilatos que lhe entregasse o corpo de Jesus morto, o envolveu num lençol e o depositou num túmulo cavado na rocha. Porém, como se iniciava o Shabat, os preparativos do corpo foram interrompidos na sexta-feira à noite e por todo o sábado. Segundo o evangelho de Lucas, na manhã seguinte a pedra da porta do túmulo fora removida e não se encontrara o corpo de Jesus. "Nisso, dois homens vestidos com roupas brilhantes aparecem diante delas... e disseram: Por que procurais entre os mortos quem está vivo? Ele não está aqui, mas ressuscitou!" (Evangelho de Lucas 24).

Por ser uma religião missionária, pois o próprio Jesus ordenou a seus discípulos que divulgassem seus ensinamentos, eles se espalharam a partir de Jerusalém, fundando a primeira comunidade cristã em Antióquia, seguindo sua expansão para a Europa ocidental, Oriente Médio, Ásia e Norte da África.

Divisões do cristianismo

Igreja Católica Apostólica Romana

A palavra "católica" significa "universal". A igreja tem a missão de fazer discípulos em todas as nações. Segundo o evangelho de Mateus 18-19, Jesus disse: "Ide pois, fazer discípulos em todas as nações". A autoridade máxima é o Papa, estabelecido no Vaticano, em Roma, na Itália. O apóstolo Pedro é considerado o primeiro Papa da Igreja Católica Apostólica Romana. A principal crença está na Santíssima Trindade do Pai (Deus), Filho (Jesus) e o Espírito Santo. Na hierarquia eclesiástica tem-se o pároco ou sacerdote, vigários, bispos, cardeais e o Papa. Os cardeais compõem o conclave que elege o Papa, após a morte de seu antecessor, uma vez que o cargo de Papa é vitalício. Os Sacramentos Católicos romanos são:

- Iniciação cristã (batismo, crisma e eucaristia).
- Sacramentos de cura (penitência e unção dos enfermos).
- Sacramento do matrimônio e ordem sacerdotal.

Os templos são chamados de igrejas, e seus altares geralmente contêm imagens e estátuas de Jesus crucificado e vários personagens da Igreja, considerados santos por suas virtudes em vida ou por terem sido mártires em nome da fé cristã. O ritual da missa está dividido em quatro partes: Ritos iniciais, Palavra de Jesus, Eucaristia (reprodução da última ceia de Jesus com os apóstolos) e ritos finais.

Os fiéis devem assistir à missa pelo menos aos domingos. Devem confessar seus pecados ao sacerdote, que os absolve, e receber a hóstia, que representa o corpo de Jesus Cristo. Porém, os católicos praticantes realizam esses rituais diariamente, além de rezar o terço, que representa as seguintes orações: 52 Ave-Marias, 6 Pai-Nossos, 6 Glória ao Pai, 1 Salve Rainha e 1 Credo. O ato católico romano do sinal da cruz é feito ao entrar na igreja, no início da missa, no término da missa e ao sair da igreja.

Igreja Católica Apostólica Ortodoxa

Vários acontecimentos estimularam o distanciamento entre Roma e outros patriarcados, principalmente com a queda do Império Romano no Ocidente em 476 d.C. Porém, a primeira grande separação entre as Igrejas de Roma e Constantinopla (hoje Istambul) ocorreu em 484 d.C. A partir desse momento, ocorreram vários Concílios (reunião de autoridades eclesiásticas com o objetivo de discutir e deliberar sobre questões pastorais, de doutrina, fé e costumes). Em 1054 ocorreu o chamado Grande Cisma, que foi a ruptura total entre as duas igrejas, após uma escalada de divergências doutrinárias. Sem chegarem a um acordo, o Papa Leão IX e o Patriarca Miguel I Cerulário se excomungaram mutuamente. A Igreja Católica Apostólica Romana permaneceu com sua sede em Roma, e a Igreja Ortodoxa, com sede em Constantinopla. O perdão entre ambas as partes só aconteceria em 1967, com a visita do Patriarca Atenágoras I ao Papa Paulo VI no Vaticano.

Com a separação da Igreja do Oriente, a autoridade máxima deixou de ser o Papa, passando a ser o Patriarca de Constantinopla, porém sua autoridade é simbólica, diferente do poder papal, pois todas as igrejas ortodoxas no mundo são independentes e autodirigidas. Atualmente existem 250 milhões de fiéis no mundo, distribuídos em mais de 30 países. O catolicismo ortodoxo chegou ao Brasil com os imigrantes poloneses, gregos, árabes, russos e ucranianos.

Diferenças entre as duas igrejas católicas

Ambas têm muitos elementos em comum:

- Consideram a Bíblia o livro sagrado.
- Têm semelhanças na maioria dos sacramentos.
- Guardam o domingo e os dias santos.
- A oração do Credo resume os princípios da fé cristã.
- Acreditam na ressurreição de todos os seguidores após a morte, e ela acontecerá com a próxima vinda de Jesus Cristo.

Algumas diferenças são listadas a seguir.

- Na Igreja Ortodoxa, o sacerdócio pode ser realizado por um homem casado.
- O altar dos ortodoxos não contém estátuas, mas pinturas (ícones) dos santos.
- A missa ortodoxa é mais longa, com canto vocal, mantendo os ritos originais de sua fundação.
- A crença ortodoxa considera que Jesus Cristo é a cabeça e a igreja, o seu corpo.
- Maria de Nazaré tem grande importância e recebe reverências especiais na missa ortodoxa.

- A festa de Ascenção de Maria é a mais importante para os ortodoxos depois da Páscoa.
- Ortodoxos acreditam no Céu e Inferno, mas não no purgatório.
- O sinal da cruz é realizado nas duas igrejas de modos diferentes.
- Sobre a Santíssima Trindade, a Igreja Ortodoxa considera que o Espírito Santo precede Pai e Filho.
- A cruz ortodoxa tem oito braços.
- No batismo ortodoxo, o bebê é colocado de corpo inteiro na água.

Reforma Protestante

Pelo menos 200 anos antes da ocorrência da chamada Reforma Protestante já se questionavam as riquezas nas mãos da Igreja, o abuso de poder e a corrupção dos clérigos. Assim, Martinho Lutero, um monge da Igreja Católica Apostólica Romana e professor na Universidade de Wittenberg (Alemanha), revoltou-se principalmente contra a venda de indulgências. Nesta, realizada pelos bispos, cobravam-se altas quantias para conceder o perdão dos pecados.

Em 31 de outubro de 1517 Lutero pregou suas 95 teses na porta da Igreja de Wittenberg, propondo a fidelidade às escrituras. Ele não tinha o objetivo de promover um rompimento ou dividir a Igreja Católica, mas apenas o de combater as práticas que considerava inadequadas para a fé cristã. Porém, sua atitude deu abertura para profundas mudanças políticas e econômicas na Europa daquele momento. Ele traduziu a Bíblia do latim para o alemão, para que todos tivessem acesso a seus conhecimentos. Suas teses terminaram influenciando outros movimentos protestantes na Europa, como o "calvinismo", liderado por João Calvino, um francês que se refugiou na Suíça, onde era livre para pregar suas ideias, e o "anglicanismo", liderado por Henrique VIII, na Inglaterra.

OS CINCO PILARES DA REFORMA PROTESTANTE SÃO AS "CINCO SOLAS":

1. Sola Escritura (só o que está na Bíblia é valido).
2. Sola Christus (a salvação está somente em Cristo).
3. Sola Gratia (a salvação vem somente pela graça de Deus).
4. Sola Fide (os pecados somente podem ser perdoados pela Fé e não pelas ações).
5. Sola Deo Gloria (a Glória é apenas Deus).

Como consequência, depois de 28 anos, o Papa Paulo III convocou o Concílio de Trento, que durante 18 anos discutiu as denúncias feitas por Lutero. Essa iniciativa ficou conhecida como a Contrarreforma, sendo seu principal objetivo conter o avanço do protestantismo pelo mundo. Assim, o Concílio decidiu:

- Pela proibição das indulgências.
- A proibição de alguns livros.
- O reforço da ideia de infalibilidade do Papa.
- A fundação da Companhia de Jesus (para que os jesuítas divulgassem o catolicismo pelo mundo).
- A criação de seminários para aperfeiçoar a formação dos sacerdotes.
- A Inquisição (que passou a perseguir todos os que não fossem católicos, inclusive os protestantes, entre outras ações).

Segundo a historiadora Juliana Bezerra (comunicação pessoal), os protestantes dividem-se em adventistas, anglicanos, batistas, reformados, luteranos e metodistas. O luteranismo, por herança do catolicismo, que foi sua raiz, aceita a existência de santos ou de qualquer outro caminho que leve a Deus. Para os calvinistas, porém, não existem intermediários entre Deus e os fiéis, por isso a morte de Jesus beneficiou somente os "escolhidos". O movimento pentecostal começou em 1906, em Los Angeles. Os elementos da Igreja Pentecostal consideram o batismo no Espírito Santo essencial no caminho da salvação. O batismo no Espírito é um fenômeno carismático caracterizado pela glossolalia, conhecido como dom de línguas (I Coríntios 12:10). As igrejas pentecostais são muitas vezes conhecidas como igrejas carismáticas, porque revelam manifestações do Espírito Santo.

Algumas das principais diferenças entre a Igreja Pentecostal e a Batista é que para os batistas o Espírito Santo capacita cada discípulo com pelo menos um dom que deve ser usado para a edificação da Igreja, acreditando que o batismo no Espírito acontece juntamente com a conversão (aceitar Jesus como Senhor e Salvador); os pentecostais acreditam que o batismo no Espírito e a conversão são acontecimentos distintos que podem não acontecer em simultâneo, havendo sempre a manifestação pelo dom de línguas[5].

Os primeiros evangélicos chegaram ao Brasil por intermédio dos missionários estadunidenses, na primeira metade do século XIX. A identidade "protestante" nunca foi bem afirmada por boa parte deles, que sempre optaram por se denominar "evangélicos", colocando-se como os verdadeiros detentores do Evangelho. Inicialmente se estabeleceram no Pará (imigrantes suecos que criaram a Igreja Assembleia de Deus) e em São Paulo (imigrantes estadunidenses que criaram as Igrejas Congregação Cristã do Brasil e Evangelho Quadrangular). A partir dos anos 1950, com os intensos movimentos migratórios do campo para as cidades e o processo de industrialização do país, surgiram as igrejas pentecostais fundadas por brasileiros, como: Casa da Bênção, Brasil para Cristo, Deus É Amor, entre outras. Várias delas usaram programas de rádio como um importante apoio para disseminar sua fé.

A partir de 1990 surgiu no Brasil o movimento neopentecostal, com a formação de inúmeras igrejas: Igrejas Universal do Reino de Deus, Internacional da Graça de Deus, Renascer em Cristo, Mundial do Poder de Deus, Sara Nossa Terra, Bola de Neve e outras tantas autônomas. Diferentemente das pentecostais, essas igrejas consideram que as bênçãos de Deus também vêm na forma de prosperidade material. Assim, os dízimos dados à igreja seriam revertidos em prosperidade para os fiéis. Esses grupos neopentecostais ganharam muita visibilidade por conta da ocupação das mídias tradicionais, como rádio e TV, e da grande audiência da música *gospel*, incluindo o patrocínio de festivais e megaeventos de rua, além dos projetos de participação na política. A cura, exorcismo e prosperidade tornaram-se marcas de uma nova forma de neopentecostalismo. Apesar de historicamente o termo "evangélico" ser usado para se referir a luteranos e presbiterianos, no Brasil o termo tem sido usado para definir os pentecostais e neopentecostais.

Os cultos nas igrejas evangélicas são realizados por pastores, que normalmente fazem cursos de formação para esse cargo e podem ser casados. A quantidade de fiéis em cada uma delas determina seu tamanho e sofisticação. No geral, em todas as igrejas evangélicas está proibido às mulheres usarem decotes, vestidos, saias ou blusas curtas em geral, roupas colantes, blusas transparentes ou maquiagem exagerada. Elas devem usar, idealmente, vestidos longos, que cubram os joelhos. Aos homens é proibido usar boné, camisa estampada, bermuda *jeans* ou *short* esportivo. Eles devem usar, idealmente, roupa social. A ingestão de bebida alcóolica também é proibida. Pelas escrituras sagradas, os jovens devem viver em estado de pureza, portanto não devem ter relações sexuais fora do casamento.

ISLAMISMO

Islã é uma palavra de origem árabe que significa submissão ou obediência a Alá, o Deus dos muçulmanos (seguidores do Islamismo). Antes de Maomé nascer, a Arábia sofria várias influências externas, tanto do cristianismo de Bizâncio como das ideias religiosas dos judeus, dos assírios e dos persas. Muhammad Bin Abdullah Bin Abdul Mutalib Bin Hachim Bin Abd Manaf Bin Kussay, mais conhecido como Maomé, nasceu na cidade de Meca em 570 d.C., na Arábia Ocidental. Seu pai morreu antes de ele nascer, e sua mãe quando ele tinha 6 anos. Foi criado pelo tio paterno, que era um homem bem-sucedido. Desde pequeno, viajava com ele, em caravanas, pelo Oriente Médio, Síria, Pérsia e Palestina, mantendo contato com os seguidores do judaísmo e do cristianismo e aprendendo sobre essas religiões monoteístas.

Nessas viagens ficou muito conhecido por sua honestidade, pelo que terminou se casando com uma viúva 15 anos mais velha, Kadidja, com quem teve seis filhos, permanecendo casado por 24 anos. Após a morte de sua esposa, Maomé se casou com mais de uma dezena de outras mulheres, em sua maioria viúvas de seus companheiros, de forma a garantir-lhes proteção e estabilidade econômica, uma vez que, pela cultura árabe, uma mulher necessita de um homem, marido ou filho, para mantê-la.

Naquele tempo, Meca era uma cidade-estado situada no deserto que funcionava como importante centro comercial e religioso, visitado por comerciantes e peregrinos, administrada pelos coraixitas (tribo da qual Maomé descendia). Lá havia um santuário, conhecido por Caaba ("Cubo"), que continha uma Pedra Negra (talvez um meteorito). Segundo historiadores, foi o próprio Maomé que a recolocou onde está até hoje. Pela tradição, a Caaba teria sido construída por Abraão, e seu filho Ismael, venerada por várias tribos da península, atraindo judeus, cristãos e todos os árabes, numa peregrinação anual, com várias caravanas, onde se cultuavam mais de 360 deuses (segundo Dilva Frazão, professora e biblioteconomista, em comunicação pessoal).

Num dos retiros habituais realizados por Maomé nas cavernas do monte Hira, ele foi visitado pelo anjo Gabriel (o mesmo anjo que anunciou a vinda de Jesus a Maria), no ano de 610 d.C. Nessa visão, ouviu uma voz que vinha do céu dizendo: "Maomé, tu és o enviado de Deus". A partir desse momento, e por décadas, o Anjo Gabriel recitou seus versos para que Maomé os memorizasse e, por tradição oral, os transmitisse a seus seguidores. Assim, pode-se considerar que no islamismo não haveria um "processo inspirativo com participação humana, como predomina na teologia bíblica cristã, mas sim um processo passivo, a partir do qual Deus revela-se plena e literalmente ao seu profeta por meio do Anjo Gabriel, manifestando no Alcorão sua sabedoria e sua vontade, suprema e indiscutível"[6].

Portanto, Maomé não é considerado um ser divino pelos muçulmanos, mas um ser humano especial, o escolhido, o último e verdadeiro de todos os profetas que existiram. Na prática, a religião que Maomé criava naquele momento era um reflexo do próprio caldo cultural de Meca: tinha um pouco de cristianismo, judaísmo e conceitos árabes. A partir do ano de 613 d.C. ele começou a pregar a um número reduzido de amigos e parentes. Por volta de 615 d.C., ampliou sua peregrinação, divulgando a ideia da existência de um Deus único e todo-poderoso, chamado em árabe de "Alá" (O Adorado).

Enquanto Maomé se manteve em Meca, construiu uma mesquita, hoje chamada de "A Grande Mesquita". Porém, ele acumulou opositores, especialmente entre a rica classe de comerciantes, que viam em seus ensinamentos monoteístas uma ameaça à hegemonia política e econômica e um perigo social. Assim, após sucessivas perseguições realizadas pelos árabes politeístas contra ele, em 622 d.C. Maomé e seus seguidores fugiram para a cidade de Medina. Esta era um oásis, cuja principal atividade econômica era a agricultura. Nela viviam três tribos judaicas e duas tribos árabes pagãs. Os habitantes de Medina esperavam que Maomé os unisse e evitasse incidentes como a guerra civil, ocorrida em 618 d.C., na qual muitas vidas haviam se perdido.

Enquanto Maomé e seus seguidores se mantiveram em Medina, construíram a chamada "Mesquita do Profeta"; posteriormente foi construída a "Mesquita Al-Aqsa" em Jerusalém. Essas duas, junto com a mesquita de Meca, compõem os três lugares mais sagrados do Islã. A fuga para Medina marca o início da sua transformação em líder político e religioso, expandindo a nova fé revelada por toda a Península Arábica, Norte da África, Sul da Europa e centro do Império Bizantino. Após longo período de conflitos com seus inimigos, ele conseguiu unificar as tribos da Península Arábica sob a bandeira da nova religião. Nesses anos de peregrinação, a ideia monoteísta se expandiu por todo o mundo árabe. Em 632 d.C., durante sua última peregrinação a Meca, Maomé adoeceu e morreu. Foi erguido um mausoléu em sua honra, sendo que seus restos mortais se encontram depositados na Cúpula Verde, na Mesquita al-Masjid al-Nabawi, em Medina. Até os dias atuais, todos os seguidores do Islã dizem logo após pronunciar o nome de Maomé: "que a paz esteja com ele."

O livro sagrado dos muçulmanos, conhecido como Alcorão ou O Corão, está redigido em árabe e contém as revelações místicas de Deus, onde está descrita a essência divina, a relação de Deus com os seres humanos e como serão responsabilizados até o dia do Juízo Final. O livro sagrado está dividido em 114 Suratas (capítulos), formando 6.342 versículos. Os capítulos estão dispostos em conformidade com seu tamanho e não pela ordem cronológica da Revelação. Alguns capítulos têm sentenças curtas, cheias de entusiasmo, poéticas e resplandecentes. Eles relatam um Deus misericordioso, denunciam a adoração de ídolos, prometem a recompensa aos justos e advertem os pecadores sobre a punição infernal para aqueles que não cumprirem a lei. Outros capítulos são extensos e abordam aspectos ritualísticos do Islã, o jejum, a peregrinação, e estabelecem leis penais, morais e políticas.

O Corão não foi escrito por Maomé, mas foi fruto dos ensinamentos que recebeu do Anjo Gabriel. Maomé e seus seguidores retinham na memória o que lhes era transmitido, escrevendo quando possível em vários materiais. Após a morte do profeta, o califa Abu Bakr contratou um escriba para compilar os conhecimentos transmitidos por Maomé, tendo sido confirmados por alguns seguidores. O Alcorão somente pode ser recitado na língua árabe, porque leva em conta a musicalidade das rimas do texto original em cada versículo, que trazem um significado a mais, impossível de ser captado numa tradução.

Tradições do islamismo

Sunitas e xiitas

A divisão ocorreu após a morte do Profeta. Uma vez que Maomé não deixou filho homem em idade suficiente para governar, a chefia do Islã passou para Abu-Bakr (o primeiro califa), que teria sido um dos primeiros muçulmanos a permanecer a seu lado. Os sunitas ajudaram a eleger esse primeiro califa, que promoveu a expansão dessa religião para fora da Península Arábica. Os xiitas foram contrários à eleição de Abu Bakr, preferindo que o sucessor fosse Ali Bin-Abu Talib, primo do profeta. Atualmente, os sunitas correspondem a 90% dos muçulmanos e são conhecidos por terem uma interpretação mais flexível do Alcorão e de outros textos sagrados, enquanto os xiitas correspondem a cerca de 10% dos muçulmanos e defendem uma interpretação literal dos textos sagrados e uma aplicação mais rígida da Sharia (Lei Islâmica)[7].

Rituais

Os muçulmanos guardam a sexta-feira, dia em que devem comparecer à mesquita, onde farão a oração obrigatória do meio-dia. Normalmente a mesquita toca uma sirene, anunciando publicamente o horário das orações. Na sala que antecede a sala principal normalmente existe um banheiro para que os devotos deixem seus sapatos e se lavem, como forma simbólica de purificação (ablução). Repete-se a palavra "Bismillah" (em nome de Allah) para iniciar uma concentração espiritual. Em seguida, segue-se uma rotina de purificação, por lavagem de partes do corpo em uma sequência específica. Quando terminada, elevam-se os dedos para o céu, saudando Alá, assim: "Eu apoio o testemunho que não há outro Deus, senão Allah, apenas. Ele é o único, não tem sócios, e eu testemunho que Maomé é seu (escolhido) servo e (verdadeiro) mensageiro".

Terminada a ablução e a oração inicial, entra-se no salão principal da mesquita, sem sapato, para iniciar as orações. O Imã (líder espiritual) lê o Alcorão, em árabe. Todos os fiéis permanecem ajoelhados no chão, reverenciando Allah, voltados para Meca. As mulheres não se misturam com os homens, ficando apartadas para realizar suas orações e reverências. Na impossibilidade de o muçulmano ir a uma mesquita, ele buscará cumprir todo o ritual para poder orar nas cinco vezes ao dia. Portanto, é muito comum ver nos países muçulmanos pessoas caminhando pelas ruas com um tapetinho e uma garrafa de água para ablução, e realizar as reverências a Alá voltados para Meca, não importando onde estiverem. Diferentemente de outras religiões, eles não possuem altares domésticos, e, como é vedada a idolatria de imagens, é proibido expor a figura de Maomé, até mesmo em desenhos.

Uso do véu

O uso do véu é obrigatório para as mulheres a partir da primeira menstruação. Essa obrigação está prevista no Alcorão na 33ª Surata, Al Ahzab, versículo 59: "Dizei a vossas esposas, vossas filhas e as mulheres dos crentes, que quando saírem, que se cubram com suas mantas; isso é mais conveniente, para que se distingam das demais e que não sejam molestadas, sabei que Deus é indulgente e misericordiosíssimo". Existem muitos tipos de véus; alguns cobrem somente a cabeça e outros, como a burca, cobrem o corpo todo, o rosto e até mesmo as mãos, com luvas. Este último tipo é mais comum nos países mais rígidos, como Irã e Arábia Saudita.

No geral, as muçulmanas mais observantes usam roupas largas, sem mostrar os braços nem as pernas. Em países muçulmanos mais flexíveis, as mulheres estão livres para se vestirem como quiserem. Porém, em todos eles, homens e mulheres normalmente não se tocam nem se cumprimentam salvo se forem parentes próximos.

Ramadã

Ele é o nono e mais sagrado mês do calendário islâmico, no qual os muçulmanos devem jejuar do nascer ao pôr do sol, evitando a ingestão de comida e água. Para o seguidor do Islã, o jejum ensina disciplina, sacrifício, atenção plena, reflexão e empatia por aqueles menos afortunados e que não têm o que comer ou beber. Nesse período também está proibido fumar e praticar atividades sexuais. Os muçulmanos seguem o calendário lunar, que é cerca de 10 dias mais curto que o ano solar. Isso significa que o Ramadã pode ocorrer em qualquer estação do ano, sempre 10 dias a menos de um ano para outro. De acordo com a tradição, a revelação do Anjo Gabriel ao Profeta Maomé ocorreu durante o Ramadã.

O jejum, durante o Ramadã, passou a ser um dos cinco pilares do Islã. Todos devem participar, com exceção dos doentes, grávidas, mães amamentando, crianças pequenas e pessoas idosas. Há duas grandes festas (Eid) no calendário islâmico: Eid al-Fitr (celebração do fim do Ramadã) e Eid ul-Adha (festa do grande sacrifício). Nas duas são feitas orações especiais nas mesquitas pelas manhãs. As orações Eid devem ser celebradas em grandes grupos; portanto, nessas ocasiões, as mesquitas de maior tamanho acolhem não só os seus fiéis mas também os das mesquitas menores.

A mesquita

Além de lugares de oração, as mesquitas também são centros de apoio social. Seus pátios são usados para realizar reuniões e bazares com a venda de produtos típicos. Outra função primordial das mesquitas é a de ter instalações educativas, principalmente nos países nos quais não há escolas islâmicas estatais. Então, elas se dedicam também a ensinar a doutrina islâmica, a leitura do Alcorão, o ensino do idioma árabe e outros conhecimentos gerais.

Comida Halal

A comida Halal tem todas as características da comida Kosher, dos judeus. Os animais também devem ser mortos sem sofrimento, sendo retirado completamente o sangue. Um Imã (líder religioso muçulmano) acompanha a morte dos animais, nos frigoríficos. As certificadoras certificam os produtos com o selo Halal. Todas as comidas proibidas, tanto quanto as permitidas, no judaísmo, também são encontradas no islamismo, com exclusão das bebidas alcóolicas, que são permitidas no judaísmo, mas proibidas no islamismo.

TESTEMUNHAS DE JEOVÁ

A religião Testemunhas de Jeová foi fundada nos Estados Unidos no fim do século XIX, sob o comando de Charles Taze Russell, e é sediada em Nova York. Apesar de ser baseada em princípios cristãos, o grupo acredita que as igrejas cristãs tradicionais se afastaram dos ensinamentos bíblicos e não estão em harmonia com Deus, pelo que fazem uma leitura estrita das escrituras. No Salmo 115:16 está escrito: "Quanto aos céus, estes pertencem ao Senhor, mas a terra ele deu aos filhos dos homens". Porém, os seguidores das Testemunhas de Jeová substituem a palavra Senhor por Jeová, demonstrando sua crença de que Jeová é sinônimo de Deus. Este é único, verdadeiro, criador, todo-poderoso, é o Deus de Abraão, Moisés e Jesus (Êxodo 3:6, 32:11; João 20:17).

A Bíblia é a mensagem inspirada de Deus. A crença dos seguidores das Testemunhas de Jeová se baseia nos 66 livros do Velho ao Novo Testamento. Não se consideram fundamentalistas, uma vez que só interpretam a linguagem simbólica da Bíblia. Jesus é visto como Salvador e Filho de Deus, sendo o Reino de Deus um governo "real", que substituirá os governos humanos em breve porque, segundo eles, "estamos vivendo nos últimos dias" (Timóteo 3:1-5; Mateus 24:3-14).

A salvação só pode ser alcançada pelo batismo, seguindo a fé em Jesus, que livrou a humanidade do pecado original e da morte e mudando a forma de viver. Assim se chegará a ser um dos 144 mil escolhidos por Deus, que serão ressuscitados para a vida no céu (Daniel 7:27; II Timóteo 2:12; Apocalipse 5:9-10; 14:1-3), fazendo parte dos "novos céus", que será um governo celestial, e vão governar sobre a "nova terra", formada pelas pessoas que vão viver aqui. Os que vão reinar no céu vão ajudar a tornar a humanidade perfeita, assim como Deus queria desde o início da criação (Isaías 65:17; II Pedro 3:13).

ESPIRITISMO

Hippolyte-Léon Denizard Rivail era um professor cético, autor de livros pedagógicos na França do século XIX, até ver mesas girarem no ar e ditarem mensagens atribuídas ao além, através de pancadas sucessivas que formavam frases. Nessa mesma época ele soube da existência de duas irmãs, chamadas Baudin, conhecidas como as "sonâmbulas", porque entravam num certo estado de transe e impressionavam as pessoas com a capacidade de colocar no papel mensagens atribuídas a "inteligências estranhas". A partir de então, ele passou a frequentar essas reuniões e a fazer várias perguntas para os "espíritos" (termo com que eles mesmos se apresentavam). Rivail, que já havia lançado mais de 20 livros acadêmicos, começou a burilar as respostas que recebia dos seus contatos espirituais.

Em 1857, Rivail mudou seu nome para Allan Kardec, porque o espírito de Zéfiro lhe contou que eles foram amigos numa vida anterior, e que esse era o seu nome. Com esse novo pseudônimo, ele lançou o primeiro livro: *O Livro dos Espíritos*, contendo 1.018 perguntas e respostas sobre a vida no mundo espiritual, inaugurando assim o espiritismo. E seguiu publicando outros livros: *O Livro dos Médiuns* (1859), *O Evangelho Segundo o Espiritismo* (1863), *O Céu e o Inferno* (1865) e a *Gênese* (1868), todos traduzidos para o português em 1875. O conjunto dessas cinco obras é conhecido como a "Codificação Espírita". O espiritismo é considerado uma doutrina que faz uma síntese de razão, fé, ciência e filosofia[8], e tem como base os princípios da caridade e da reencarnação. Um dos principais nomes do espiritismo no Brasil foi Chico Xavier (1910-2002), que psicografou mais de 450 livros.

A maior diferença entre essa doutrina e todas as outras religiões é a possibilidade de comunicação com os espíritos dos falecidos, geralmente realizada com a intermediação de pessoas chamadas médiuns, que possuem capacidades especiais. Como descreve Allan Kardec em *O Livro dos Médiuns*, há vários tipos de médiuns, por exemplo:

- De efeitos físicos (movimentam ou levitam objetos, fazem objetos aparecerem).
- Sensitivos (têm sensibilidade para sentir espíritos próximos).
- Audientes (ouvem a voz dos espíritos).
- Falantes (o médium se exprime verbalmente sem a consciência do que diz, por intermédio do espírito que usa seu aparelho fonador para se comunicar).
- Videntes (veem espíritos).
- Sonâmbulos (os espíritos tomam conta do médium, que age e fala por eles).
- Curadores (têm a capacidade de curar pelo toque ou pelo olhar).
- Escreventes ou psicógrafos (escrevem o que os espíritos lhes ditam ou intuem).

UMBANDA

A palavra "umbanda" pertence ao vocabulário quimbundo de Angola e significa "a arte de curar". O dia 16 de novembro de 1908 é considerado a data de fundação oficial da umbanda no Brasil. O espírito do Caboclo Sete Encruzilhadas incorporou no jovem Zélio Fernandino Moraes com as palavras: "Com os espíritos mais evoluídos aprenderemos. Aos mais atrasados ensinaremos. E a nenhum renegaremos... me chamo Caboclo Sete Encruzilhadas, porque, para mim todos os caminhos (que levam a Deus) estão abertos"[9].

A umbanda surgiu no Brasil com os espíritos e os médiuns insatisfeitos com os cultos afros de então e com o elitismo do espiritismo kardecista, que não aceitava a manifestação de espíritos de índios, escravos e mestiços. Durante o período escravagista, quando os negros eram obrigados a cultuar suas divindades africanas sincretizando-as com os santos católicos, seria muito mais fácil acolher médiuns com formação religiosa cristã se, ao entrar nos centros de umbanda, eles vissem em seus altares os mesmos santos católicos que viam em sua antiga religião[9]. Assim, para entendermos esse sincretismo entre a Igreja Católica e a Umbanda, encontramos as seguintes correspondências[9]:

- Linha de Jesus correspondente a Oxalá.
- Linha de São Jorge correspondente a Ogum.
- Linha de São Sebastião correspondente a Oxóssi.
- Linha de São Cipriano correspondente a Omolu.
- Linha de Cosme e Damião correspondente a Crianças.
- Linha de São Benedito correspondente a Pretos-Velhos.
- Linha de Nossa Senhora da Conceição correspondente a Oxum.
- Linha de Santa Bárbara correspondente a Iansã.
- Linha de Santa Ana correspondente a Nanã.
- Linha de Nossa Senhora dos Navegantes correspondente a Iemanjá.
- Linha de São Jerônimo correspondente a Xangô.

AGRADECIMENTOS

- Dr. Antonio Cesar Ribeiro Devesa Silva, pela revisão na parte do hinduísmo.
- Monja Miau You, pelas contribuições para a parte do budismo.
- Dina Schildkraut Gourare, pela revisão na parte do judaísmo.

REFERÊNCIAS BIBLIOGRÁFICAS

1. Hsing Yun, Venerável Mestre (1997). Budismo, medicina e saúde: budismo passo a passo. Magalhães J (trad.). Buddha's Light Publishing (USA); 1997. Disponível em: https://www.joaomagalhaes.com/o-tao-do-reiki/wp-content/uploads/2020/03/bies-24-Medicina-e-Sau%CC%81de.pdf. Acesso em: 23 fev. 2024.
2. Vários autores. O livro das religiões. Editora Globo; 2014.
3. Di Bernardi R. Dos faraós à física quântica. 5.ed. Editora Intelítera; 2012.
4. Alvarez R. Jesus: o homem mais amado da história. Leya; 2018.
5. Almeida Jr, J. Um panorama do fenômeno religioso brasileiro: neopentecostalíssimo ou pentecomessianismo (capítulo 6). Ciências da Religião: História e Sociedade. 2008;6(2):146-77. Disponível em: https://www.mackenzie.br/fileadmin/OLD/47/Editora/Ciencias_Religiao/artigo6-6.2.pdf. Acesso em: 23 fev. 2024.
6. Pereira FMT, Al Husin A. Islamismo In: Pereira FMT, Braghetta CC, Andrade PAS, Branco TP (eds.). Tratado de espiritualidade e saúde: teoria e prática do cuidado em espiritualidade na área da saúde. Rio de Janeiro: Atheneu; 2021. p.129-34.
7. Jomier J. Islamismo: história e doutrina. 3.ed. Petrópolis: Vozes; 2002.
8. Vera AVD, Saad M, de Medeiros R. Espiritismo. In: Pereira FMT, Braghetta CC, Andrade PAS, Branco TP (eds.). Tratado de espiritualidade e saúde: teoria e prática do cuidado em espiritualidade na área da saúde. Rio de Janeiro: Atheneu; 2021. p.153-8.
9. Saraceni R. Fundamentos doutrinários da umbanda. Madras; 2012.

APÊNDICE B

Troca de experiências com especialistas

Vários colaboradores

Esta seção é uma transcrição das apresentações feitas durante o evento "**Capelania Hospitalar no Modelo Inter-Fé – Experiências e Propostas**" – VI Seminário da Coalizão Inter-Fé em Saúde e Espiritualidade. O evento foi realizado em 20 de outubro de 2019 no auditório do Hospital Santa Catarina, em São Paulo. Os oradores foram os seguintes (as titulações correspondem a seus papéis na época do evento):

- **Alexandre Massariol** – Presbítero católico da Diocese de Blumenau (SC). Graduado em Direito, Filosofia e Teologia. Mestrando em Biodireito pela Universidade de São Paulo. Capelão do Hospital Santa Catarina (São Paulo – SP).
- **João Inácio Mildner** – Padre da Igreja Católica. Graduado em Filosofia e Teologia, Pós-graduado em Ética Teológica, especialização em Capelania Hospitalar. Capelão do Instituto de Infectologia Emílio Ribas (São Paulo – SP).
- **José Bizon** – Cônego Católico. Mestre em Teologia. Professor Titular da Faculdade de Teologia da Pontifícia Universidade Católica de São Paulo. Assessor para o Diálogo Ecumênico e Inter-religioso na Arquidiocese de São Paulo (SP).
- **Joice Aline Klein** – Ministra Religiosa na Igreja Evangélica de Confissão Luterana no Brasil. Graduada em Teologia. Capelã do Hospital Alemão Oswaldo Cruz (São Paulo – SP). Membro do Comitê de Bioética e do Time de Cuidados Paliativos.

- **Robson Mendes Pedroso** – Psicanalista clínico. Graduado em Teologia. Pós-graduado em Filosofia da Religião. Coordenador da Capelania Ecumênica. Membro da Comissão de Cuidados Paliativos da Santa Casa de Santos (SP).
- **Ryozan Sensei** – Monge Zen-Budista da tradição Soto Shu, graduado Sensei. Membro fundador da Comunidade Zen-Budista. Membro gestor do Fórum Estadual pela Liberdade de Crença. Mentor espiritual do Hospital Premier (São Paulo – SP).

O debate consistiu em questões lançadas pelo moderador, para as quais cada orador teceu seus comentários O moderador foi Marcelo Saad, e **o tom coloquial de cada fala foi mantido neste texto**. A gravação completa do debate está disponível em vídeo na internet, no endereço https://www.youtube.com/watch?v=TeQvVMEd0g4.

Moderador – *Vamos falar sobre os obstáculos em capelania interfé: como ter uma apreciação profunda das crenças e valores do assistido se as religiões são muitas, cada uma com diversas correntes, ainda tem fronteiras pouco claras entre elas, não são comparáveis ou intercambiáveis, e têm denominadores comuns pouco nítidos? Como é que nós podemos superar esse obstáculo para fazer a capelania interfé?*

Alexandre Massariol – *Sou o capelão do Hospital Santa Catarina, e nessa condição eu me sinto privilegiado. Nossa instituição já nasceu já com essa vocação da espiritualidade. Há mais de 100 anos, uma irmã, um monge e um médico, iluminados pelo evangelho, de maneira particular no que Jesus dizia em Mateus capítulo 25, "todas as vezes que vocês forem visitar alguém que esteja doente é a mim que você está visitando". E eles, se deparando com este apelo do Evangelho, se deparando com as necessidades da cidade de São Paulo, começaram esse trabalho. Desde o seu nascedouro, nós temos o privilégio de a espiritualidade estar presente no hospital. E desde lá, as irmãs da congregação Santa Catarina têm assumido com muito ardor, com muito dinamismo e com muita competência este trabalho na Instituição. Então, nós podemos dizer que aqui é um hospital em que se respira a espiritualidade católica, iluminados por Santa Catarina, por Madre Regina. Mas, não obstante esse veio católico, nós temos uma preocupação também em trabalhar, em transmitir essa espiritualidade aos colaboradores que não são católicos apenas, são de todos os ritos. Então, a nossa preocupação,* *mais do que olhar a religião, é focar a espiritualidade, que o católico, o budista, o ateu, todos nós temos. E eu dizia que somos privilegiados porque aqueles que vêm aqui se internar, logo no início, são perguntados qual a sua religião. A grande maioria diz a sua religião; outros, talvez pelo estágio em que se encontrem ou pela família, acabam não dizendo. E isso é muito bom para nós, que fazemos parte da equipe da pastoral da saúde no Hospital Santa Catarina. Todos os dias pela manhã, nós tiramos uma folha com o nome de todos aqueles que aqui estão internados. E nesta folha nós temos a religião à qual pertence a pessoa que aqui se interna. Em posse desse dado, eu já vou sabendo quando visitar, qual tipo de abordagem eu devo fazer. Mesmo como padre, a minha preocupação é, claro, teológica, mas acima de tudo antropológica. É dizer: "eu como padre ou membros da pastoral estamos aqui para ficar ao seu lado nesse momento de enfermidade, de dor, de sofrimento". E nós, com o passar do tempo, vamos criando olhos clínicos para perceber a necessidade, e cada um tem a sua específica. A minha colega Rosângela, que trabalha comigo [desde] quando eu cheguei, há 10 anos, dizia que cada quarto, cada leito, é um universo, e a partir desse universo nós devemos ter sensibilidade para responder a necessidade, o desafio daquilo que a pessoa está precisando. Então, o grande desafio não é levar uma receita pronta; se eu estou vendo aqui alguém que é isso, é que eu vou fazer isso. Vamos fazer a experiência de caminhada. Às vezes, aquilo que eu acredito que ela talvez esteja precisando não seja assim. Um exemplo: uma senhora se internou aqui conosco, e cheguei para visitá-la. E ela me disse "Padre, eu estou com uma vontade de comer chocolate; mas o médico deixou eu comer o chocolate preto de leite, e eu queria comer chocolate branco; será que o senhor não daria um jeito?". E por acaso me deparei com o doutor, expliquei que tem essa situação, e ele respondeu: "é, pastor, sabe que não pode né?". E eu: "sei, por isso que eu estou perguntando para o senhor". Aí ele falou: "se o senhor comprar dessa marca aí, dessa forma, pode". Fui correndo e comprei, levei um chocolate, que eu acredito que foi a melhor experiência de espiritualidade que essa pessoa teve na vida. Então, diante desses desafios, eu acredito que a terminologia é compaixão: "com pathos" é sofrer com, colocar-se ao lado de, ter sensibilidade para perceber a necessidade do outro.*

Robson Mendes Pedroso – *Eu tenho um olhar multidisciplinar. Eu faço parte de uma equipe multidisciplinar de cuidados paliativos. Eu implantei o serviço de capelania ecumênica na rede Amil Saúde, e uma das exigências é que não houvesse uma religião específica à frente do trabalho, para que pudéssemos aplicar escala de espiritualidade e publicar o conteúdo, para que fosse algo que realmente* *pudesse abranger todas as religiões. É um desafio realmente difícil. Quando nós fizemos esse teste (foi um teste minha contratação para eu fazer esse desafio, um profissional da saúde atender tantas religiões diferentes). E, para surpresa nossa, nós tivermos 1.126 pacientes avaliados que a capelania visitou com essa abordagem e houve apenas seis recusas do atendimento, houve 99% de aceitação dessa abordagem. É lógico, essa capelania não faz atendimento sozinho. Nós contamos com os padres, pastores, com os monges budistas, com todas as representantes, da messiânica, de todas as religiões. Mas nós fazemos o primeiro atendimento e encontramos essa questão de avaliar qual é a religião do paciente. Como avaliar profundamente, como ser um conhecedor de todas as religiões com tanta diversidade que existe? Eu acho impossível. Você pode estudar e tem cursos ótimos, a filosofia da religião, por exemplo, você pode estudar especificamente cada uma das regiões. Você vai ter um conhecimento muito bom sobre elas. Só que você vai perceber, às vezes, visitando os pacientes, que não era tão necessário aquilo. Como o padre disse, quando você entra no quarto do paciente, está escrito lá católico, às vezes você vai com a expectativa de um católico praticante, do católico para quem o catolicismo faz sentido, e que as estratégias de enfrentamento que existem nessa religião vão servir para ele. Mas às vezes o paciente é o católico mais "sem-vergonha" que você já ouviu falar. Ele disse que é católico porque a mãe é católica, ele vai na igreja no casamento de alguém e, de vez em quando, no batismo. Então, o sofrimento que envolve o contexto cristão ali, e também as estratégias de enfrentamento positivas, não se enquadram muito. Então você vai estudar muito tempo sobre aquela religião e, quando você vai se deparar com aquele paciente, você sabe muito, mas a religião faz muito mais sentido para você do que para ele. E o que fazer então? Oferecer uma escuta empática ativa, e aí você vai identificar qual é a demanda realmente daquele paciente, o que ele sabe daquela religião e o quanto aquela religião está ajudando ou atrapalhando, segundo a sua interpretação. Então, para lidar com pacientes de diversas religiões, você entra no quarto e você escuta mais o que fala. Você escuta mais um pouco, interpreta a fala daquele paciente, e aí você vai identificar. Às vezes você entra no quadro do paciente que se diz católico, e o sofrimento ou as estratégias de enfrentamento que ele está usando têm muito mais a ver com o kardecismo, com o espiritismo, mas ele se diz católico. Às vezes ele se diz kardecista espírita, e as questões que envolvem a sua fala têm muito mais a ver com o catolicismo ou de uma forma protestante. Porque às vezes a família é, e ele acabou absorvendo aquilo. Então a minha recomendação, isso que é o que nós fazemos com essa capelania ecumênica, entrar no quatro de paciente independente do que está escrito na ficha, de qual é o nome da sua religião, escutar ativamente de forma empática, se interessando verdadeiramente pela sua fala. E aí você vai conseguir, junto com esse paciente, elaborar estratégias para ajudá-lo nas questões espirituais também.*

João I. Mindler – *Eu acho que já começa, para falar em termos de capelania, o nosso linguajar é muito pobre. O termo capelania, capelão, vem de capela, a instituição que tem uma capela, que tem um ministro religioso, padre. E depois, com a reforma protestante, um pastor responsável pela capela. Seríamos diplomáticos com essa linguagem, sendo que os budistas não têm capela, têm templo; os judeus têm uma sinagoga, não é capela; e assim podemos continuar. A minha experiência, são quase 33 anos de capelania hospitalar no Sul do Brasil e quase 28 no Emílio Ribas. Eu acho que tudo se torna bonito, fácil, fecundo na assistência quando você vai no teu trabalho visitar uma pessoa humana. Quando no meu trabalho no Emílio Ribas eu visito a pessoa eu a apoio como ela é, e, uma vez que ela se sente acolhida, também ela acolhe quem a visita. No momento que eu recebo no hospital, todo dia, o censo diário, todas as fichas relacionam também qual a religião dele, quem é ele. Nossa clientela é de anos, pessoas que se tratam lá no hospital, então ele já sabe quem é o padre João. Mas eu acho assim: a primeira função nossa na assistência espiritual é justamente acolher o ser humano que precisa do nosso carinho, do nosso apoio, da nossa solidariedade. E muitas vezes um ombro amigo para chorar. Se nesta visita amiga, humana, fraterna, ele manifestar o desejo da assistência religiosa, aí muda o caráter da visita. "Padre, eu gostaria de ir à missa". Ótimo. "Padre, gostaria de receber a comunhão". Ótimo. "Padre, eu quero uma bênção". Ótimo. "Padre, eu sou evangélico, e eu gostaria que o pastor me visitasse". Pois não, a denominação da igreja batista que atua aqui na Emílio Ribas vai acionar o pastor para sua assistência. Eu acho que muda de figura. Claro que as crenças e valores são diferentes, cada dominação, cada religião tem seus princípios. Mas eu acredito muito num princípio de Santo Agostinho, para nós, católicos, o filósofo Agostinho, ele te faz superar qualquer dificuldade de relacionamento nesta vida. Agostinho nos diz: "nas coisas necessárias precisamos unidade; nas coisas duvidosas, liberdade; mas acima de tudo a caridade". Se nós levarmos esse princípio para nossa atividade pastoral assistencial, eu acredito que muitas dificuldades serão vencidas. Mesmo porque os hospitais fazem questão da presença espiritual ou religiosa dentro das instituições, quer porque acham importante para o doente, ou às vezes acham importante por acreditações internacionais, para poder cobrar mais. Mas hoje a gente vê que é um espaço muito grande. Então, eu não vejo uma grande dificul-*

dade. Pelo contrário, eu cheguei em 1992 a São Paulo, no clima muito conflitivo de capelania no Hospital das Clínicas, mas hoje, em termos de Emílio Ribas, eu posso dizer a todos, nós caminhamos juntos, o Marcelo, da capelania espírita, como a equipe da Dona Neide, que é da capelania evangélica, e nós católicos. Nós damos as mãos porque temos como interesse o bem do paciente, o nosso objetivo é o paciente. Não é o rótulo no religioso, não é arrebanhar gente para igreja evangélica ou para outra denominação. Nós queremos o bem da pessoa humana, mesmo que isso nos custe, até... Eu já tive um caso que eu quase recebo uma bofetada de uma auxiliar de enfermagem, que era carismática fanática, que me viu conversando com paciente espírita em fase terminal, que precisava de um consolo para fazer a passagem, segundo ele. E eu consenti, tive que conversar dentro da doutrina da reencarnação para confortar ele. Mas eu acredito que, quando existe a caridade, tudo se supera.

José Bizon – *Eu não tenho experiência hospitalar como as pessoas que trabalham com internos, ou em alguma casa de repouso, ou em uma penitenciária. A minha experiência é o diálogo inter-religioso. E a gente parte do princípio daquela palavra de Jesus: amai-vos uns aos outros. E, quando nós pensamos amar uns aos outros ou umas às outras, nós tiramos o rótulo. Nós não olhamos raça, cor, etnia, religião. Mas partimos do princípio de que a outra pessoa é humana tanto quanto você, tem os mesmos sentimentos, as mesmas esperanças, as mesmas alegrias. Então, somos pessoas que agem e reagem de acordo com a situação, como elas se encontram. Então diria que nós somos diferentes sim, mas temos irmãos e irmãs na mesma família, somos filhos do mesmo pai e da mesma mãe. Nós totalmente diferentes, gostos diferentes, modos de vestir diferentes. Até os nossos amigos são diferentes. E somos de religiões diferentes, mas não podemos deixar que a diferença religiosa, da teologia e da prática religiosa, nos coloque em discussão, em confronto, em desrespeito um para com o outro. Não é porque eu pertenço a essa religião que eu tenho direito ou obrigação de desrespeitar a pessoa que está do meu lado que não é da mesma fé que eu tenho. Então, somos sim humanos, mas somos diferentes, temos regiões diferentes. Portanto são irmãos e irmãs. Somos filhos, todos nós acreditamos num superior: Deus, cada um tem um nome, cada um chama Deus de nome, uma energia, e assim vai. Então, não é pelo fato do meu irmão da minha irmã invocar aquele que ele conhece como Deus ou não que me dá o direito de eu desprezá-lo. Portanto, eu creio que nós somos sim – talvez eu vá dizer uma heresia aqui –, eu creio num só e único Deus, e esse Deus nós colocamos nomes diferentes nele. Alá, Yavé, Senhor, Adonai, Oxum. Cada um dá* *o nome. Mas será que nós temos tantos deuses assim, ou é um só e único Deus que é amor, e nós, para nos unirmos a ele, nós damos nomes diferentes a ele? Portanto eu creio que nós somos irmãos e irmãs. Temos diferenças? Sim! Mas as diferenças não podem dividir mais do que o sistema econômico político está nos dividindo. Então, uma religião que se diz religião não pode dividir ninguém. Portanto, precisamos sentar-nos juntos, nos respeitar, nos amar como somos, não como eu gostaria que a pessoa que está à minha frente, ao meu lado, fosse igual a mim. Existem diferenças sim, mas existem muitas diferenças que querem sentar-se juntas e juntos, conversarmos e conhecermos um ao outro. E não para converter o outro, não para que eu seja convertido pelo outro, mas que nós juntos, na nossa diferença, saibamos colocar a nossa fé e a nossa energia a serviço da humanidade. Que é o diálogo inter-religioso, que é o diálogo interfé. É nós juntos, a partir da diferença, voltarmos nosso olhar para a humanidade, para o bem comum, a causa comum à saúde, à vida, dignidade, assim por diante. Portanto, sentar-se juntos, temos pontos comuns sim, muitas compreensões diferentes, muitos modos de orar, de rezar, é diferente o modo de celebrar. Mas, se nós reverenciamos a um Deus e esse Deus é amor, ele não permite que a minha religião, a minha fé, me dê o direito de eu jogar uma pedra em uma pessoa porque ela é negra, ou porque ela está vestida diferente, está com hábito diferente. Mas me dá o respeito de nosso caminhar juntos, na nossa diferença. Então, importante trabalhar juntos, diante de tantas dificuldades que nós encontramos, nós devemos criar pontes, criar laços. E perceber hoje, diante de uma sociedade doente, diante de uma sociedade que sofre injustiça, desemprego, violência, drogas. Agora há pouco eu conversava com meu irmão monge, ele esteve lá na paróquia trabalhando, ele foi lá falar sobre depressão e suicídio. E uma pessoa fala assim: "nossa, padre, ele não é da nossa religião e fala tão bem, né?". Diante de uma realidade que está matando nossos jovens, a droga, violência, suicídio, será que minha religião permite que eu mate mais um que está do meu lado porque ela não reza como eu?*

Joice Aline Klein – *Depois da pergunta, eu estava digerindo, estava pensando: qual é a resposta para essa pergunta? Eu acho que a gente pode caminhar levando em consideração que o que é importante, o que é válido, é o sagrado do outro. É difícil quando a gente entra em contato com alguém, com uma pessoa que pensa muito diferente de nós, que coloca questões e que entende a doença e enfermidade, o luto e a morte de uma maneira com outros olhos. Com olhos que eu não vejo, com percepções diferentes, com interpretações diferentes. Mas o que é válido é a possibilidade de entender tudo isso, é quando digo que o sagrado é seu. Eu* *tenho meu lugar. De fato, sou pastora, mas dentro do hospital, quando eu entrei, a primeira coisa que foi o grande debate era como eu seria identificada. E a conversa lá partiu do ponto de vista onde queremos, um programa de assistência espiritual que não venha de uma tradição religiosa para cuidar dos pacientes, mas um serviço de capelania que presta assistência espiritual. De fato, eu venho de um lugar, mas esse é só o meu lugar. Quando a gente olha para outra pessoa, a gente diz que o lugar dela naquele momento é o primeiro lugar, e ele que precisa ser valorizado em número, gênero e grau, de todos os lados e amplamente defendido. E aí vem uma coisa que é importante: como a gente faz esses diálogos? Há muito tempo, muitas pesquisas vêm sendo feitas e talvez existam escalas e maneiras com que a gente pode ir se aproximando do outro. A gente fala do Fica, fala do Hope, fala do Spirit, caminhos que a gente tem para conseguir entrar em contato com a história espiritual, com a história religiosa daquele paciente ou daquela família, quando às vezes o paciente não tem mais condições de comunicar. Então, a família é o interlocutor. Ela é que vai dizer qual o lugar, e qual foi a relação que esse paciente ou que aquele núcleo familiar – que está tendo em relação ao seu sagrado com aquele momento, que vivem no hospital enfermidade grave de um processo de proximidade de morte, ou de um longo período de tratamento, como que a gente conhece muito câncer e outras doenças que exigem longos períodos de tratamento. O obstáculo é sempre despir-se daquilo que a gente diz que o "meu" é verdade. O "meu" não é mais a verdade, a verdade é aquilo que você me traz. E como que a gente vai conversar com aquilo que é importante para você. Então, de maneira muito sucinta, é isso.*

Ryozan Sensei – *Acho que já está dando para notar o quanto tem de comum dentro da diversidade, não é? Um trata com compaixão, outro como empatia, outros em um rótulo. Eu quero um minuto de meditação de vocês. Eu não vou explicar nada, eu só vou pedir uma coisa: que, nesse um minuto, vocês sejam a testemunha de todos os processos mentais que estão acontecendo em vocês, e de todas as sensações – o ruído do ar-condicionado, as sensações térmicas, como que você está tocando o seu pé no chão. Então, você vai ser uma testemunha de tudo que está acontecendo internamente, também sem julgar, sem condenar nem elogiar, apenas observe sem julgamentos. Um minuto, por favor. [...] Obrigado. Eu deixei um pouquinho mais de um minuto porque quem não está acostumado sofre demais. A gente põe a culpa nos outros, e, quando a gente quer ficar bem, parece que lá dentro tem uma confusão danada. Não dá para culpar ninguém, então é chato. Mas a meditação é algo chato? Até que não! Ou num determinado* *ponto deixa de ser. Alguns, a gente tem que brigar para sair da meditação depois, de tão bom que é. Algumas perguntinhas: alguém aqui pensou se o seu nome termina em "o" ou em "a"? O seu gênero, alguém pensou na sua conta bancária, no seu título de doutorado, no seu rótulo, na sua idade, no nome do seu Deus? Incrível isso, né? Esse é o ser humano a que o mestre se referia quando é isso que é o que deve ser acessado, porque quando vocês estão nesse estado, e você encontra o seu eu verdadeiro, você está nesse estado. Eu também estou nesse estado, nós somos um. Quando a gente medita, a gente tem a nossa roupa, nossa cor, nossa idade, a nossa diversidade, a nossa individualidade dentro dessa diversidade. Mas esse eu verdadeiro, esse âmago interior, é idêntico em todos nós. E nisso também, em tudo, nessa onipresença de tudo, sem nome ou com o nome, não importa. É a verdade que está manifesta diante de cada um de nós. Se a verdade ainda não estivesse aqui e agora, ninguém poderia acessá-la. Quem lida com paciente terminal sabe tão bem disso. Porque, no minuto final de vida, ele resgata a vida toda, ele ressignifica toda a sua vida, ele tem condições de morrer em paz. Essa paz está acessível aqui agora a qualquer um de nós, antes de qualquer curso de pós-graduação. Ela está em nós. O curso de pós-graduação permite que nós possamos ter um caminho para poder acessar e constatar isso que está lá. Então é um caminho do "venha e veja". Esse é o caminho em que você abre o quarto como um bambu que não está rígido. Ele tem alguma flexibilidade. Então, vem a ventania, tempestade, e ele se adéqua. É lógico que a compaixão é importante, é empatia é importante. Mas, se eu entro num quarto e eu digo eu estou sendo compassivo para essa pessoa, está tudo perdido. Não tem alguém que está no patamar. É de âmago para âmago, é de sem rótulo para uma pessoa sem rótulo. E aí os dois aprendem, os dois se enriquecem, e se há obstáculo, a gente também é flexível para o obstáculo. Se aquele monge budista não está atendendo aquela pessoa, então vem um outro monge budista. É como matemática, a gente não pode deixar de gostar de matemática por causa do professor. E assim é a espiritualidade. Então, se há provas acadêmicas, é por isso que nós estamos aqui? As provas acadêmicas científicas de que a espiritualidade é, de fato, efetiva na prevenção da doença, no cuidado da saúde, da manutenção da saúde; se diminui o tempo de doença na internação, se diminui a taxa de recidiva daquela doença, se aumenta o tempo de vida, se dá bem-estar e qualidade de vida para aquela pessoa, não é estudo acadêmico. Eu vejo isso em cada quarto que eu entro, eu vejo, no dia a dia do hospital, o quanto que isso é rico. Eu volto a dizer principalmente com o paciente terminal ou em cuidado paliativo, que não tem mais esperança, porque eles nos ouvem de uma maneira muito significativa, porque ele precisa da palavra, de uma constatação própria, como o ar que ele respira. Então, ele deixa de lado esses rótulos muito rapidamente. E você dá aquele caminho, para que aquela pessoa possa constatar. Não que você disse para ele o que é. Por exemplo, o que é isso [aponta para uma garrafa de água]? Se a gente perguntar para o auditório, cada um vai dar uma resposta. É um plástico, na visão de um engenheiro. Outro, que está com sede, não vê nem a garrafa, só vê a água. Cada um vai descrever da sua maneira, mas a maneira de descrever o conceito que cada um tem da garrafa de água não muda o fato. Isso, assim como é, as coisas são como são. E a verdade é algo que independe dos nossos conceitos. Um mestre do zen diz assim: "se você percebe, as coisas são como são; se você não percebe, as coisas também são". Independente do conceito de cada um. É isso que a gente precisa acessar. O senhor está com sede? Eu não posso beber água, mas posso molhar o lábio. Ah, o paciente não conversa, ele não tem mais percepção? Vamos fazer prece. O paciente não conversa, mas os familiares podem estar precisando de ajuda. Quem cuida, o enfermeiro, o médico, quem cuida precisa de cuidado também. Tudo isso é espiritualidade. Sabedoria-compaixão. A morte tem um momento, a vida, o nascimento tem um momento, mas o nascimento-morte é um contínuo. Nós estamos nascendo e morrendo constantemente. As nossas ideias, as crenças, mudam o tempo todo. E, se nós nos damos o direito de mudar, quanto mais aos outros. Nós, que já erramos tanto, que direito nós temos de exigir a perfeição dos outros, nós que somos tão imperfeitos?*

Moderador – *Agora vamos falar sobre estratégias de como objetivamente a gente pode acessar a espiritualidade das pessoas. Se eu tenho a minha própria religiosidade, como é que eu vou agir? Uma estratégia poderia ser neutralidade, então eu vou me neutralizar e usar uma linguagem ampla, que enfatize as semelhanças entre as religiões em vez das diferenças. Vamos encontrar o campo comum. Uma outra estratégia seria mudar o interruptor, eu vou falar na linguagem que essa pessoa entende, eu vou usar os idiomas, os rituais, as práticas daquela denominação do assistido. Isso demanda eu conhecer todas essas coisas. Versus uma outra estratégia que é o humanismo, uma via secular para as questões existenciais, também de ateus, agnósticos e afins, poderia ser uma outra estratégia. Ou seja, trabalhar a espiritualidade mesmo para quem não tem uma religião. Então eu gostaria que vocês falassem como é que vocês usam essas estratégias, se vocês têm uma específica, se vocês alternam entre estas, como é que vocês agem na prática.*

Alexandre Massariol – *Eu estou lendo este livro e recomendo, A morte é um dia que vale a pena viver, da doutora Ana Cláudia Quintana Arantes. Quem tiver oportunidade, vale a pena. E por que é que eu trouxe este livro? Ele me fez recordar o ano de 2002, quando eu fui chamado para trabalhar na diocese de Blumenau, saindo do estado de Minas Gerais – é um dos melhores estados do país. Mas, quando eu cheguei na diocese de Blumenau, eu fui para uma cidade chamada Piçarras, que fica perto de Navegantes, onde fica o parque Beto Carrero. E qual foi a primeira coisa que eu fui olhar? O mar. E, como bom mineiro, eu fui beber água do mar, para saber se de fato era salgada. E por que é que eu estou dizendo isso? Porque a doutora Ana Claudia diz o seguinte: "se você for em qualquer lugar do mundo, água do mar vai ser salgada". Então, em termos de estratégia, ao meu modo de ver, a estratégia utilizada é: ao tocar uma alma humana seja outra alma humana. Eu acredito que essa é a estratégia que tem me ajudado nesses 10 anos que eu trabalho aqui no hospital. O ser humano, embora com as suas diversidades, é ser humano. E, ao refletir sobre essa questão, me veio à mente o primeiro livro da sagrada escritura, o livro do Gênesis. Devemos ter em mente que a sagrada escritura não é um livro jornalístico, não é um livro histórico, mas é um livro teológico, que nos revela a experiência que o povo fez e continua fazendo de Deus. No livro do Gênesis, numa das citações, o autor sagrado diz que "Deus pegou um pouquinho de terra e misturou com água, e formou o barro". E do barro ele fez o ser humano. Aqui, eu não entrar em questões científicas acerca da criação, mas eu quero entrar em questões hermenêuticas, teológicas, exegéticas. O que o hagiógrafo autor sagrado quis dizer com isso? Que todos nós somos de barro, que todos nós somos efêmeros, que todos nós somos passageiros. Todos temos data de validade, independentemente dos rótulos, da ideologia, da religião, e assim por diante. Então, aqui já nos igualamos: todos nós, um dia, iremos passar por essa situação limite que chamamos de morte. Só que Deus não nos criou, homens e mulheres, apenas para morte. Mas Deus também nos criou para que nós tivéssemos algo a mais. E aí, o autor sagrado continua: "daquele barro, Deus insuflou nas narinas o seu ar, o seu espírito, o seu ruá, o seu pneuma". E daí a palavra espiritualidade, independentemente de religiosidade. Embora a palavra religião venha do latim "religare", ao invés de nos separar, de colocar muros como vem insistindo o Papa Francisco conosco, deveria ser ponte. Mas Deus nos dá o seu espírito, a sua vida, o seu hálito. Aqui também todos nós somos iguais. Dentro de nós, independentemente de questões epistemológicas, de nomes conceituais, somos seres para as alturas. Isso é espiritualidade, e é interessante que, quando falta espiritualidade, falta vida. Porque foi a partir do sopro de Deus nas nari-*

nas daquele barro que o barro se tornou vivente. Portanto, a grande estratégia é resgatar este ruá, esta espiritualidade, este sopro, este ar. Eu já tive oportunidade de acompanhar pessoas, e aqui faço questão de dizer pessoa porque as questões conceituais traduzem a nossa forma de pensar. Talvez na medicina seja muito comum, mas eu não gosto de utilizar a palavra paciente. Paciente é sentido de passivo, apenas recebe. E, para que você possa ajudar o outro a restituir a saúde, você precisa da pessoa. Você precisa que ela queira, você precisa fazer com que ela descubra, dentro dela mesma, um sentido. Então, quando eu vou tocar uma alma humana, eu peço a Deus que eu seja apenas outra alma humana. E aqui nós podemos usar de todas aquelas terminologias que já foram ditas. Simpatia, gosto muito dessa palavra, do grego simpatos: "sim" significa aquilo que junta, é como símbolo, símbolo é o que nos une e o que nos harmoniza. Que é antagônico de diabolos, diabo – não é aquele ser de chifrinho, mas diabolos é tudo o que perpassa dividindo. Símbolo é aquilo que nos une. Então, quando nós entramos para visitar alguém, se nós temos simpatia, ou seja, se nos unimos à dor, ao sofrimento, à angústia, às preocupações, às necessidades daquela pessoa, eu estou sendo uma alma humana tocando outra alma humana.

Robson Mendes Pedroso – *O padre citou uma fala do pai da psicologia analítica, Carl Jung. Ele disse que devemos conhecer todas as teorias, dominar todas as técnicas, mas, ao tocar uma alma humana, seja apenas outra alma humana. E é o que nós fazemos em capelania. Essa capelania que eu faço hoje. E eu vou explicar, então, porque eu uso exatamente todas essas estratégias. Parece que você foi lá e colou da minha linha do atendimento! Exatamente isso que nós fazemos lá. Porque vou explicar. Existe uma capelania, que o padre citou, capelania religiosa, uma capelania que é exercida por um pastor, por um ministro evangélico, por um padre, por um voluntário espírita. Essa capelania, que é a mais tradicional, é a que domina os hospitais, graças a Deus que ela existe. E existe a capelania que aqui no Brasil não é muito conhecida, a capelania profissional, que é a categoria que eu exerço. Como o objetivo aqui é que cada um falasse da sua experiência, a capelania profissional, nós que representamos essa capelania. Somos profissionais da área da saúde com conhecimento conceitual das religiões, mas somos profissionais da área da saúde que fazemos parte integrante da equipe multiprofissional do hospital. Então, quando nós entramos em um quarto de um paciente, nós deixamos para trás qualquer crença pessoal, qualquer credo que nós possuímos, e nós partimos do princípio de que a religião que importa, a fala religiosa que importa, é a do paciente. E, dessa forma, a primeira estra-*

tégia é a neutralidade. Porque, quando eu entro no quarto do paciente, não é a minha religião que importa. Então, se eu entro no quarto e o paciente tem uma fé diametralmente oposta à minha, de repente vai ter me incomodar a fala dele. Mas o meu papel ali é validar se aquela fala religiosa está trazendo benefícios, se está trazendo o bem-estar ao paciente, ou será que essa fala religiosa está trazendo o estresse, sofrimento. Nosso papel ali é identificar essa demanda. Caso a fala religiosa daquele paciente seja diferente da sua, aquela fé, nós vamos identificar: o paciente está com câncer avançado, com uma doença grave, ele ainda está interpretando que "Deus está castigando", de que isso é um castigo. Então, além do sofrimento físico, emocional, há ainda o sofrimento espiritual. E aí nós vamos contar com ajuda da capelania religiosa, para estar ali intervindo de uma forma mais eficaz. Então, quando nós entramos no quarto, nós aplicamos uma escala de espiritualidade que avalia o que é chamado de coping religioso. Existe o positivo e o negativo. E essa é a forma de enfrentamento que aquele paciente está utilizando, a sua fé, a sua crença pessoal, para lidar com aquele momento difícil de vida. Se está usando de forma positiva ou se ele está usando de forma negativa. Negativa, não é porque não concordo com que ele fala; negativa é porque está gerando estresse e sofrimento, em vez de conforto. Então, por isso usamos a neutralidade quando entramos no quatro, usamos o jaleco branco, como todos os profissionais. E um dos motivos disso é representar a neutralidade. Sempre que eu dou aula, eu gosto de falar para os alunos que, se você saiu do quarto de um paciente, que tem uma religião completamente diferente da sua, e você saiu nervoso invocado, chutando, "mas que absurdo isso que ele falou". Mas o paciente ficou feliz, você fez certo, você estava fazendo direitinho seu papel. Agora, se você saiu feliz do quarto, "puxa, evangelizei, eu falei, eu levei a minha fé, aquela que mudou a minha vida", e você, bem-intencionado, foi lá e saiu todo feliz do quarto, mas às vezes outra pessoa entra e o paciente está confuso, "poxa vida, eu estou aqui achando que sabia alguma coisa da vida, já estou no finalzinho, e o religioso entrou aqui e disse que eu vou para o inferno, que além da doença eu ainda vou para o inferno?". Aí você, em vez de ajudar, você acabou gerando mais estresse, mais sofrimento. Então, essa capelania, profissional, porque nós somos remunerados pelo hospital, fazemos parte do corpo clínico do hospital, nós também falamos segundo o discurso do paciente. Se você entrou lá de forma neutra e você, como eu disse na primeira fala, praticou uma escuta ativa, empática, você prestou atenção de verdade no que aquele paciente estava dizendo, você percebeu ali características daquele discurso religioso. Então, você pode ter uma habilidade de falar segundo aquele discurso. E aí vai o conhecimento, que a primeira per-

gunta disse, que é importante ter pelo menos uma base disso, para que você possa conversar com um espírita dentro de uma coerência, segundo aquela fé. Eu posso falar com católico da mesma forma, posso falar com um evangélico da mesma forma, que gere rapport, que gere vínculo rápido com aquele paciente, e ele possa então se sentir confortável de ouvir o seu consolo, seu conforto. E humanismo usamos bastante na capelania profissional, como também conversa com ateus, atende a ateus e agnósticos, e, nesse caso, como ele não crê em Deus, ele não crê em uma forma de espiritualidade como nós compreendemos, a pergunta seria: o que dá sentido à sua vida então? Muitas vezes você vai ouvir de um ateu o que dá sentido à vida dele, o que ele considera espiritualidade, seria o relacionamento com a sua família, com seu trabalho, as conquistas que ele teve aqui nessa terra, caso esteja em fase final de vida. E aquilo que para ele significa espiritualidade, aquilo que para ele dá sentido à sua existência. Então, nosso papel é usar essas três estratégias. Aí, alternando, depende da escuta, depende da interpretação que você tem naquele caso, você vai ser mais neutro, ou você vai usar fala do paciente, ou você vai falar sobre Nietzsche, sobre Marx, se isso faz parte do paciente. E a gente está aí para ajudar e para sair dali deixando o paciente feliz, e não a nossa vontade, ali. Você sai do quarto às vezes cansado, porque você está navegando no universo onde não é muito seu, não é zona de conforto, mas você tá gerando bem-estar para aquele paciente, e esse é o objetivo de qualquer profissional do hospital quando visita o paciente, é o bem-estar daquele paciente.

João I. Mildner – *Eu prefiro usar o termo assistência espiritual inter-religiosa. Mas, puxando o gancho do padre Alexandre, ele falando do livro do Gênesis, eu nasci com problema de estrabismo. E minha mãe, a cultura germânica tinha muito presente a leitura da bíblia, ela disse assim, que nós fomos criados à imagem e semelhança de Deus. E eu ficava me olhando no espelho, e não me conformava, como é que Deus pode ser vesgo. Fui fazer a cirurgia depois de 14, 15 anos em Porto Alegre, e no interior do Rio Grande do Sul não tinha recurso. Naquela época, a gente era caolho, vesguinho, e tantas outras coisas. Naquela época era sarro mesmo, gozação, mas hoje ficou mais chique: nós chamamos de bullying. E eu me questionava, e um dia a gente está falando com papai e mamãe, eles diziam "não, não é [na] forma física que nós somos imagem, é que Deus nos ama e Deus nos pede para amar". Portanto, para mim, sempre foi muito claro, desde criança, que a nossa imagem e semelhança de Deus é que Deus nos deu o dom de amar, a capacidade de amar sem medidas. Amar como Deus nos ama. E, portanto, no momento que eu amo, eu quero o bem do outro, eu quero a felicidade do outro,* *eu quero a realização do outro, eu quero que o outro se torne mais importante na minha vida. No cristianismo, a lei maior o que é? "Amai-vos uns aos outros como eu vos amei". Não é um amor qualquer. Os cristãos têm como referência o amor de Cristo, que foi capaz de morrer numa cruz para que nós tivéssemos vida, e vida em abundância. Por isso, no momento em que eu visito o doente, eu busco ter, lá no Emílio Ribas, em outras situações, falar na linguagem do amor. Porque essa linguagem é universal. Ela independe de religião, crer ou não crer, ser agnóstico, o amor é universal. Se eu vejo uma mãe amamentar uma criança aqui na Praça da Sé, vou ver em Nova York, Berlim, Londres, Tóquio, e vou ver sempre o amor de mãe, é carinho de mãe. Isso é uma linguagem universal. Por isso, eu não fico muito preocupado com o linguajar, se ele tem que ter neutralidade, se ele tem que ser humanista, isso ou aquilo. No momento que eu amo, eu quero me comunicar. E comunicar dentro do hospital significa acolher o outro com ele é. Quantas vezes, lá no hospital, os doentes, a enfermagem, ou às vezes algum médico, diz: "fulano quer ver você". Eu chego lá: "pois não, você precisa de alguma coisa?". "Eu quero um abraço!" "Um abraço, mais alguma coisa, não... está bom, tchau". Às vezes o outro chega e diz "padre, qual foi o resultado do jogo?". E eu entendo tanto de futebol que eu sei quem é o goleiro, juiz e o bandeirinha. "Não sei, mas posso me informar, eu vejo na internet". Cada um tem seu jeito. Às vezes alguns sentem necessidade de ficar mais tempo conversando. Ótimo, mas também eu nunca esqueço que, dentro do hospital, mais que as palavras, os gestos têm um peso fundamental. Principalmente os que atuam na área de UTI. Às vezes, o paciente saindo da sedação, você querer bater papo com ele, não vai dar certo, ele vai se agitar e, muitas vezes, tem que voltar a ser sedado. A gente, em vez de ajudar, atrapalha ele. Mas não custa no nosso linguajar de amor um gesto de carinho, um sorriso um abraço, um ombro amigo. Eu acho que é essa linguagem que precisamos na nossa assistência espiritual, é a linguagem do amor. E a linguagem do amor não tem fronteiras nem barreiras. Ela é universal porque o amor é o próprio Deus, como diz João na sua carta.*

José Bizon – *Dom Paulo Evaristo, em uma conversa com ele, disse que quando ele era criança ele ia a uma escola. Lá, ele falou que tinha uma escola rural, era ali uma comunidade católica e também tinha alguns luteranos. E naquela época tinha a catequese na escola. Catecismo, às vezes a gente costuma falar. Hoje você fala de aula de religião, tem outros nomes, aí é uma discussão muito grande. E quando a professora entrava na sala para dar a catequese, dar aula de religião, tinha um amiguinho que se levantava e saía. Daí, imaginem vocês, uma escola* *rural onde tinha uma sala de aula, onde a mesma professora dava aula para o primeiro ano aqui, o segundo ano aqui, terceiro ano... Acho que muitos de vocês já presenciaram alguma coisa disso na história ou na própria prática da vida. E a professora ia começar a aula de religião, o amiguinho se levantava e saía. E ele [Dom Paulo] ficava incomodado com aquilo. Ele se levantava e ia lá. Ficava com o amigo ali no pátio durante o período daquela aula. E um dia a professora chamou e perguntou: "Por que todo dia, na aula da religião, você sai? Quem deveria sair é ele, porque quem não é católico é ele. Você devia permanecer na sala". Ele, ainda pequeno, e sempre foi muito inteligente, sempre muito esperto, disse assim: "Eu fui brincar com ele, ele é meu amigo, ele é meu irmão, e eu não queria vê-lo triste. Não queria vê-lo sozinho lá no pátio enquanto nós estamos aqui falando de Deus e de religião". Então a gente começa a perceber o que é neutralidade, humanismo, mudar de interruptor? É a gente saber acolher o outro como ele é, perceber, ter sensibilidade como de fato a outra pessoa é. Numa dessas visitas apostólicas do Papa Francisco, você sabe que tem sempre os bastidores, é que prepara, faz aquelas coisas. E tem um amigo meu que fez parte desses bastidores de uma visita que o Papa Francisco ia fazer. E começaram a discutir: quando o Papa Francisco se encontrar com outra autoridade religiosa, como que ele ia chamar, como que ele ia chamar o outro? Sua Santidade? Mas Santidade é o Papa. Sua Eminência? Mas Eminência são os... E começaram aquela discussão, vai daqui, vai que foram minutos, horas a se passar o tempo, discutindo como que seria o tratamento entre um e outro. É padre, é monge, é reverendo, é sheik, é pastora, é rabino, é... enfim. De repente, depois de muita conversa, alguém disse: é muito simples um chamar o outro de irmão! Resolveu o problema. Você percebe que a titulação não leva a nada? Eu era recém-formado nessa dimensão do ecumenismo e diálogo inter-religioso, aprendendo como os nossos irmãos aqui falaram, de a gente aprender o outro de humanidade para comunidade. E eu fui falar com um grupo de religiosas lá em Belo Horizonte. Eu estava lá, conversando, falando e, de repente, uma das irmãs da casa, era uma casa de irmãs idosas, e uma estava inquieta. E ela me disse assim: "está muito bonita sua conversa, estou gostando. Mas me diz uma coisa: quantos monges budistas você já converteu para o catolicismo? Quantas pastoras você já converteu para ser freira das irmãs de Santa Catarina? Quantos espíritas você já tirou do inferno?". Então, a preocupação da irmã era quantas pessoas eu, na minha vida presbiteral, eu já tinha convertido. Eu falei "meu Deus do céu, que que eu faço agora?". Eu parei, respirei fundo e disse: "Gostei da sua pergunta, irmã, pergunta inteligente e que te incomoda muito. Isso foi o que a senhora aprendeu durante toda a sua vida religiosa. Ao invés da gente conviver, a gente tem que converter o outro. Eu também estou trabalhando para a minha e para sua conversão, para que você e eu, nós nos converteremos para dialogar com o outro. Que eu saiba dialogar, que eu saiba respeitar, e assim vai". Então, eu creio que, dentro dessa neutralidade, humanismo, mudar de interruptor, eu colocaria amar, acolher a pessoa como ela é, se homem, se mulher, se crianças, se branco, se gordo, enfim a pessoa como ela é. Respeitar o modo dela de ser. Eu devo te respeitar. Se eu não respeitar, não existe diálogo. E ser solidário no momento em que ela está vivendo. Alguns anos atrás, era dia do meu aniversário, e sempre tem surpresa. Não sei na vida monástica budista, na vida de pastor da igreja luterana tem sempre aquela surpresa, aquele burburinho, aquele buchicho, todo mundo fazendo surpresa para o padre, para pastora, para o monge, não é assim? É festa surpresa e todo mundo sabe, e a gente sabe também. A gente faz de conta que não sabe: "Ah, meu Deus, que alegria...". E chegou lá na casa na Casa da Reconciliação uma senhora, que eu nunca tinha visto, pela primeira vez ela chegou com um ramalhete de flores. Uma mulher, ela hoje já é falecida, era metodista, e ela chegou com um ramalhete de flores, lindo, lindo. Eu falei: "Nossa, não mereço tudo isso". Ela olhou para mim e falou: "E quem disse que é para você"? Eu falei: "Então para quem que é? O aniversariante sou eu". Ela falou assim: "Lá na sua capela na Casa de Reconciliação – tem um oratório pequeno onde a gente reza; Dom Angélico diz assim: "Quem não reza vira bicho", e ele diz assim: "Quem não lê um bom livro se torna um padre perigoso". Aí eu falei para a senhora metodista: "Então para quem que é"? Ela falou: "Você pensa que eu já não fui lá na sua capela, no seu oratório? Lá tem uma imagem da Virgem Maria; é para ela, não é para você". Então, a gente vai percebendo como que as coisas vão sendo superadas. Ela sabia amar e respeitar. E naquele gesto, ela oferecia também algo que fazia parte da vida dela também. Então é preciso a gente respeitar, acolher, amar, e ser solidário, nas mais diversas realidades.*

Joice Aline Klein – *Acho que a primeira coisa é acolhimento ao indivíduo, acolhimento integral e pleno ao ser humano que a gente encontra no quarto. Seja ele em condições de contato ao não, ou com a família que está ali. Porque a gente precisa entender que ninguém vai para o hospital por opção, mesmo que vá fazer uma cirurgia plástica. Ir para o hospital por uma coisa maior, por uma coisa menor, causa em qualquer pessoa um tipo de desconforto de estranhamento, de "não queria estar aqui". Mas ir para o hospital demanda daquela pessoa e daquela família, porque é o núcleo inteiro que faz esse movimento, não uma única pessoa que vai para o hospital. Um movimento de energia e de demandas espirituais,* *emocionais e físicas, que pode acabar em algum momento ser desgastado ou confrontado com alguma coisa para o que não estaria preparada. Então, quando quem realiza a assistência espiritual, quando a gente entra em contato com outra pessoa, por mais que a gente possa ler fichas, por mais que a equipe de enfermagem nos diga quem é mais ou menos aquela pessoa, aquela família, quando a gente olha o prontuário, é uma surpresa quando você passa daquela porta e você olha quem está ali. E aquela pessoa está lá para conversar com você, às vezes mais ou menos disposta, às vezes a gente ouve um "não, agora, não obrigado". Ou aquela ideia de que você entra para fazer um acolhimento de fim de vida ele diz "não, ainda não é a hora; talvez daqui uns dias você possa voltar". Cada quarto é sempre um ambiente novo, que precisa ser respeitado e valorizado. E, realmente, isso a gente precisa ter muito claro. E uma coisa que eu vi uma vez, e acho que talvez seja uma das grandes verdades, a gente vai estar com aquela pessoa, com aquela família só 15 minutos, ou uma hora, ou algumas vezes na semana, e meses, em alguns momentos. Mas a fé dela, é história religiosa dela, história espiritual dela, faz parte da vida dela, a vida toda dela. Então, a gente não pode vir com pressuposto de que a gente muda alguém; a gente tenta compreender esse sagrado, e essa construção de vida espiritual e religiosa que aquela pessoa constrói. E entender qual é o papel que a gente tem nesse cuidado. E aí, a gente olha para cada uma dessas coisas quando a gente entra no quarto, e a gente diz "bem, por que caminho eu vou ir". Porque ela pode se dizer católica na ficha, para evitar perguntas, por que fica mais fácil que é católico, do que dizer que é ateu, ou dizer que é da umbanda, ou dizer que é do candomblé. É mais fácil às vezes só dizer "sou católico", que evita perguntas, evita constrangimentos. Então, digo que sou católico e pronto. Mas quando você entra no quarto, e você vai conversando, você vai vendo que ali tem outros elementos, que são muito importantes para a religiosidade e para fortalecê-la no processo de enfrentamento daquele momento. E aí, a gente vai identificar se é enfrentamento um pouco positivo, um pouco negativo, o quanto que aquilo está sendo benéfico para ela, ou para aquela família, naquele processo que eles estão vivendo. E é muito importante ter parcerias: com a equipe assistencial, com as enfermeiras, com os técnicos, com o pessoal da higiene. A gente precisa de parceiros que circulam nos andares muito mais até do que nós. É importante ter parceria com a equipe médica. E aí, parceria com os religiosos. Esta capelania religiosa, que vem e que é muito fiel aos seus membros. O ancião das Testemunhas de Jeová, o pessoal dos samaritanos que vem da Federação Espírita, os ministros da eucaristia, a gente precisa ter essas parcerias. Porque ritos religiosos são importantes. Eu lembro, uma vez, de uma paciente que teve uma tentativa de suicídio, e ela sobreviveu à tentativa. E eu já tinha tido algumas conversas com ela. Era muito católica. E ela estava numa profunda angústia pelo que ela tinha feito, porque ela sabia que aquilo era um pecado e que aquilo a condenaria. O padre veio, o que ele fez em 5 minutos, eu não tinha conseguido fazer em uma semana de conversas diárias de uma hora. O padre veio, fez a confissão de pecados, entregou a eucaristia, e de repente ela estava bem. Eu pensei "puxa, se tivesse vindo antes". Tem coisas que a gente precisa confiar a mãos sagradas. O sagrado do outro possui toques de sutilezas e passa por ritos que não sou eu que vai celebrar. Por isso que é tão importante o papel do capelão, do assistente espiritual, que identifica isso e entrega na mão de outra pessoa. Porque, por mais que eu tenha realizado uma série de processos de conversa, de confissão, não era ritualizado. O rito é importante, a gente precisa reconhecê-lo. Lembro de outro caso de um paciente era um homem que era ateu, e a coisa mais importante para ele era toda terça-feira ir ao MASP e ver as obras da Tarsila. E o abalo dele era que ele estava internado, e que ele não podia mais ver as obras da Tarsila. Aí, o que a equipe de enfermagem fez brilhantemente: imprimir um monte de obras e colar no quarto inteiro. Esse era o sagrado dele. Ele era um ateu, mas a espiritualidade dele se nutria da bela arte. Então, sem pressupostos, não existem respostas certas, existe a possibilidade de conversar e de reconhecer qual é o sagrado do outro, não só o nosso.*

Ryozan Sensei - *Essa questão é relacionada com a estratégia, até com um pouquinho com a primeira pergunta, que nós respondemos a respeito dos obstáculos. Mas os próprios obstáculos são portais. Quando você vence o obstáculo, é um aprendizado, e você anexa aquilo na experiência e na tua sabedoria de vida. É como o exemplo da matemática. Quando a gente estava lá, sabia fazer conta, tabuada, tudo, de repente aparece um "x" lá no meio. Qual o valor do "x", meu Deus, que é isso? Como é que resolve uma equação. Mas depois que a gente aprende, aprendeu, não esquece mais. Então, aquilo que era tão difícil, quando a gente anexa no nosso cotidiano, virando algo trivial que pode auxiliar muito. Esse exemplo que a pastora dá. De todo o budismo, a parte de que eu menos gostava era a liturgia, as cerimônias. Eu não via sentido naquilo dentro do budismo. Mas, quando você está desesperado, tentando ajudar uma pessoa desesperada, e as argumentações falham, e você leva aquela pessoa para frente do altar da compaixão, e você faz uma prece, é aquela pessoa sai de lá renovada, resgatando a sua paz interior, é para isso que serve. Esse é o poder da prece. Uma vez eu fui convidado no hospital para cuidar da mãe de um médico e, com imenso carinho,* *eu fui atender essa mãe que já estava no estado terminal. Nada apaziguava essa senhora, nada. Eu tentei de tudo e a família, eu ficava desesperado junto com ela. A gente até tentou um conselho de ética para analisar o que seria melhor, fazer uma cirurgia e tentar algo e pelo bem-estar daquela pessoa, que a recuperação dela praticamente não ia acontecer. Ou, então, deixar que a natureza acontecesse, e ela visse pouco sofrimento. Então, situações muito relacionadas a ética são muito delicadas. E um dia, eu entrei no quarto e eu me lembrei de uma prece. Eu disse para ela: "eu posso ensinar para a senhora uma prece de quatro palavras"? Eu ensinei. E aquilo apaziguou aquela senhora e a família. Aquilo foi uma coisa mais inacreditável de que eu já tive experiência. Porque nem é uma prece budista, é uma prece do professor Hermógenes, já falecido, da yoga; eu mudei a ordem das duas primeiras palavras. A prece dele é assim: "entrego, confio, aceito e agradeço". Eu digo: "confio, entrego, aceito e agradeço". Pronto. Ela soube ter o apoio onde ela pudesse se apegar para poder viver os últimos momentos da vida dela com bem-estar. Qual é a melhor estratégia? Todas! Essa é a melhor estratégia. O budismo diz assim, principalmente o zen, ele diz: "nós já somos o que nós queremos nos tornar". Mas se não houver uma prática, você não consegue colocar aquilo em ação, você não consegue realizar aquilo no seu cotidiano. Então, a gente diz assim: a grande questão budista, o âmago, a mensagem budista, talvez seja a questão da onipresença do sagrado. Eu gosto muito de um diálogo em que o discípulo vai até o mestre e pergunta: "mestre, onde está Buda"? E o mestre responde com uma pergunta: "onde não está Buda"? Então é onipresença, percebe? Se é a onipresença do sagrado em tudo, então nós já somos o que nós queremos nos tornar, já somos o sagrado. A grande questão é: se nós já somos o que nós queremos nos tornar, é preciso um meio hábil, o meio expediente que nos aponte isso. Agora, se tudo é natureza Buda, alguns seres podem ter o estado de Buda, ou seja, manifestar sabedoria, compaixão suprema. Agora, como que essa pessoa que conseguiu esse despertar, essa iluminação, como que essa pessoa age? Porque não tem uma receita de bolo. A verdade é inefável, não dá para ser colocada em palavras. A gente diz muito: os grandes mestres que iniciaram os movimentos religiosos evitaram deixar coisas por escrito. Porque se você coloca por escrito, você mata aquilo. Porque a questão da adequação é você ser flexível, você ter bom senso. É a mesma coisa. Como é que você ensina uma pessoa a ter bom senso? Eu costumava dizer muito isso: a gente vem para esse mundo nu. Nós, todos os animais, vivem nus, não tem nada de errado com a nudez. Nada a não ser o preconceito, né? Mas, para eu estar adequado como monge na palestra, eu estou vestido como monge, estou adequado. Quando eu sair daqui, já está inadequado eu estar vestido como um monge. E se eu for tomar banho, então, vai estar mais inadequado estar vestido. É mais adequado estar nu. Mas estar aqui nu, dando a palestra, é completamente inadequado, percebem? Não tem nada de errado com a nudez. Como é que eu ponho isso por escrito? "olha, você tem que analisar...". Mas a gente nem pensa, e a gente vem vestido para dar uma palestra. Esse é o outro lado da compaixão. Quando a gente usa de compaixão de forma adequada, talvez o melhor ato de compaixão que funcionar é puxar a orelha da pessoa é dar uma palmada. Na criança, para não se estragar, se ela está se prejudicando, opa, compassivamente mude. Saber ouvir, saber respeitar a natureza do outro. Mas se a natureza do outro está errônea, se ele tá prejudicando os outros, a gente tem que usar algo para transformar. Compassivamente. Falando de compaixão, o Dalai Lama, que nem é da minha tradição, é do budismo tibetano, ele diz: "se você quiser fazer com que a outra pessoa seja feliz, aja com compaixão; agora, se você quiser ser feliz, aja com compaixão". O budismo também tem algumas coisas arrasadoras, né? Ele diz assim: a questão da realização, não existe nenhuma diferença entre um ser humano, não é que existe um Buda, ele pode estar no estado de Buda. Não existe uma aposentadoria búdica. Você despertou uma vez e continua sempre iluminado. A gente continua errando e aprendendo. Não tem um limite de aprendizado, não é verdade? Então, existem ações de Buda, como o Buda agiria, como Jesus agiria. Então, a pessoa pode sair da comunhão, mas chega lá na rua e faz algo errado. Então, existe ação iluminada, desperta, o treinamento é aprendizado. Não existe nenhuma diferença na realização da pessoa, ser humano comum, no cotidiano, ou da realização de um monge. Essa realização é uma realização, não é melhor nem pior quando ela acontece. Então, por que se tornar monge? Porque você tem um comprometimento na questão tática de como que você pode fazer para propiciar nesses meios expedientes, que são muito benéficos para aquela pessoa. Como que você devolve o benefício que você recebeu. Então um dos votos do bodhisattva diz assim: "os portais do darma são ilimitados, faço voto de aprendê-los". O que significa isso? Que os caminhos dos ensinamentos podem usar os métodos mais diversos que existem. Eu me comprometo, sabendo que ele é ilimitado, aprender todos. A gente se identifica como médico, como ministro religioso para se disponibilizar para o outro. "Olha faz assim; reze; vem cá, vamos fazer uma liturgia; vem cá, você está precisando de uma palmada; de chocolate; nada...". Às vezes o chocolate ajuda, e às vezes precisa perguntar para o médico. Aprendizado, adequação, bom-senso, experiência de vida, sofrimento, corrigir os erros. A gente não aprende com os erros, a gente aprende com a correção dos erros. E se a gente pudesse jogar os nossos sofrimentos no lixo, no esquecimento, todo mundo adoraria fazer isso né? Mas você teria que jogar junto no lixo a sua sabedoria também, sua vida. Então está certo, o sofrimento está certo. A morte é adequada, ela é necessária. Alguém aqui gostaria de viver com saúde, com consciência e tudo, até os 600 anos de idade? Acho que eu me cansaria um pouquinho do Jornal Nacional com 600 anos de vida, não é? A grande receita é nós sabemos ter apreço pela nossa vida, sabemos apreciar a nossa vida, hoje, aqui, temos gratidão pela nossa vida hoje aqui agora, não amanhã. Aqui, que delícia, como foi bom. Se eu pudesse voltar atrás eu repetiria tudo de novo. A mente saudável sofre, o luto é um elogio à vida, porque se a vida não fosse boa, a gente não sentiria tristeza pela perda das pessoas queridas. Esse resgate de poder, "se eu pudesse fazer novamente, eu faria tudo de novo", é curador!*

Índice remissivo

A

abordagem holística 16
acolhimento 138
aconselhamento religioso 40
acreditação hospitalar 16
acupuntura 186
adesão medicamentosa 9
administradores hospitalares 191
afiliação religiosa 44
alienação 180
anamnese espiritual 40, 101
angústia espiritual 8, 172, 192
ansiedade 6, 30
apoio emocional 2, 16, 20
assistência
  holística 51
  religiosa-espiritual 110
assuntos espirituais 173
atenção individualizada 20
atendimento humanizado 16
atividade interfé 125
atuação interfé 113
autoconsciência 2, 123, 181
autocuidado 116, 188
autodesignação religiosa 111
autonomia 88
ayurveda 57

B

bem-estar
  emocional 18
  espiritual 2, 3, 50
budismo 58, 205
burnout 196

C

capacidade interfé 125
capelães 19
capelania 76, 94, 196
  hospitalar 76
catástrofes 137, 187
catolicismo 66
compaixão 116
competência
  cultural 123
  espiritual: 20
comunicação empática 17
comunidade religiosa 4
conexão
  com Deus 48
  humana 10
conscientização cultural 124
conselheiros espirituais 19
convicções espirituais 178
coping 4, 31
covid-19 96, 138
crenças 3
cristianismo 65, 210
cuidado(s)
  espiritual 2
  ético 156
  holísticos 22
  paliativos 50, 95, 148, 151
cuidador espiritual 121
cura 18, 37
  espiritual 190

D

depressão 6, 30
desesperança 9
despersonalização 188
devoção 3
diálogo interfé 121
dilemas morais 148
dimensão espiritual 16, 17
diretivas antecipadas de vontade 153
diversidade 17
  populacional 124
  religiosa 123
divindades 55
doenças mentais 6
dor 38
  crônica 140, 178
  existencial 189

E

ecumenismo 113
eficiência operacional 28
emoções positivas 177
empatia 17, 79
enfrentamento 169
equipe multidisciplinar 2, 20
escuta 79
espaços multirreligiosos 125
esperança 2, 116
espiritismo 72, 223
espiritualidade 1, 16, 17, 48, 75, 169
espiritualidade-religiosidade 188
espiritualidade/religiosidade (E/R) 36
estilo de vida 116, 188
estresse 30
  pós-traumático 6
ética 26
exclusão 180
experiências espirituais não ordinárias 198

F

fadiga 182, 191
fé 4, 48, 142, 182
filantropia 95
filosofias de vida 11
final da vida 48, 132
finitude 87
fragilidade humana 138
fraternidade 79
frustração existencial 132

G

gestão holística da saúde 196
gratidão 2, 116
    espiritual 4

H

hábitos religiosos 39
hinduísmo 55, 203
histórico espiritual 182
hospitalidade 99
hospitalização 94
humanidade 3
humanismo 3
humanitarismo 188
humanização 16, 186

I

iminência da morte 78
impotência humana 138
impulso religioso 76
integração da espiritualidade 151
intervenções espirituais 192
intolerância religiosa 150
islamismo 68
Islamismo 218
isolamento social 96

J

judaísmo 62, 207

L

laicidade do Estado 189
liberdade de crença 150
liberdade religiosa 149
líderes religiosos 21
logoterapia 132
longevidade 193
luto 9, 122, 178

M

medicina integrativa 97
meditação 21, 116
meditações 56
mortalidade 6
motivação religiosa 152
multiculturalismo 111

N

necessidades espirituais 19
necessidades psicossociais 172
neutralidade religiosa 190

O

oração 21

orientação religiosa 177
ortotanásia 152
otimismo 6, 46, 116

P

pandemias 187
paz interior 2
perda de autonomia 78
planos de saúde 193
pluralidade religiosa 110
pluralismo 189
Práticas religiosas 37
privacidade 38
processo saúde-doença 1
promoção de saúde 5
propósito 3
propósito de vida 4
proselitismo 10, 39, 51

Q

qualidade de vida 5, 18, 48, 186

R

realidade econômica 191
recuperação 18
recursos financeiros 191
rede pública de saúde 193
Reiki 194
religiões 54
religiosidade 4, 45, 170
repercussões litigiosas 191
resiliência 6, 18, 31, 94
Respeito à autonomia 20
Resposta ao estresse 5
restrições religiosas 21
rituais religiosos 21, 40

S

sagrado 3
saúde 1
saúde cardiovascular 6
saúde mental 3, 6, 188
sensibilidade cultural 184
sentido da vida 54, 132
serenidade 18
sistema imunológico 196
sofrimento 37
sofrimento espiritual 18, 33, 140, 143, 176
solidariedade 79, 116
suporte espiritual 50

T

telecapelania 97, 196
telemedicina 97, 196
terapias complementares 186
terminalidade 152
testamento vital 153
testemunhas de Jeová 70, 223
tradições
  culturais 76
  ocidentais 3
  orientais 3
transcendência 3, 48, 130
trauma 122
tríade trágica 132
triagem espiritual 39, 119

U

umbanda 73, 225
unção dos enfermos 100

V

valores
    ancestrais 123
    espirituais 7
    ético-morais 148
visita hospitalar 99
vivência espiritual 78